Klinische Anästhesiologie und Intensivtherapie

Band 14

Herausgeber:
F. W. Ahnefeld H. Bergmann C. Burri W. Dick
M. Halmágyi E. Rügheimer
Schriftleiter: J. Kilian

Infusionslösungen

Technische Probleme in der Herstellung und Anwendung

Herausgegeben von

F. W. Ahnefeld H. Bergmann C. Burri W. Dick M. Halmágyi E. Rügheimer

unter Mitarbeit von

F. W. Ahnefeld, H. Bergmann, H. Bickel, O. Brinckhoff, F. Brost
F. Daschner, W. Dick, K. H. Gänshirt, H. J. Gilfrich, M. Halmágyi
M. Herner, G. Hübner, J. Kilian, E. Klaus, N. Kleine, B. Kornhuber
H.-H. Mehrkens, K.-H. Meyer, K. Mohrbutter, A. Müller-Stock
H. P. Nast, M. Nauck, W. Pauli, R. Rößler, E. Rügheimer, E. Schlaak
J. E. Schmitz, E. Schneider, B. Schnieders, H. P. Schuster, J. Schuster
P. Sporn, K. Steinbereithner, K. Strackharn, W. H. Walker, U. Wolff

Mit 59 Abbildungen

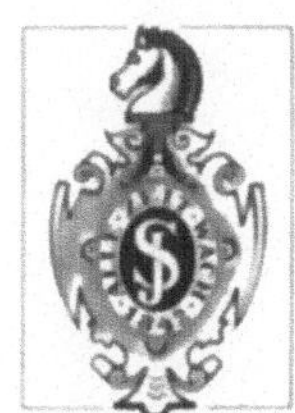

Springer-Verlag Berlin Heidelberg New York 1977

ISBN-13: 978-3-540-08404-4   e-ISBN-13: 978-3-642-66743-5
DOI: 10.1007/978-3-642-66743-5

Reprint of the original edition 1977

Druck und Bindearbeiten: Offsetdruckerei Julius Beltz KG, Hemsbach
2123/3140–543210

Vorwort

Die Indikationen zur Durchführung einer Infusionstherapie sind in den zurückliegenden
Jahren ständig erweitert worden. Routinemäßig kommt in den Bereichen der Intensiv-
medizin eine parenterale Ernährung über Wochen und Monate zur Anwendung.
Der Kliniker, letztlich für alle durch die Zufuhr von Infusionslösungen entstehenden
Zwischenfälle oder Nebenwirkungen verantwortlich, muß sich die über Grundbedingungen
der Herstellung und Aufbewahrung dieser Lösungen in ausreichender Weise informieren.
Er muß die Risiken kennen, die sich aus der heute üblichen Infusionstechnik ergeben,
gleichgültig, ob es sich um die Gefahren einer bakteriellen Kontamination oder die
Funktion von Infusionspumpen handelt. In den einzelnen medizinischen Fachdisziplinen
haben sich im Bereich der Infusionstherapie neue Techniken ergeben, viele Probleme
der Anwendungstechnik sind aber noch ungelöst. Die Filtration von Infusionslösungen,
Blut und Blutbestandteilen erfordert Kenntnisse über Möglichkeiten, Indikationen und
Gefahren. Aus diesen Gründen haben sich zu diesem Workshop Techniker der
verschiedenen Sparten, Hygieniker, Kliniker unterschiedlicher medizinischer Fach-
gebiete und Angehörige des Bundesgesundheitsamtes zusammengefunden, um in
Referaten und – wie bei den von uns durchgeführten Workshops üblich – in einer breit
angelegten Diskussion alle Probleme zu erörtern, die einer Lösung bedürfen, um die
Arzneimittelsicherheit zu vergrößern und die Anwendungstechniken zu verbessern.

Die erarbeiteten Ergebnisse lassen einmal die Notwendigkeit eines umfassenden
Erfahrungsaustausches zwischen Herstellern und Anwendern erkennen, zum anderen
liefern sie ein gut verwertbares Informationsmaterial für alle Ärzte, die eine Informations-
therapie betreiben.

Die Herausgeber danken den Firmen Biotest-Serum-Institut GmbH, Frankfurt, B. Braun
Melsungen AG, Melsungen, und J. Pfrimmer + Co., Erlangen, für die großzügige
Unterstützung bei der Durchführung dieses Workshop. Dem Schriftleiter, Herrn
Priv. Doz. Dr. Kilian, den Sekretärinnen Frau Schlenk und Frau Stüttler sowie dem
Springer-Verlag gilt unser Dank für die gute Zusammenarbeit, die die schnelle Herausgabe
auch dieses Bandes ermöglichte.

Im Mai 1977   Die Herausgeber

Inhaltsverzeichnis

Verzeichnis der Referenten

Prof. Dr. F. W. Ahnefeld
Department für Anästhesiologie
der Universität Ulm
Steinhövelstraße 9
7900 Ulm (Donau)

Prof. Dr. K. H. Bäßler
Physiologisch-chemisches Institut
der Universität Mainz
Langenbeckstraße 1
6500 Mainz (Rhein)

Primarius Prof. Dr. H. Bergmann
Vorstand des Instituts für Anästhesiologie
des Allgemeinen öffentlichen
Krankenhauses der Stadt Linz
A-4020 Linz (Donau)

Dr. H. Bickel
c/o Firma J. Pfrimmer + Co.
Hofmannstraße 26
8520 Erlangen

Dr. O. Brinckhoff
c/o Firma Pharma-Gummi
Wimmer-West GmbH
Postfach 1420
5180 Eschweiler

Dr. F. Brost
Oberarzt am Institut für Anästhesiologie
der Universität Mainz
Langenbeckstraße 1
6500 Mainz (Rhein)

Prof. Dr. F. Daschner
Leiter der Klinikhygiene des
Universitätsklinikums der
Albert-Ludwigs-Universität Freiburg
Hugstetter Straße 49
7800 Freiburg

Prof. Dr. W. Dick
Department für Anästhesiologie
der Universität Ulm
Prittwitzstraße 43
7900 Ulm (Donau)

Dr. K. H. Gänshirt
c/o Firma Biotest-Serum-Institut GmbH
Landsteiner Straße 5
6072 Dreieich 4

Prof. Dr. H. J. Gilfrich
2. Medizinische Klinik
der Universität Mainz
Langenbeckstraße 1
6500 Mainz (Rhein)

Prof. Dr. M. Halmágyi
Institut für Anästhesiologie
der Universität Mainz
Langenbeckstraße 1
6500 Mainz (Rhein)

Prof. Dr. O. Heidenreich
Abteilung Pharmakologie
der Medizinischen Fakultät
der Technischen Hochschule Aachen
Medizinisch-Theoretische Institute
Melatener Straße 213
5100 Aachen

Dr. M. Herner
c/o Firma Badische Anilin-
und Soda-Fabrik AG
6700 Ludwigshafen (Rhein)

Dr. G. Hübner
c/o Firma Chemie Grünenthal GmbH
Steinfeldstraße 2
5190 Stolberg

X

Priv.-Doz. Dr. J. Kilian
Department für Anästhesiologie
der Universität Ulm
Steinhövelstraße 9
7900 Ulm (Donau)

Dr. E. Klaus
Department für Anästhesiologie
der Universität Ulm
Prittwitzstraße 43
7900 Ulm (Donau)

Prof. Dr. N. Kleine
Blutspendedienst der Medizinischen
Universitätsklinik
Hugstetter Straße 55
7800 Freiburg

Prof. Dr. B. Kornhuber
Zentrum der Kinderheilkunde
der Johann Wolfgang Goethe-Universität
Abteilung für Pädiatrische Hämatologie
und Onkologie
Theodor-Stern-Kai 7
6000 Frankfurt (Main) 70

Dr. H.-H. Mehrkens
Oberarzt am Department
für Anästhesiologie der Universität Ulm
Steinhövelstraße 9
7900 Ulm (Donau)

Dr. K. H. Meyer
c/o Firma J. Pfrimmer + Co.
Dr.-Wandinger-Straße 2
8350 Plattling

Dr. K. Mohrbutter
Institut für Arzneimittel
des Bundesgesundheitsamtes
Werner-Voß-Damm 62
1000 Berlin 33

Dr. A. Müller-Stock
c/o Firma B. Braun Melsungen AG
3508 Melsungen

Prof. Dr. H. P. Nast
1. Medizinische Klinik
der Universität Mainz
Langenbeckstraße 1
6500 Mainz (Rhein)

Dr. W. Pauli
c/o Firma B. Braun Melsungen AG
3508 Melsungen

Dr. R. Rößler
c/o Firma J. Pfrimmer + Co.
Hofmannstraße 26
8520 Erlangen

Prof. Dr. E. Rügheimer
Direktor des Instituts für Anästhesiologie
der Universität Erlangen-Nürnberg
Maximiliansplatz 1
8520 Erlangen

Dr. E. Schlaak
Chefarzt des Anästhesie-Instituts
der Krankenanstalten Neuss
Preußenstraße 84
4040 Neuss

Dr. J. E. Schmitz
Department für Anästhesiologie
der Universität Ulm
Steinhövelstraße 9
7900 Ulm (Donau)

Dipl.-Chem. E. Schneider
c/o Firma Gerresheimer Glas AG
Postfach 120210
4000 Düsseldorf 12

Prof. Dr. B. Schnieders
Direktor des Instituts für Arzneimittel
des Bundesgesundheitsamtes
Werner-Voß-Damm 62
1000 Berlin 33

Prof. Dr. J. Schuster
Institut für Arzneimittel
des Bundesgesundheitsamtes
Werner-Voß-Damm 62
1000 Berlin 33

Prof. Dr. K. Steinbereithner
Leiter der Experimentellen Abteilung
Institut für Anästhesiologie
der Universität Wien
Spitalgasse 23
A-1090 Wien

Dr. K. Strackharn
Institut für Anästhesiologie
der Universität Erlangen-Nürnberg
Maximiliansplatz 1
8520 Erlangen

Dr. W. H. Walker
c/o Firma Biotest-Serum-Institut GmbH
Landsteiner Straße 5
6072 Dreieich 4

Dr. U. Wolff
Institut für Arzneimittel
des Bundesgesundheitsamtes
Werner-Voß-Damm 62
1000 Berlin 33

Verzeichnis der Herausgeber

Prof. Dr. Friedrich Wilhelm Ahnefeld
Department für Anästhesiologie
der Universität Ulm
Steinhövelstraße 9, 7900 Ulm (Donau)

Prof. Dr. Hans Bergmann
Vorstand des Instituts für
Anästhesiologie des
Allgemeinen öffentlichen Krankenhauses
der Stadt Linz

Prof. Dr. Caius Burri
Abteilung Chirurgie III
der Universität Ulm
Steinhövelstraße 9, 7900 Ulm (Donau)

Prof. Dr. Wolfgang Dick
Department für Anästhesiologie
der Universität Ulm
Prittwitzstraße 43, 7900 Ulm (Donau)

Prof. Dr. Miklos Halmágyi
Institut für Anästhesiologie
der Universität Mainz
Langenbeckstraße 1, 6500 Mainz

Prof. Dr. Erich Rügheimer
Institut für Anästhesiologie
der Universität Erlangen-Nürnberg
Maximiliansplatz 1, 8520 Erlangen

An der Diskussion nahmen außerdem teil:

Dr. G. Auterhoff
Bundesverband der Pharmazeutischen
Industrie e. V.
Karlstraße 21
6000 Frankfurt (Main)

K. H. Bittermann
c/o Firma Biotest-Serum-Institut GmbH
Flughafenstraße 4
6000 Frankfurt (Main) 73

H. Böhles
c/o Firma J. Pfrimmer + Co.
Hofmannstraße 26
8520 Erlangen

Dr. W. Bühler
c/o Firma B. Braun Melsungen AG
3508 Melsungen

Dr. A. Draisbach
c/o Firma Biotest-Serum-Institut GmbH
Landsteiner Straße 5
6072 Dreieich 4

Dr. B. Eichentopf
c/o Firma Biotest-Serum-Institut GmbH
Landsteiner Straße 5
6072 Dreieich 4

Dr. W. Fekl
c/o Firma J. Pfrimmer + Co.
Hofmannstraße 26
8520 Erlangen

H.-J. Forberg
c/o Firma Transcodan
2432 Lensahn

B. Homolar
c/o Firma Millipore GmbH
Siemensstraße 20
6078 Neu-Isenburg

Dr. B. Hieronymus
c/o Firma Biotest-Serum-Institut GmbH
Flughafenstraße 4
6000 Frankfurt (Main) 73

Dr. R. Igel
c/o Firma J. Pfrimmer + Co.
Dr.-Wandinger-Straße 2
8350 Plattling

H. Mänz
c/o Firma Transcodan
2432 Lensahn

E. Melzer
c/o Firma Biotest-Serum-Institut GmbH
Flughafenstraße 4
6000 Frankfurt (Main) 73

Dr. W. Saatz
c/o Firma Biotest-Serum-Institut GmbH
Landsteiner Straße 5
6072 Dreieich 4

Dr. H. Schleussner
c/o Firma Biotest-Serum-Institut GmbH
Flughafenstraße 4
6000 Frankfurt (Main) 73

Dr. H. J. Schnell
c/o Firma B. Braun Melsungen AG
3508 Melsungen

W. Trampedach
c/o Firma Sartorius Membranfilter GmbH
Postfach 142
3400 Göttingen

Dr. K. H. Wallhäusser
c/o Firma Hoechst AG
Pharma-Qualitäts-Kontrolle
Gruppe Biologie-Mikrobiologie – H 790
Postfach 800320
6230 Frankfurt (Main) 80

Grundregeln für die Herstellung von Infusionslösungen und die Sicherung ihrer Qualität

K. H. Gänshirt, W. Pauli und R. Rößler

Einführung

Infusionslösungen nehmen unter den Arzneimitteln aufgrund der
an sie gestellten Reinheitsanforderungen sowie der Applikationsart einen sehr hohen Stellenwert ein.

Infusionslösungen sind sterile und pyrogenfreie Arzneimittellö-
sungen zur parenteralen Applikation. Sie unterscheiden sich von
Injektionslösungen dadurch, daß sie in Einmalbehältnissen mit
einem Rauminhalt von 100 ml und mehr abgefüllt werden.

Bei ihrer Herstellung und zur Sicherung ihrer Qualität sind über
den Rahmen der bekannten Richtlinien (GMP = Good Manufacturing
Practice) und gesetzlichen Anforderungen hinaus zusätzliche
Maßnahmen erforderlich, die in Anpassung an den gegenwärtigen
Stand der Technik nachstehend im einzelnen aufgeführt werden.

Gebäude und Räumlichkeiten, Trennung der Einzelarbeitsbereiche
mit Aufteilung in Reinheitsklassen, Anforderungen an Raumluft
und Sauberkeit der Räume werden beschrieben. Beim Personal ist
auf Qualifikation, Gesundheitszustand und Spezialbekleidung innerhalb des Produktionsbereiches zu achten.

Die Leitung der Herstellung hat ein qualifizierter Fachmann gemäß dem Arzneimittelgesetz, die Leitung der Qualitätskontrolle
muß analog geregelt werden.

Die technische Ausrüstung muß so beschaffen sein, daß eine über-
sichtliche, unverwechselbare Herstellung einzelner Produktions-
chargen ohne Gefahr der mikrobiellen Kontamination gewährleistet
ist.

Sämtliche zur technischen Ausrüstung gehörenden Behälter, Apparate, Leitungen usw. müssen den Bedingungen der Produktion angepaßt, leicht zu reinigen und erforderlichenfalls zu desinfizieren bzw. zu sterilisieren sein.

In einem Hygieneprogramm müssen die Regeln für die Betriebs-,
Produktions- und Personalhygiene festgelegt werden.

Beim Herstellungsprozeß selbst muß festgelegt werden, wie die
Lagerung, die Kennzeichnung, die einzelnen Produktionsprozesse
selbst, die Prüfungen und die gesamte Dokumentation zu erfolgen
haben. Es muß möglich sein, aufgrund der Produktionsunterlagen
einer Infusionslösung jede Produktionscharge bis zu den einzelnen Rohstoffchargen zurückverfolgen zu können. Zu den Rohstoffen gehören neben den eingesetzten Wirk- und Hilfsstoffen auch
das zur Produktion eingesetzte Wasser für Injektionszwecke.

Außerdem muß die einwandfreie Qualität der verwendeten Spülwasser, des Autoklavenkühlwassers, der Druckluft und Gase sowie der Raumluft sichergestellt werden.

Für den Herstellvorgang muß eine Herstellvorschrift und für jede Charge ein Herstellbericht bestehen. Hiermit wird festgelegt, wie der Ansatz, die Vermischung, die Filtration, die Abfüllung, die Sterilisation, die Quarantänelagerung, die Etikettierung und Verpackung durchgeführt werden.

Durch Wareneingangskontrollen muß die Qualität der Rohstoffe, durch Inprozeßkontrollen die Qualität der Zwischenfertigungsstufen und durch die Freigabekontrolle die der fertigen Infusionschargen sichergestellt werden.

Durch einen Auslieferungsnachweis ist die Möglichkeit gegeben, sämtliche Empfänger einer bestimmten Infusionslösungscharge zu erfassen.

Das Unternehmen, in dem Infusionslösungen hergestellt werden, muß eine eigene Organisation zur Qualitätskontrolle besitzen. Diese ist in ihrem Verantwortungsbereich autonom. Angemessene Untersuchungsmöglichkeiten, die die Einhaltung der Qualitätsstandards absichern, müssen vorhanden sein.

Die Qualitätskontrollabteilung hat für sämtliche Ausgangsmaterialien, Halbfertigwaren und fertige Infusionslösungen Prüfungsvorschriften zu erstellen, nach denen chargenweise geprüft wird. Erst dann werden die Produkte für die Weiterverarbeitung bzw. für den Verkauf freigegeben. Bis zur Freigabe muß die Ware jeweils in Quarantäne gehalten werden.

Die Qualität der Arzneimittelproduktion soll ein Höchstmaß an Sicherheit bei der Anwendung sowohl für den Arzt als auch für den Patienten gewährleisten. Die Begriffe "Qualität" und "Sicherheit" sind hier besonders augenfällig miteinander verknüpft. Beide Begriffe sind fest in die Verantwortung des Herstellungsleiters und des Kontrolleiters eingebunden. Sowohl der Herstellungsleiter als auch der Kontrolleiter garantieren unabhängig voneinander für die in den Vorschriften festgelegte Qualität der Infusionslösung und damit auch für die Sicherheit bei ihrer Anwendung.

Diese Anstrengungen der Industrie können allerdings nur dann in allen Punkten erfolgreich sein, wenn auch der Arzt und die Schwester im Klinikalltag das ihre dazu beitragen, die in das Arzneimittel hineinproduzierte Qualität und die Sicherheit zu erhalten und an den Patienten durch sachgemäße Handhabung weiterzugeben. Das Good Manufacturing Practice der Industrie muß seine Fortsetzung in "Good Hospital Practice" finden.

Im folgenden wurde eine detaillierte Empfehlung erarbeitet, die die Grundregeln für die "Herstellung von Infusionslösungen und die Sicherung ihrer Qualität" enthält. Die Grundregeln sollten heute bei der Herstellung von Infusionslösungen obligatorisch für den Hersteller sein. Aber auch der Anwender, also der Arzt,

sollte sich darüber informieren, ob diese Regeln eingehalten
werden.

Gliederung

1. Personal

2. Gebäude und Räumlichkeiten

3. Technische Ausrüstung

4. Hygiene

5. Ausgangsmaterialien

6. Herstellung
    1. Allgemein
    2. Speziell
        1. Wasserqualität
        2. Luftqualität
    3. Herstellvorgänge
        1. Vorbereitung
        2. Wägung
        3. Ansatz
        4. Filtration
        5. Abfüllung
        6. Sterilisation
        7. Konfektionierung
        8. Lagerung von freier und in Quarantäne befindlicher Ware
        9. Inprozeßkontrollen
    4. Dokumentation

7. Qualitätskontrolle - Qualitätssicherung
    1. Allgemein
    2. Aufgaben der Qualitätskontrolle

8. Selbstüberwachung

9. Geltungsbereich

Infusionslösungen sind sterile und pyrogenfreie Arzneimittel-
lösungen zur parenteralen Applikation. Gegenüber Injektionslösungen werden sie in Einmalbehältnissen mit einem Rauminhalt
von 100 ml und mehr abgefüllt.

Bei der Klassifizierung der Arzneimittel nehmen die Infusionslösungen aufgrund der an sie gestellten Reinheitsanforderungen
sowie der Applikationsart einen hohen Stellenwert ein. Daher
sind bei ihrer Herstellung und zur Sicherung ihrer Qualität über
den Rahmen der bisher bekannten Richtlinien - Good Manufacturing
Practice - und gesetzlichen Anforderungen hinaus zusätzliche
Maßnahmen erforderlich, die in Anpassung an den gegenwärtigen
Stand der Technik nachfolgend im einzelnen aufgeführt werden
(3, 5, 6, 7).

1. Personal

1. 1. Zur Herstellung von Infusionslösungen ist eine ausreichende Anzahl von Personal erforderlich, das durch Ausbildung (pro-

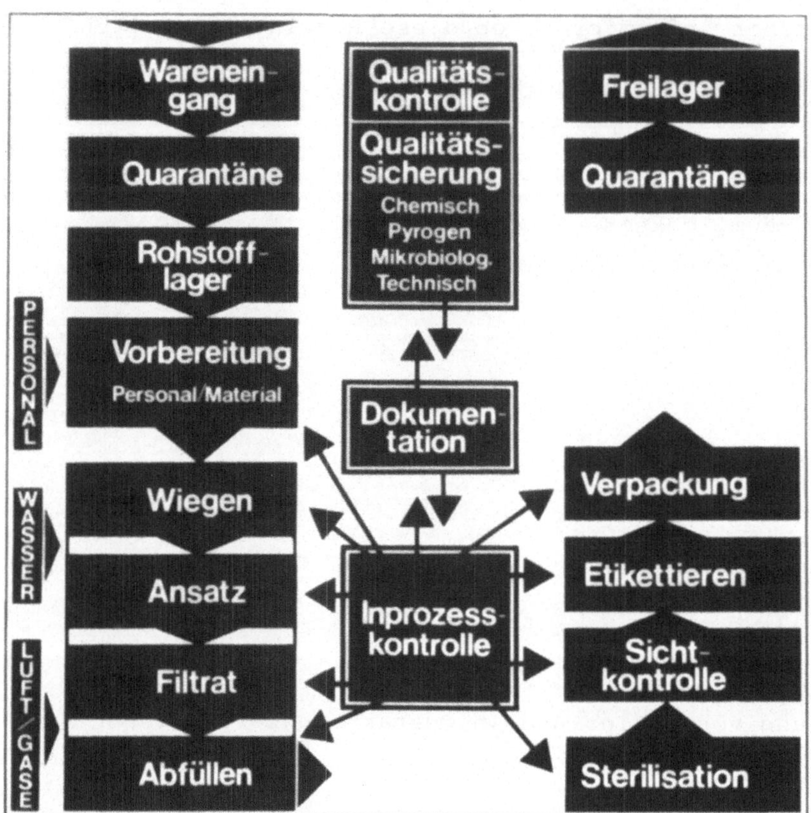

Abb. 1. Herstellung von Infusionslösungen und Sicherung ihrer Qualität - schematisch

grammierter Unterricht) und Erfahrung hinreichend qualifiziert sein muß. Ein schriftlicher Organisationsplan mit Angaben über Tätigkeiten, Verantwortung und Stellvertretung aller mit besonderen Aufgaben im Herstellungsbetrieb für Infusionslösungen betrauten Mitarbeiter muß vorliegen.

1. 2. Personal, das mit den offenen Infusionslösungen respektive ihren Bestandteilen einschließlich Packmitteln arbeitet, ist Untersuchungen bei der Einstellung und in regelmäßigen Zeitabständen - mindestens einmal jährlich - sowie nach Auslandsaufenthalten in besonders gesundheitsgefährdeten Gebieten zu unterziehen. Personen mit Krankheiten, Hautkrankheiten oder offenen Wunden, die die Sicherheit oder Qualität der Lösungen gefährden, sind vom Herstellungsprozeß auszuschließen.

1. 3. Bei Betreten des Infusionslösungsbetriebes ist die Straßenkleidung gegen Arbeitskleidung und -schuhwerk zu wechseln. Unmittelbar vor Betreten der kontrollierten Räume muß die Arbeitskleidung und das -schuhwerk in den Personalschleusen gegen Produktionskleidung und -schuhwerk bzw. Sterilkleidung gewechselt

werden. Vor jedem Betreten der Produktionsräume sind die Hände
und Handschuhe stets gründlich zu reinigen und zu desinfizieren.
Die Produktionskleidung ist täglich zu wechseln und getrennt von
der Arbeitskleidung aufzubewahren. Die Produktionskleidung, die
ausschließlich in Produktionsräumen getragen werden darf, soll
aus einem wenig Flusen abgebenden Material gefertigt sein. Zusätzlich ist eine die Haare völlig umschließende Kopfbedeckung
zu tragen. Die Produktionskleidung ist vor Kontamination geschützt aufzubewahren.

1. 4. Beim Arbeiten mit der filtrierten offenen Infusionslösung
sind zusätzlich Mundschutz und Handschuhe zu tragen. Bei aseptischen Arbeiten muß die Produktionskleidung Sterilkleidung
sein.

1. 5. Das mit der Herstellung und Wartung betraute Personal muß
in regelmäßigen Abständen in Pharmatechnik, Hygiene und GMP unterrichtet werden; dazu bedarf es schriftlicher Ausbildungsun-
terlagen und des Nachweises der regelmäßigen Ausbildungsteil-
nahme.

2. Gebäude und Räumlichkeiten

2. 1. Für die Herstellung von Infusionslösungen müssen im Arz-
neimittelbetrieb ausreichend große und getrennte Bereiche für
die
- Warenannahme,
- Lagerung von Rohstoffen,
- Lagerung von Packmaterial,
- Bereitstellung, Wägung, Ansatz,
- Filtration, Abfüllung, Sterilisation,
- Konfektionierung,
- Lagerung von Halbfertigware respektive Quarantäne sowie
- Lagerung von Fertigware und
- Qualitätskontrolle
vorhanden sein, die ausschließlich dem vorgesehenem Zweck dienen.

2. 2. Für die wesentlichen Verfahrensschritte der Herstellung
sind kontrollierte Räume erforderlich. Wäge-, Ansatz- und Ab-
füllungsräume müssen den Anforderungen der VDI-Reinheitsklasse
6 (entsprechend Klasse 100.000 U.S. Air Force Technical Order
00-25-2031) (1, 2) entsprechen.

Kontrollierte Räume für die aseptische Herstellung müssen den
Anforderungen der VDI-Reinheitsklasse 3 (1) (entsprechend Klasse 100 U.S. Air Force Technical Order 00-25-2031) (2) genügen.
Der Zugang soll eingeschränkt und nur über eine Schleuse möglich sein.

2. 3. Sämtliche Räume müssen ausreichend beleuchtet, belüftet,
beheizt, gegebenenfalls klimatisiert, leicht zu reinigen und zu
desinfizieren sein.

2. 4. Personal und Material sollen nur durch Schleusen in die
kontrollierten Räume gelangen.

2. 5. Die kontrollierten Räume müssen unter positivem Druck stehen, der über die Schleusen nach außen in die umgebenden Räume abfällt. Die Luft zur Versorgung der Produktionsräume muß den in Abschnitt 6. 2. 2. beschriebenen Bedingungen entsprechen.

2. 6. Das Abflußsystem muß so gestaltet sein, daß ein Zurücksaugen von Abwasser in Produktionsräume oder Apparate und eine daraus resultierende mikrobielle Kontamination unmöglich ist.

3. Technische Ausrüstung

3. 1. Für die Herstellung von Infusionslösungen muß die technische Ausrüstung, wie z. B. Behälter, Versorgungsleitungen, Filteranlagen, leicht zu reinigen und erforderlichenfalls zu desinfizieren bzw. zu sterilisieren sein. Alle Anlagen sind unverwechselbar zu kennzeichnen. Alle Vorratstanks und Behälter mit Flüssigkeiten für die Herstellung von Infusionslösungen müssen steril belüftet werden.

3. 2. Sind zur Förderung von Wasser für Injektionszwecke Pumpen erforderlich, so muß eine mikrobielle Kontamination ausgeschlossen sein; z. B. sollen nur Pumpen mit Doppelgleitringdichtungen verwendet werden, wobei als Sperrflüssigkeit Wasser für Injektionszwecke dient.

3. 3. Über die Abfüllinie muß eine "Laminar flow"-Einheit installiert sein, die vom Ausgang der Flaschenwaschmaschine bis zu dem Punkt reicht, an dem die Flaschen verschlossen sind. Die "Laminar flow"-Einrichtung muß der Klasse 3 VDI entsprechen.

4. Hygiene

4. 1. Es muß ein schriftlich fixiertes Hygieneprogramm vorliegen, das die Betriebs-, Produktions- und Personalhygiene regelt. Die zu reinigenden Räume, Art und Häufigkeit der Reinigung und Desinfektion sowie die dafür Verantwortlichen sind schriftlich festzulegen. Über die durchgeführten Arbeiten ist Protokoll zu führen (14).

4. 2. Die Entsorgung der Betriebs-, insbesondere der Produktionsräume von angesammeltem Abfall ist sicherzustellen.

4. 3. Es ist dafür Sorge zu tragen, daß in den Produktionsräumen kein Ungeziefer (z. B. Insekten etc.) vorhanden ist. Eine Ungeziefervernichtung in den Betriebsräumen muß durch einen Fachmann mit Hilfe anerkannter Methoden und ohne Einfluß auf das Arzneimittel und seine Bestandteile erfolgen und dokumentiert werden.

4. 4. In der Nähe der Produktionsräume muß eine ausreichende Anzahl sauberer und gut belüfteter Toiletten mit Wasch- und Desinfektionsgelegenheit vorhanden sein.

4. 5. Nahrungsaufnahme und Rauchen sind in den Produktionsräumen untersagt.

5. Ausgangsmaterialien

Es müssen Aufzeichnungen über alle Ausgangsmaterialien mit Angaben über Herkunft, Eingangsdatum, Zeitpunkt der Freigabe und nachfolgende Verwendung vorliegen.

Die Behältnisse müssen unbeschädigt, ordnungsgemäß gekennzeichnet und gelagert sein. Ausgangsmaterialien sind bis zur Freigabe in Quarantäne zu halten.

Lagerungs- und Prüfungshinweise finden sich unter 7. 2. Qualitätskontrolle.

6. Herstellung

6. 1. Allgemein
Zu den Grundbedingungen für die Herstellung von Infusionslösungen gehören neben den bereits genannten Forderungen unter anderem die Sicherstellung einwandfreier Beschaffenheit des verwendeten Wassers, der Raumluft, der Preßluft, der Gase.

6. 2. Spezielle Bedingungen
6. 2. 1. Wasserqualität
Bei der Herstellung von Infusionslösungen kommt einerseits Wasser als Komponente des Arzneimittels, andererseits als technisches Hilfsmittel zum Einsatz.

1. Wasser als Ausgangsmaterial und als letztes Spülmittel für Oberflächen, die mit dem Produkt in Berührung kommen,
- muß der EP-Monographie "Wasser für Injektionszwecke, aqua ad iniectabilia" entsprechen,
- darf höchstens 10 Mikroorganismen pro 100 ml, bei drei aufeinanderfolgenden Proben von derselben Stelle entnommen, enthalten. Als Probemenge werden 250 ml verwendet.

2. Autoklavenkühlwasser
Dieses Wasser darf nicht mehr als 10 Mikroorganismen pro 100 ml, bei drei aufeinanderfolgenden Proben von derselben Stelle entnommen, enthalten. Als Probemenge werden 250 ml verwendet.

3. Wasser zur Reinigung von Apparaten und Oberflächen, das mit dem Produkt in Berührung kommt, darf nicht mehr als 50 Mikroorganismen pro 100 ml, bei drei aufeinanderfolgenden Proben von derselben Stelle entnommen, enthalten. Als Probemenge werden 250 ml verwendet.

4. Prüfung, Beurteilung und Maßnahmen
Wasser nach 1. wird einmal pro Tag mikrobiologisch und auf Pyrogenfreiheit geprüft. An allen Verbrauchsstellen bzw. Probehähnen zur Entnahme für die Produktion muß jedoch mindestens einmal pro Woche entnommen und geprüft werden.

Wasser nach 2. wird aus einem Probehahn unmittelbar vor dem Eintritt in den Autoklaven entnommen und einmal pro Tag mikrobiologisch geprüft.

Wasser nach 3. wird an allen Probeentnahmehähnen bzw. Verbrauchsstellen einmal pro Woche mikrobiologisch geprüft, mindestens jedoch einmal pro Monat.

6. 2. 2. Luftqualität
Die bei der Herstellung von Infusionslösungen eingesetzte Raumluft, Preßluft sowie Inertgase müssen den nachstehenden Anforderungen genügen:

1. Raumluft in kontrollierten Räumen der Produktion darf nicht mehr als 4.000 Teilchen pro Liter Luft >0,5 µ enthalten, gemessen mit einem automatischen Partikelzählgerät, bzw. nicht mehr als 30 Teilchen pro Liter >5 µ, gemessen mit einer mikroskopischen Methode (VDI-Reinheitsklasse 6) (1) (Verwendung von Hosch-Filter-Systemen).

Die Luft soll eine relative Feuchte von 50 % $\pm$ 10 % haben. Die Lufttemperatur soll 23 $\pm$ 2 ^{O}C betragen; bei Außentemperaturen über 28 ^{O}C gelten die im DIN-Entwurf 1946, Blatt II, Abs. 2. 7. angegebenen Grenzwerte (4). Eine positive Druckdifferenz zu den umgebenden Räumen ist durch regelmäßige Kontrollen sicherzustellen.

Kontrollierte Räume müssen einen ausreichenden Luftwechsel haben. Als Richtwert dient zehnfacher Wechsel pro Stunde.

2. Luft im "Laminar flow"-Bereich darf nicht mehr als 4 Teilchen pro Liter Luft >0,5 µ, gemessen mit einem automatischen Partikelzählgerät, enthalten (VDI-Reinheitsklasse 3) (1).

3. Preßluft und Inertgase, die in Produktionsräumen bzw. nach der Sterilisation zur Erzeugung eines Stützdruckes verwendet werden, sind so zu filtrieren, daß sie den Anforderungen des Raumes, in dem sie verwendet werden, entsprechen.

Preßluft bzw. Inertgase müssen frei sein von Öl und Ölnebeln; als Richtwert gilt nicht mehr als 1 mg/Normalkubikmeter. Preßluft bzw. Inertgase müssen so getrocknet sein, daß in den Luftrohrleitungen keine Kondensation von Wasser auftreten kann.

4. Die partikuläre und mikrobielle Kontamination der Raumluft in kontrollierten Räumen sowie die mikrobiologische Reinheit von Preßluft und Inertgasen sind durch regelmäßige Prüfung zu überwachen.

6. 3. Herstellvorgänge
6. 3. 1. Die Vorbereitung, d. h. Reinigung, Desinfektion oder Sterilisation der gesamten Fertigungsanlage einschließlich Wäge-, Ansatz-, Filtrations- und Abfülleinrichtung, ist sowohl in der Herstellvorschrift als auch im Herstellbericht zu fixieren.

6. 3. 2. Wägung

Jede Wägung von Wirk- und Hilfsstoffen ist entsprechend der Herstellvorschriften durchzuführen, unmittelbar zu dokumentieren und von autorisiertem Personal zu überwachen. Werden die Substanzen nicht direkt nach der Wägung gelöst, sind sie in geeigneten Behältnissen vor Kontamination geschützt aufzubewahren. Eine Cross-Kontamination von Wirk- und Hilfsstoffen ist bei Wägung und Lagerung auszuschließen.

6. 3. 3. Ansatz

Beim Ansatz von Infusionslösungen werden die abgewogenen Substanzen in Wasser für Injektionszwecke gelöst. Die Vermischung verschiedener Infusionslösungen ist hier und bei den nachfolgenden Herstellvorgängen auszuschließen.

6. 3. 4. Filtration

Infusionslösungen sowie Wasser, das in unmittelbaren Kontakt mit den das Arzneimittel berührenden Oberflächen kommt, müssen filtriert werden. Die dabei verwendeten Membranfilter sollten eine mittlere Porenweite von $\leq 0,45\ \mu$ aufweisen. Bei viskosen Lösungen ist eine größere, noch vertretbare Porenweite zur Vermeidung von Filtrationszeiten von mehr als 8 h zu benutzen.

Werden Infusionslösungen oder Betriebswässer, die in irgendeiner Weise in Kontakt mit dem Arzneimittel kommen können (Spülwasser etc.), über Tiefenfilter aus Zellulose-Asbest filtriert, ist ein Membranfilter wie oben angegeben nachzuschalten. Die Unversehrtheit der Membranfilter oder äquivalenter Endfilter ist stets vor und nach der Filtration durch ein geeignetes Verfahren nachzuweisen. Bei Filterundichtigkeit kann innerhalb der zulässigen Standzeit refiltriert werden, andernfalls ist die Filtrationscharge zu verwerfen.

Das Abfüllen der Infusionslösungen muß unmittelbar nach der Entkeimungsfiltration erfolgen. Standzeiten der Lösung und der benutzten Filter sind auf ein Minimum derart zu begrenzen, daß die mikrobiologische Beschaffenheit der Lösung eine sichere Sterilisation und Pyrogenfreiheit gewährleistet.

6. 3. 5. Abfüllung

Das Abfüllen von Infusionslösungen muß in Abhängigkeit von der Behälterart in der Weise vorgenommen werden, daß eine Rekontamination der keim- und partikelfrei filtrierten Lösung ausgeschlossen ist. Dazu sind bei Glasflaschen die Behälter und Verschlüsse durch geeignete Verfahren vorzubereiten.

Um eine partikuläre Verunreinigung durch das Abfüll- bzw. Dosieraggregat zu vermeiden, ist eine Membranfiltration unmittelbar vor dem Abfüllstutzen durchzuführen.

Eine Abfüllung in Plastikbehälter erfolgt vorzugsweise in Anlagen, die unter keim- und partikelfreien Bedingungen die Behälter herstellen, füllen und sofort verschließen.

Bei Abfüllung in vorgefertigte Plastikbehältnisse ist eine partikuläre und mikrobielle Kontamination der Lösung durch die Behälter oder die Abfüllbedingungen auszuschließen.

6. 3. 6. Sterilisation

Infusionslösungen müssen frei von vermehrungsfähigen Keimen
sein. Dazu werden sie - von gewissen Ausnahmen abgesehen (asep-
tisch hergestellte Präparate) - einer <u>Autoklavierung</u> unterzogen.

Hierzu können Dampf, Dampfgemische oder überhitztes Wasser benutzt werden, wenn ein F_O-Wert von mindestens 8 erreicht wird
(<u>13</u>). Sofern diese Forderung, z. B. aus Gründen der Stabilität
der Infusionslösungsrezeptur, nicht eingehalten werden kann,
sind auch solche Verfahren zur Reduzierung der Keimzahl zulässig, die sicher genug sind, eine Sterilität der Lösung zu gewährleisten. Über diese Verfahren müssen beweiskräftige Daten vorliegen (<u>11</u>).

Die Sterilisationsanlage muß so ausgelegt sein, daß höchstmög-
liche Temperaturgleichmäßigkeit an allen Stellen der Kammer,
unabhängig von der Art der Beschickung, während der Sterilisationszeit gewährleistet ist (Toleranz $\pm$ 1 ^{O}C).

Die Sterilisationsanlage ist regelmäßig physikalischen und mikrobiologischen Prüfungen zu unterziehen. Die Ausgangstempera-
turen von Lösungen und Sterilisator müssen den Sterilisations-
vorschriften entsprechen.

Anheiz-, Sterilisations- und Abkühlzeit sind abhängig von Art
und Größe der Behälter, der Lösungen und der Geometrie der Beschickung exakt zu spezifizieren.

Die Betriebsbedingungen innerhalb der Sterilisationsapparate
müssen in angemessenen Abständen überprüft und das Ergebnis
protokolliert werden.

Uniformität und Reproduzierbarkeit der Sterilisationsbedingun-
gen der verwendeten Sterilisatoren sind durch in regelmäßigen
Abständen durchzuführende physikalische und mikrobiologische
Tests für die unterschiedlichen Beschickungen und diversen Be-
hältergrößen und Lösungsarten zu prüfen und zu dokumentieren.
Bei den mikrobiologischen Untersuchungen ist von den zu erwar-
tenden Präkontaminationsbedingungen nach Zahl, Art und Resistenz
der Keime auszugehen. Danach errechnet sich der erforderliche
F_O-Wert.

Die zur Aufzeichnung des Temperaturzeitverlaufs während der
Sterilisation installierten Schreiber und die Manometer müssen
in bestimmten Abständen durch geeignete Verfahren auf ihre An-
zeigegenauigkeit überprüft und das Ergebnis protokolliert werden.

Zur <u>Kontrolle der Sterilisationstemperatur</u> wird ein geeignetes
Meß- und Kontrollsystem in der Abströmung empfohlen, unter anderem kommt als Sterilisationskontrollthermometer - in der Abströmung installiert - ein geeichtes Quecksilberthermometer mit
einer Genauigkeit von $\pm$ 0,5 ^{O}C in Frage, das ebenso wie das Manometer in Abständen von drei Monaten nachzueichen ist.

Die physikalischen Untersuchungen erstrecken sich auf <u>Hitzever-
teilungs- und -penetrationsmessungen</u>, wobei mindestens zehn Meß-
stellen (Temperaturfühler vor und nach der Messung geeicht) ab-
zufragen sind.

Vor der ersten Inbetriebnahme sind Hitzepenetrationstests in
mindestens zehn mit Lösung gefüllten Behältern vorzunehmen. Parallel dazu sind Inaktivierungskurven mit geeigneten Bioindika-
toren zu erstellen.

Es ist notwendig, die physikalischen Meßwerte direkt grafisch
zu registrieren und damit zu dokumentieren.

Die Sterilisationsmeßergebnisse aller periodischen Kontrollen
sind ebenso wie alle Inprozeßmeßdaten zu dokumentieren.

Im Dampfautoklaven muß eine Überflutung von Infusionslösungsbe-
hältern durch Kondensat verhindert werden. Z. B. kann zur Kontrolle jeder Autoklav mit einem Wasserstandsrohr und einer Alarmeinrichtung ausgerüstet werden, die in Funktion tritt, wenn das
Kondensat im Autoklav eine vorher festgelegte Höhe überschreitet.

<u>Kühlwasserlinien</u> einschließlich angeschlossenem Wärmeaustauscher
sollen entleerbar, desinfizierbar oder sterilisierbar und so angeordnet sein, daß jeder Autoklav einen separaten Anschluß hat.
Das zur direkten Kühlung verwendete Wasser muß den Anforderungen in Abschnitt 6. 2. 1. entsprechen.

Bei <u>Unterwassersterilisatoren</u> ist während der gesamten Betriebs-
zeit völliges Eintauchen der Behälter in das ständig umgewälzte
Wasser sicherzustellen.

Bei kontinuierlich ableitenden hydrostatischen Sterilisatoren
müssen Temperatur und Umlaufgeschwindigkeit kontinuierlich gemessen und registriert werden.

Die Temperaturmessung erfolgt entsprechend der Geometrie der Anlage an den Extrempunkten.

Bei der Autoklavierung sind Behandlungskontrollstreifen (Chemo-
indikatoren) an den Behältern und den Sterilisationskörben in
ausreichender Zahl sichtbar anzubringen.

Jede <u>Sterilisationscharge</u> ist als solche zu identifizieren und
zu protokollieren.

6. 3. 7. Konfektionierung - Etikettierung und Verpackung (9)
In den Herstellvorschriften müssen folgende Anforderungen für
die Etikettierung und Verpackung enthalten sein:

- Vor Aufnahme der Tätigkeit muß eine Inspektion der Anlage
  durchgeführt werden, um zu gewährleisten, daß die vorher verpackten Infusionslösungen und das dazu verwendete Etikettie-
  rungs- und Verpackungsmaterial entfernt wurden. Das Ergebnis
  dieser Inspektion muß schriftlich niedergelegt werden.

- Es ist dafür Sorge zu tragen, daß Verwechslungen bei Etikett,
  Verpackungsmaterial und Halb- bzw. Fertigware ausgeschlossen
  sind.

Es muß ein Nachweis über ausgehende und verbrauchte Etiketten
erfolgen. Von einem Verantwortlichen muß sorgfältig die Identität und Übereinstimmung mit der im Herstellprotokoll der Charge aufgeführten Bezeichnung geprüft werden. Alle überzähligen
Etiketten, die eine Chargen- oder Kontrollnummer tragen, sind
zu vernichten. Im Falle einer wesentlichen, unerklärlichen Abweichung ist eine sorgfältige Untersuchung durchzuführen.

Folgende Etikettierungskontrollen sind durchzuführen:

- Ein System muß gewährleisten, daß nur gültige, in einer Kar-
  tei zusammengefaßte Etiketten auf Lager gehalten und ungülti-
  ge vernichtet werden, wobei eine genaue Buchführung notwendig
  ist.

- Nicht autorisierte Personen dürfen keinen Zugang zum etiket-
  ten- und produktspezifischen Verpackungsmaterial haben.

- Es dürfen nur kodierte und kodeinspizierte Etiketten verwendet werden.

Strenge Kontrollen von Druckapparaten innerhalb der Produktion,
bei denen das Endprodukt, das Etikett oder der Karton bedruckt
werden, sind durch eine kompetente und verantwortliche Person
durchzuführen. Es müssen Identität, Qualität und Übereinstimmung
des Aufdruckes mit dem Herstellbericht überprüft werden.

6. 3. 8. Lagerung von freier und in Quarantäne befindlicher Ware
Bei konventioneller Lagerung von Halbfertigware bzw. nicht freigegebener Fertigware muß diese getrennt von freigegebener Ware
in ausreichend großen und separaten Räumen, d. h. in Quarantäne,
erfolgen. Nach der Freigabe durch die Qualitätskontrollabteilung
ist freigegebene Ware durch autorisierte Mitarbeiter ins Frei-
lager zu transportieren. Es muß ausgeschlossen sein, daß für die
Sterilisation vorgesehene Produkte mit bereits sterilisierten
vermengt oder verwechselt werden können. Die Waren sind chargenweise getrennt und ausreichend gekennzeichnet zu lagern.

6. 3. 9. Inprozeßkontrollen
Inprozeßkontrollen sind laufende Prüfungen sämtlicher Herstel-
lungsvorgänge und -bedingungen. Es sind insbesondere Fertigungs-
stufenkontrollen.

Für die Inprozeßkontrollen sind ebenso wie für die Endkontrollen Probenziehpläne für Identitäts-, Reinheits-, Gehalts-, biologische und mikrobiologische Prüfungen vorzuschreiben, aus denen die Probenart und -zahl sowie der Entnahmeort hervorgehen.
Als Prüforte kommen besonders in Frage:
- der Wägebereich,
- der Ansatz der Lösung,
- die Abfüllung (vor und nach der Sterilisation) sowie
- die Konfektionierung.

Vor der Konfektionierung wird durch <u>Sichtkontrolle</u> speziell auf
partikuläre Verunreinigungen 100 % im visuellen und stichpro-
benweise im subvisuellen Bereich geprüft. Im visuellen Bereich
führt ein positiver Befund zum Verwerfen, im subvisuellen Bereich liegen die Grenzen pro ml (in Anlehnung an BP und USP):
bei nicht mehr als 100 Partikeln $\geq$ 5 Mikron,
bei nicht mehr als 50 Partikeln $\geq$10 Mikron,
bei nicht mehr als   5 Partikeln $\geq$25 Mikron.

Es sind <u>regelmäßig Keimzahlbestimmungen</u>, über den gesamten Pro-
duktionsprozeß verteilt, vorzunehmen und zu protokollieren.

Geräte und Apparaturen für die aseptische Herstellung müssen in
angemessenen Abständen mikrobiologisch überprüft und die Ergebnisse protokolliert werden.

6. 4. Dokumentation
Für die Herstellung von Infusionslösungen sind von verantwortlichen Fachleuten erstellte ausführliche Vorschriften und Anweisungen sowie für jede Fertigungscharge ein Herstellbericht
und Auslieferungsnachweis erforderlich.

6. 4. 1. Herstellvorschriften
Die Herstellvorschriften müssen als Stammunterlagen für jedes
Arzneimittel den gesamten Herstellungsprozeß beschreiben und
folgende Angaben enthalten:

1. Name des Produkts sowie Darreichungsform, einschließlich voll-
   ständigem freigegebenem Etikett.

2. Eine vollständige Liste aller Wirk- und Hilfsstoffe nach Art,
   Menge und Qualität.

3. Die Beschreibung der Pack- und Verpackungsmaterialien, speziell der Endbehälter, des Verschluß- und sonstigen Zubehörs.

4. Die Beschreibung des Herstellprozesses, einschließlich de-
   taillierter Angaben über Inprozeß-, d. h. besonders Ferti-
   gungsstufenkontrollen.

5. Genaue Anweisungen für die Lagerung des Arzneimittels als
   Halb- und Fertigware und deren Verbleib.

Jede Arzneimittelcharge ist an jeder Fertigungsstufe eindeutig
zu spezifizieren und identifizierbar zu machen.

6. 4. 2. Herstellbericht
Für jede Fertigungscharge muß der speziell angefertigte Herstellbericht von dem für die Herstellung verantwortlichen Personal
nach jeder Fertigungsstufe und vom Herstellungsleiter unmittelbar nach Fertigstellung, unter Angabe des Datums, unterschrie-
ben werden.

Der Herstellbericht muß folgende Angaben enthalten:

1. Name und Darreichungsform des Arzneimittels.

2. Die vollständige Darstellung über den Herstellungsablauf, aus
   der hervorgeht, daß die Charge in Übereinstimmung mit der
   Herstellungsvorschrift gefertigt worden ist.

3. Das Herstellungsdatum.

4. Die Chargenbezeichnung.

5. Die vollständige Zusammensetzung der Charge an Wirk- und Hilfsstoffen nach Art, Menge und Reinheit sowie deren Chargennum-
   mern respektive Wareneingangsprüfnummer.

6. Die Ansatzgröße respektive -menge sowie die Zahl der Abfüll-
   einheiten (Soll/Ist).

7. Aufzeichnungen über Inprozeßkontrollen, einschließlich Ergebnissen und besonderen Beobachtungen.

8. Detaillierte Angaben über Pack- und Verpackungsmaterial, einschließlich Verpackungs- und sonstigem Zubehör, Etiketten und
   Packungsbeilagen, einschließlich zahlenmäßiger Erfassung, sowie je eines Belegmusters.

Der Herstellbericht muß auch ausführliche Angaben über Ausschuß
und Verluste während sämtlicher Stufen des Herstellungsprozesses,
einschließlich Angaben über Prüfmuster für die Qualitätskontrollen, enthalten.

Der Herstellbericht begleitet die Charge (als Chargenbegleitpa-
pier) durch alle Fertigungsstufen bis zur Fertigstellung und Un-
terschrift durch den Herstellungsleiter.

Die Herstellberichte und ausreichende Rückhaltemuster sind entsprechend der Haltbarkeit des Produktes mindestens zwei Jahre
über diese Zeit hinaus aufzubewahren.

6. 4. 3. Für jede Charge ist ein <u>Auslieferungsnachweis</u> zu erbrin-
gen. Dieser muß die Bezeichnung und Nummer der betreffenden Charge, Datum und gelieferte Menge sowie Namen und Anschrift des
Empfängers enthalten. Diese Aufzeichnungen sind mindestens zwei
Jahre über das Verfalldatum, das durch das AMG geregelt ist, aufzubewahren. Dadurch wird ein eventuell notwendiger Rückruf erleichtert, der im übrigen nach dem Alarmplan laut AMG vorgenommen wird (<u>3</u>).

7. Qualitätskontrolle - Qualitätssicherung

7. 1. Allgemein
Das Unternehmen, in dem Infusionslösungen hergestellt werden,
muß eine eigene Qualitätskontrollorganisation besitzen. Sie ist
in ihrem Verantwortungsbereich autonom.

Ein qualifizierter Fachmann gemäß AMG II hat die Qualitätskontrolle zu leiten (<u>3</u>).

Die unterschiedlichen Laboratorien, wie chemisches, mikrobiolo-
gisches und physikalisches Laboratorium und die Pyrogenkontroll-
station, sind ausreichend mit fachlich ausgebildetem Personal zu
besetzen. Ein schriftlicher Organisationsplan mit Angaben über
Tätigkeiten, Verantwortung und Stellvertretung aller mit besonderen Aufgaben in der Qualitätskontrolle betrauten Mitarbeiter
muß vorliegen.

Angemessene Untersuchungsmöglichkeiten, die die Einhaltung der
Qualitätsstandards absichern, müssen vorhanden sein. Für spezielle Untersuchungen können auch externe Laboratorien beauftragt
werden.

Herstellungsverfahren und -einrichtungen sind mit der Qualitätskontrollabteilung abzustimmen.

7. 2. Aufgaben der Qualitätskontrolle
Die Qualitätskontrollabteilung hat für sämtliche Ausgangsmaterialien, Halbfertigwaren und fertige Infusionslösungen Prüfungsvorschriften zu erstellen. Diese Prüfungsvorschriften gelten als
Stammunterlagen und sind für die einzelnen Untersuchungen verbindlich; sie müssen Probenziehpläne für Identitäts-, Reinheits-,
Gehalts-, biologische und mikrobiologische Prüfungen enthalten.

Das Ausgangsmaterial ist chargenweise nach den Prüfungsvorschriften zu untersuchen und für die Weiterverarbeitung freizugeben.
Es muß bis zur Freigabe in Quarantäne gehalten werden. Die Freigabe muß durch schriftliche Anweisung und entsprechende Kennzeichnung erfolgen.

Beanstandete Ausgangsmaterialien müssen deutlich als solche gekennzeichnet und ihrer Beschaffenheit entsprechend behandelt
werden.

Die Halbfertigware ist chargenweise nach den Prüfungsvorschriften zu untersuchen und für die Weiterverarbeitung freizugeben
oder zu sperren.

Jede fertige Infusionslösungscharge ist nach den Prüfungsvorschriften zu untersuchen und freizugeben oder zu sperren.

Die chemische Untersuchung erfolgt bei den Ausgangsmaterialien
und den Halbfertigwaren an statistisch gezogenen Mustern. Bei
den fertigen Infusionslösungen erfolgt die chemische Untersuchung an den ersten und letzten Einheiten einer jeden Charge.

Die mikrobiologische Untersuchung erfolgt bei den Ausgangsmaterialien und den Halbfertigwaren an statistisch gezogenen Mustern. Bei den fertigen Infusionslösungen erfolgt die mikrobiologische Untersuchung in Übereinstimmung mit den Pharmakopoen
EP und USP.

Die Untersuchung auf Pyrogene erfolgt bei den Ausgangsmaterialien
und den Halbfertigwaren an statistisch gezogenen Mustern. Bei den
fertigen Infusionslösungen erfolgt der Pyrogentest an dem Anfangs-
und Endmuster einer jeden Charge. Jede Probe ist für sich zu

prüfen. Mischen ist nicht zulässig. Bei Unterbrechung der Produktion sind zusätzliche Muster sinngemäß zu untersuchen.

Die physikalische Untersuchung erfolgt bei den Ausgangsmaterialien, den Halbfertigwaren und den fertigen Infusionslösungen an statistisch gezogenen Mustern. Die Untersuchung auf partikuläre Verunreinigung ist ein Teil dieser Untersuchungen. Die Beurteilung der Ordnungsmäßigkeit von Lagerbedingungen für Ausgangsmaterialien, Halbfertigwaren und Fertigarzneimitteln wird durch die Qualitätskontrolle durchgeführt. Die Überwachung der Haltbarkeit des Fertigprodukts ist in bestimmten Abständen durchzuführen.

Musternahme und ordnungsgemäßes Lagern der Rückstellmuster der fertigen Infusionslösungen und der Wirk- und Hilfsstoffe sind von der Qualitätskontrolle vorzunehmen.

Sämtliche Analysen sind unter Angabe der Vorschriften mit dem Nachweis über Gewicht und Volumen der Analysenprobe, der Berechnungsformel sowie Umrechnungs- und Äquivalentfaktoren im Labortagebuch festzuhalten. Nach Vorliegen aller erforderlichen Prüfergebnisse darf die Freigabe nur vom Leiter der Qualitätskontrollabteilung oder dessen Beauftragten erteilt werden.

Die Protokolle zur Freigabe der fertigen Infusionslösungen sowie die dazugehörenden Belege sind mindestens zwei Jahre über das Verfalldatum hinaus aufzubewahren.

Warenrücknahme sowie die Bearbeitung von Retouren und Beanstandungen gehören zum Arbeitsbereich der Qualitätskontrolle.

Über sämtliche Reklamationen ist in allen erforderlichen Einzelheiten Buch zu führen. Diese Aufzeichnungen sind zwei Jahre lang nach Abschluß der Bearbeitung aufzubewahren.

8. Selbstüberwachung

In regelmäßigen Abständen ist die Einhaltung sämtlicher Vorschriften von kompetenten Fachleuten zu überprüfen und zu dokumentieren.

9. Geltungsbereich

Die Sicherung der Qualität der Infusionslösungen ist für Anwender und Patienten nur zu erreichen, wenn die hier aufgeführten Grundregeln für alle in der Bundesrepublik Deutschland zur Anwendung gelangenden (nach § 4 AMG II "in Verkehr gebrachten") Infusionslösungen Gültigkeit haben.

Literatur

1. VDI-Vorschrift 2083.

2. US AIR FORCE, Technical Order OO-25-2031 (1972).

3. Zweites Arzneimittelgesetz vom 1.9.1976. Pharm. Ind. 38, 749 (1976).

4. DIN 1946 Entwurf, Blatt 2, 3 (1972).

5. "Grundregeln der Weltgesundheitsorganisation für die Herstellung von Arzneimitteln und die Sicherung ihrer Qualität"; amtliche deutsche Übersetzung. Bundesanzeiger 56 (21.3.1975). Pharm. Zeitg. 120, 432 (1975).

6. FDA's Proposed Revisions in Drug GMP's. The Gold Sheet 10, 1 (1976).

7. FDA's Proposed LVP GMP's. The Gold Sheet 10, 1 (1976). F. R. 76 - 155585.

8. FDA's Current Good Manufacturing Practice for Finished Pharmaceuticals. F. R. 41, 16932 (1976), 40, 11865 (1976).

9. GMP - Packmittel, Verpackung und Produktion. Sonderheft Pharm. Ind. 37/11 a (1975).

10. FRESENIUS, W., OESER, W.: Anwendung eines vorgegebenen Fragebogens bei der Überwachung pharmazeutischer Unternehmer. Pharm. Ind. 37, 667 (1975) und ibid. 37, 752 (1975).

11. KORUN, F. D.: Proposed current good manufacturing practice and supplemental regulations. In: Bull. Par. Drug Ass. 30, 139 (1976).

12. OESER, W.: Fragebogen bei der Überwachung pharmazeutischer Unternehmer. Pharm. Ind. 37, 594 (1975).

13. PFLUG, I. J.: Heat sterilization. In: Industrial Sterilization (eds. PHILLIPS, MILLER), p. 239. Durham N. C.: Duke University Press 1973.

14. WALLHÄUSSER, K. H.: Produktionshygiene unter Berücksichtigung der Grundregeln GMP. Pharm. Ind. 37, 806 und 912 (1975).

Sicherung der Sterilität bei Infusionslösungen

K.-H. Meyer und H. Bickel

Die Sterilität von Infusionslösungen ist heute für den Arzt eine Selbstverständlichkeit. Mit welchen Maßnahmen und Methoden der Hersteller von Infusionslösungen diese Garantie für die Sterilität jeder einzelnen Flasche einer Produktionscharge geben kann, soll im folgenden kurz aufgezeigt werden:

Gemäß den Vorschriften der Pharmakopoen ist der Hersteller zunächst verpflichtet, eine bestimmte Anzahl von Proben aus einer Sterilisationscharge auf Sterilität zu prüfen. Das Mißverhältnis zwischen Stichprobenumfang und Umfang der produzierten Charge bedingt jedoch, daß diese Kontrolle für sich allein nur wenig über die Sterilität der ganzen Charge aussagt. Ein Beispiel soll dies verdeutlichen:

Um mit 90%iger Sicherheit zu erkennen, daß eine Charge unsterile Flaschen enthält - es bleibt also noch eine Unsicherheitsquote von 10 % - müssen aus einer Gesamtheit von 1.000 Einheiten 650 Stichproben gezogen und geprüft werden. Ein solches Verfahren ist undurchführbar, da ja nur wenige Flaschen zur Auslieferung übrig blieben. Mit Stichprobenprüfungen kann man somit das Problem der nötigen Sicherheit nicht lösen. In der nach Good Manufacturing Practice arbeitenden pharmazeutischen Industrie ist es daher üblich, die vom Gesetzgeber geforderte Sterilkontrolle in ein Sicherungssystem einzubauen, welches bei der laufenden Keimzahlkontrolle des Wassers beginnt und nach Rohstoff- und Inprozeßkontrollen mit der Sterilitätsprüfung der fertigen Ware endet.

Innerhalb dieser Prüfkette muß neben der Bestimmung der Gesamtkeimzahl vor der Sterilisation auch die Thermoresistenz der hier vorkommenden Keime geprüft werden, um sicherzustellen, daß keine thermoresistenten Sporen, d. h. Keime, die 1 h lang eine Temperatur von 100 °C überleben, im Fabrikationsprozeß vorhanden sind. Dabei darf sich der Hersteller nicht in Sicherheit wiegen, wenn immer nur temperaturempfindliche Keime gefunden werden. Um das spontane Auftreten von thermoresistenten Sporen nicht zu übersehen, muß als fester Bestandteil des Sterilitätssicherungssystems stets jede Charge vor der Sterilisation auf thermoresistente Keime geprüft werden.

Nun kann man einwenden, daß üblicherweise 20 min bei 121 °C sterilisiert wird und nach dem heutigen Stand der Erkenntnis ist dies ein ausreichendes Sterilisationsverfahren für alle ubiquitären Keime. Man wird selbstverständlich alles bei 121 °C 20 min lang sterilisieren, was diese Hitzeeinwirkung ohne Qualitätsverlust verträgt. Nicht anwendbar ist dieses Verfahren jedoch bei bestimmten Zucker-, Aminosäuren- und Vitaminlösungen und auch nicht bei Infusionslösungen in Plastikbehältnissen. Hier ist eine Reduzierung der Temperatur zum Teil bis 107 °C notwendig.

Werden nun in einer Produktionsanlage oder gar im Produkt vor
der Sterilisation Sporen gefunden, so muß deren spezifische
Thermoresistenz bestimmt werden, um die Sicherheit der Sterilisation für die gesamte Charge zu gewährleisten.

Die spezifische Thermoresistenz wird ausgedrückt in D- und z-
Werten. Der D-Wert, d. h. die dezimale Reduktionszeit, gibt die
Zeit in Minuten an, in der bei einer Temperatur von T $^{\circ}$C 90 %
der vorhandenen Sporenpopulation abgetötet werden.

Wenn man die ursprüngliche Sporenzahl mit a, die Zahl der überlebenden mit b angibt, so ergibt sich der D-Wert nach

$$D_T = \frac{-U}{\log b - \log a}$$

wobei man für den Fall T = 121 $^{\circ}$C schreibt:

$$D_{121} = \frac{-F}{\log b - \log a}$$

mit U bzw. F als Sterilisationszeit.

In der Praxis geht man so vor, daß man eine Suspension der Sporen mit bekannter Konzentration in kleine Behälter abfüllt und
nach druckdichtem Verschluß in ein Ölbad gibt. Nach Ablauf einer bestimmten Zeit wird der Behälter entnommen und die Zahl
der überlebenden Sporen bestimmt. Dieses Experiment wird dann
mit verschiedenen Zeiten und Temperaturen durchgeführt. Trägt
man den Logarithmus der Zahl der Überlebenden gegen die Erhit-
zungszeit auf, so erhält man für jede Temperatur eine Regres-
sionsgerade mit der Neigung α. Die Größe $\frac{1}{\tan \alpha}$ ergibt dann den
für jede Temperatur charakteristischen D-Wert.

Auf die gleiche Weise erhält man die relative Thermoresistenz
(z-Wert), wenn man log D_T gegen T aufträgt, d. h. $z = \frac{1}{\tan \alpha}$.

Der z-Wert gibt die Temperatur in $^{\circ}$C an, die erforderlich ist,
um den D-Wert eines Keimes um eine Zehnerpotenz zu erhöhen oder
gar zu erniedrigen.

Mit diesen Größen hat man die nötigen Daten, um den Sterilisationswert F zu bestimmen, welcher für eine sichere Sterilisation
des gefundenen thermoresistenten Keimes erforderlich ist. Dabei
wählt man F im allgemeinen so, daß sich eine Keimreduktion um
10^{12} Sporen pro Behälter ergibt, also eine außerhalb jeglicher
Wahrscheinlichkeit liegende Keimzahl abgetötet wird.

Der Sterilisationswert wird ausgedrückt in Letalitätseinheiten
F. Ein F ist definitionsgemäß die Wärmebehandlung, die die gleiche Letalität besitzt wie eine Wärmebehandlung von 1 min bei
121 $^{\circ}$C. Diesem im Versuch ermittelten F-Wert für einen eventuell
vorkommenden thermoresistenten Keim muß nun die Sterilisationswirkung des verwendeten Autoklaven angepaßt werden. Die Kenntnis dieses Wertes ist ein unerläßliches Gebot im Rahmen des Ste-
rilisationssicherungssystems.

Unter der Sterilisationswirkung eines Autoklaven versteht man
die letale Wirkung der gesamten Wärmebehandlung, ausgedrückt in
F-Einheiten, die während des gesamten Sterilisationsprozesses -
also während der Anheiz-, Sterilisier- und Abkühlzeit - auf den
gefundenen thermoresistenten Keim einwirkt. Dieser F-Wert ist
für jeden Keim und jeden Autoklavierungsprozeß charakteristisch.
Im günstigsten Fall stimmen für den gefundenen Keim beide F-
Werte - der im Experiment und der im Autoklavierungsprozeß ermittelte - überein.

Ist der aus dem Autoklavierungsprozeß errechnete F-Wert höher
als der, der aus der Keimreduktion mit $b = 10^{-12}$ ermittelt wurde, so wurde übersterilisiert, d. h. das Produkt wurde einer un-
nötig hohen thermischen Belastung ausgesetzt. Ist der F-Wert des
Autoklavierungsprozesses wesentlich kleiner, so muß man - in Abhängigkeit von der ursprünglichen Kontamination - mit unsterilen
Flaschen rechnen.

In der Praxis wird man die Autoklavierungsbedingungen so legen,
daß selbst bei massivem Vorkommen von Sporen in der unsterilen
Charge noch genügend Sterilisationsreserven vorhanden sind. Auf
der anderen Seite kann man eine Qualitätsminderung des Produktes aufgrund der Kenntnis des F-Wertes auf ein Minimum beschränken.

Mit dieser kurzen Darstellung sollte aufgezeigt werden, mit welchen Produktions- und Kontrollmethoden es gelingt, die Sicherheit der Sterilität zu erreichen, wie sie der Arzt verlangen
muß. Diese Ausführungen sollten aber auch aufzeigen, daß vorge-
wiesene Protokolle über Stichprobenprüfungen keine Garantie für
die Sterilität bieten, sondern daß der sachgemäße Fertigungspro-
zeß, der hinter dieser Aussage steht, der wesentlich bedeuten-
dere Teil für die Sicherung der Sterilität ist.

Kunststoffe als Material für Infusionsbehälter und -zubehör

M. Hemer

1. Kunststoffe in der Verpackung

Kunststoffe sind wegen ihrer ausgewogenen physikalischen und chemischen Eigenschaften, ihres relativ niedrigen spezifischen Gewichts, ihrer leichten Formbarkeit und nicht zuletzt wegen ihres günstigen Preises sehr interessante und vielseitig verwendbare Packstoffe. Ihr Anteil am Packmittelumsatz der Bundesrepublik Deutschland hat in den letzten 20 Jahren von etwas über 2 % auf über 20 % zugenommen. Sie liegen damit an zweiter Stelle hinter Papier/Pappe (40 %) und vor Metall (20 %) und Glas (ca. 10 %). Infolge ihres relativ niedrigen Gewichts liegen sie im Mengenanteil mit knapp 10 % jedoch an fünfter Stelle.

Von den 1974 in der Bundesrepublik Deutschland verbrauchten 2,79 Millionen t Kunststoff-Werkstoffen gingen 1,00 Millionen t, das sind 34 %, in den Verpackungssektor (Tabelle 1). Die Polyolefine (low-density Polyäthylen LD-PE, high-density Polyäthylen HD-PE, Polypropylen PP) waren mit 75 %, die Styrolpolymerisate (Polystyrol PS, schlagfestes Polystyrol SB, Copolymerisate SAN und ABS) mit 9,3 % und PVC (hart und weich, also ohne und mit Weichmachern) mit 11,3 % beteiligt. Den Rest von 4,3 % teilen sich Produkte wie expandierbares Polystyrol (EPS), Polyamid (PA), Polyurethan (PUR), Polyester (PETP).

Nach den Einsatzgebieten steht der Nahrungs- und Genußmittelsektor mit 38 % an der Spitze, gefolgt von der chemischen Industrie mit 29,5 %. An dritter Stelle und mit deutlichem Abstand folgt der Handel mit 7,5 %. In die Bereiche Bau, Textil, Elektrotechnik gingen zusammen 10,5 %. Auf sonstige, nicht näher spezifizierte Einsatzgebiete entfallen 14 %. Darin ist der medizinisch-pharmazeutische Bereich enthalten.

Diese wenigen Zahlen mögen die Bedeutung der Kunststoffe für die Verpackung und auch die der Verpackung für die Kunststoffe veranschaulichen. Aus der Aufstellung geht aber auch hervor, daß die Kunststoffe hervorragend geeignet sind für die Verpackung empfindlicher oder auch kritischer Füllgüter. Voraussetzung für den Einsatz bei diesen Gütern ist neben den allgemeinen Anforderungen an ein Packmittel die chemische Indifferenz gegenüber dem Füllgut.

Bei allen Vorteilen und ihrer Vielseitigkeit haben aber auch Kunststoffe ihre Grenzen. So ist die Anwendung von thermoplastischen Kunststoffen bei hohen Temperaturen und extrem langen Lagerzeiten sorgfältig zu prüfen.

Die Probleme hinsichtlich ihrer Beseitigung als Packmittel werden häufig überschätzt und zuweilen ungerechtfertigt hochgespielt.

Tabelle 1. Kunststoffe für Verpackungszwecke, Bundesrepublik
Deutschland 1974

Gesamtkunststoffverbrauch	2,79 Millionen t
davon für Verpackungen	1,00 Millionen t = 34 %

davon sind:

Polyolefine (LD-PE, HD-PE, PP)	75,0	%
Styrolpolymerisate (PS, SB, SAN, ABS, ASA)	9,3	%
PVC (hart und weich)	11,3	%
Expandierbares Polystyrol (EPS)	3,0	%
Polyamid (PA)	0,6	%
Sonstige (PUR, PMM, PC etc.)	0,8	%

Einsatzgebiete der Kunststoffe:

Nahrungs- und Genußmittel	38,0	%
Chemische Industrie	29,5	%
Handel	7,5	%
Bau, Textil, Elektro	10,5	%
Sonstige	14,8	%

Denken Sie nur an die viel diskutierten, aber doch sehr geschätzten Tragetaschen aus Polyäthylen. Wer möchte sie wirklich missen?
Sie werden in der Regel mehrmals benutzt, am Ende leisten sie
wertvolle Dienste als hygienische Zwischenbehälter für den täglichen Küchenabfall und in der Müllverbrennung helfen sie zusammen mit anderen Kunststoffen die Stützheizung mit Öl zu reduzieren und helfen damit Energie sparen.

2. Kunststoffe für die Verpackung

Für die Verpackung eignen sich vor allem die thermoplastischen
Kunststoffe, wie Polyäthylen, Styrolpolymerisate, PVC. Thermoplastische Kunststoffe erweichen beim Erwärmen, werden (thermo-)
plastisch, lassen sich dadurch leicht formen und erstarren beim
Abkühlen. Dieser Vorgang ist im Prinzip beliebig oft wiederhol-
bar. Duroplastische Kunststoffe sind bei der Verarbeitung ebenfalls weich, plastisch und lassen sich gut formen, sie härten
aber danach und lassen sich nicht wieder aufschmelzen. Sie spielen bei Verpackungen eine weit weniger große Rolle (Ausnahme Behälter aus glasfaserverstärktem Polyester, Schaumstoffe aus
Polyurethan).

Die Tabelle 2 gibt einen Überblick über die für die Verpackung
wichtigen thermoplastischen Kunststoffe. Alle diese Kunststoffe
sind synthetische kettenförmige Hochpolymere, die sich aus wie-
derkehrenden Molekülbausteinen (Monomere) aufbauen. Sind in einem Polymermolekül verschiedene Monomere enthalten, so spricht
man von Copolymeren. Neben Kohlenstoff und Wasserstoff können
diese Polymere noch andere Elemente, wie Sauerstoff, Stickstoff,
Chlor enthalten.

Tabelle 2. Kunststoffe für die Verpackung

Bezeichnung	Kurz-zeichen	Chemischer Aufbau
Hochdruckpolyäthylen	LD-PE	$[-CH_2-CH_2-]_x$
Niederdruckpolyäthylen	HD-PE	
Polypropylen	PP	$[-CH_2-CH-]_x$ mit CH_3
Polystyrol	PS	$[-CH_2-CH-]_x$ mit Phenyl
Styrol-Acrylnitril Copolymerisat, schlagfest	ABS	$[-CH_2-CH-+-CH_2-CH-]_x$ + Kautschuk (Phenyl, CN)
Polyvinylchlorid hart	PVC-h	$[-CH_2-CHCl-]_x$
Polyvinylchlorid weich	PVC-w	$[-CH_2-CHCl-]_x$ + Phenyl mit -CO-O-R, -CO-O-R
Polyvinylidenchlorid	PVDC	$[-CH_2-CCl_2-]_x$
Polyamid	PA	$[-NH-CO-(CH_2)_n-]_x$ oder $[-NH-CO(CH_2)_n-CO-NH-(CH_2)_x-]_x$
Polyäthylenterephthalat (Polyester)	PETP	$[-O-C(=O)-\bigcirc-C(=O)-O-CH_2-CH_2-]_x$
Acrylnitril-Methylacrylat Copolymer	AN/MA	$[-CH_2-CH-$ (CN) $+-CH_2-CH-$ (COO-R) $]_x$
Celluloseacetat	CA	$R=CH_3CO-$ oder $H-$

Kunststoffe für die Verpackung

Die <u>Polyolefine</u> (LD-PE, HD-PE, PP), wie aus Tabelle 1 hervorgeht mengenmäßig die bedeutendsten Kunststoff-Packstoffe, sind
reine aliphatische Kohlenwasserstoffe, deren Ketten mehr oder
weniger verzweigt sein können. Wegen ihres ausgeprägten apola-
ren Charakters sind sie chemisch sehr indifferent. Ihre Durchlässigkeit für Wasserdampf ist sehr niedrig. Polyolefine werden
auf dem Verpackungssektor hauptsächlich als Folien und Hohlkörper eingesetzt.

<u>Styrolpolymerisate</u> (PS, SB, SAN, ABS) sind - Ausnahme die Co-
polymerisate - quasi gemischt aliphatisch-aromatische Kohlenwasserstoffe. Der Benzolrest verleiht diesen Polymeren schon
einen gewissen polaren Charakter. Styrolpolymerisate zeichnen
sich unter anderem durch eine besonders leichte Formbarkeit aus.
In der Verpackung werden sie hauptsächlich als Becher eingesetzt.

Polyvinylchlorid (PVC) enthält neben Kohlenstoff und Wasserstoff
noch Chlor im Molekül, das infolge seines höheren Atomgewichts
mit über 50 % Gewichtsanteil beteiligt ist. Das Chlor verleiht
dem PVC einen polaren Charakter und ist verantwortlich für die
günstigen Permeationseigenschaften dieses Kunststoffes. Bei der
Verbrennung bildet sich aus dem gebundenen Chlor Chlorwasser-
stoff, öfters ein Anlaß zur Kritik an diesem vielseitigen und
als Packstoff geschätzten Kunststoff. PVC gibt es in zwei Ein-
stellungen, als reines Hart-PVC und zusammen mit Weichmachern
- zumeist langkettige Ester der Phthalsäure - als Weich-PVC.
Weich-PVC ist ein weiches, etwas elastisches Material, das auch
im medizinischen Bereich für Folien, Beutel, Schläuche mit Vorteil verwendet wird. Hart-PVC findet in der Verpackung hauptsächlich als Folien für Becher Anwendung.

Polyvinylidenchlorid (PVDC) enthält wie PVC Chlor im Molekül,
pro Monomerbaustein zwei Atome. Das Reinpolymerisat - überwiegend werden Copolymerisate eingesetzt - besteht zu 73 Gewichts-
prozent aus Chlor. Infolge des hohen Chlorgehaltes ist PVDC ein
sehr polares Polymer und hat insgesamt unter den für Verpackungen in Frage kommenden Kunststoffen die besten Sperreigenschaften für Gase und Wasserdampf. PVDC wird hauptsächlich als Be-
schichtungsmaterial für Papier und andere Kunststoffe eingesetzt.

Polyamide (PA), in ihrem Aufbau dem Eiweiß verwandt, finden wegen ihrer guten mechanischen Eigenschaften hauptsächlich für
technische Teile Verwendung. Auf dem Verpackungssektor werden
sie wegen ihrer Temperaturbeständigkeit und Gasdichtigkeit geschätzt. Die Wasserdampfdichtigkeit ist allerdings zufolge des
chemischen Aufbaus relativ niedrig.

Polyester (PETP, PBTP) gewinnen ähnlich wie Polyamide wegen ihrer hohen Temperaturbeständigkeit als Spezialfolienmaterial in
der Verpackung Bedeutung (Bratfolien).

Polyamide und Polyester werden auch im Verbund mit Polyäthylen,
das in diesem Falle die hohe Wasserdampfdichtigkeit beisteuert,
für die Verpackung z. B. von Fertiggerichten eingesetzt.

Acrylnitrilpolymere finden neuerdings wegen ihrer guten Sperreigenschaften gegen Sauerstoff und Kohlendioxid Interesse, vor
allem für die Verpackung CO_2-haltiger Getränke.

Am Schluß der Tabelle 2 ist Celluloseacetat als Beispiel für einen halbsynthetischen Packstoff aufgeführt.

Die Abb. 1 und 2 geben einen Überblick über die für die Verpackung empfindlicher Füllgüter wichtigen Permeationseigenschaften von Kunststoff-Packstoffen. Ohne die Abbildungen im einzelnen zu besprechen, soll nur nochmals auf die guten Sperreigenschaften von PVDC für Gase und Wasserdampf und die der Polyolefine für Wasserdampf hingewiesen werden.

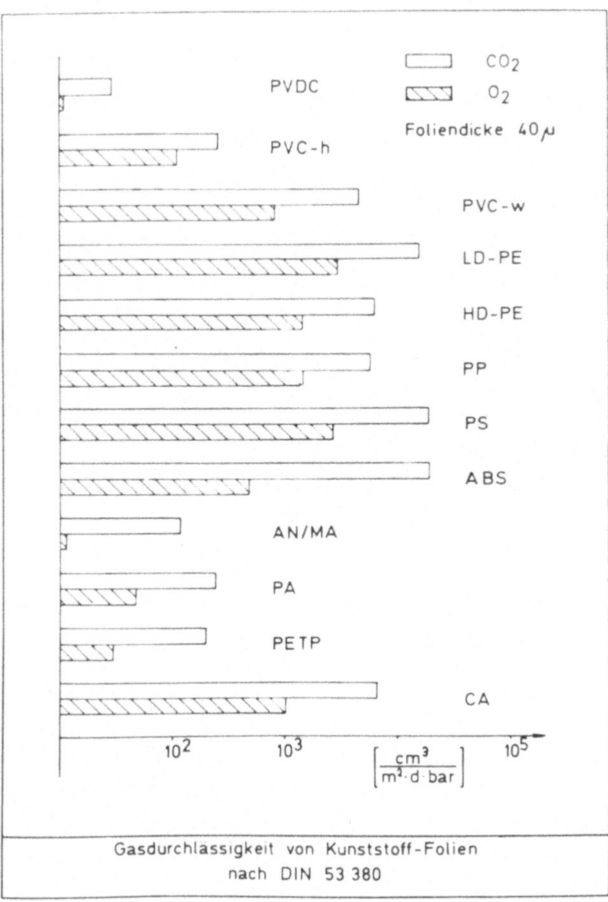

Abb. 1. Gasdurchlässigkeit von Kunststoff-Folien nach DIN 53 380

In der Tabelle 3 sind die für Packmittel wichtigen mechanischen
Eigenschaften dieser Kunststoffe zusammengestellt. PVDC, Weich-
PVC und LD-PE sind weiche Kunststoffe, HD-PE und PP nehmen eine Zwischenposition ein, die übrigen sind als ausgesprochen harte Kunststoffe zu bezeichnen.

3. Herstellungsmethoden für Packmittel aus Kunststoff

Erwähnt wurde bereits die leichte Verformbarkeit der Kunststoffe. Thermoplastische Kunststoffe lassen sich bei erhöhten Temperaturen (160 - 250 °C) nach verschiedenen Verfahren zu Folien,
Bechern, Beuteln, Hohlkörpern etc. verformen. Nachfolgend werden die für die Herstellung von Kunststoff-Packmitteln gebräuchlichen Verfahren kurz beschrieben.

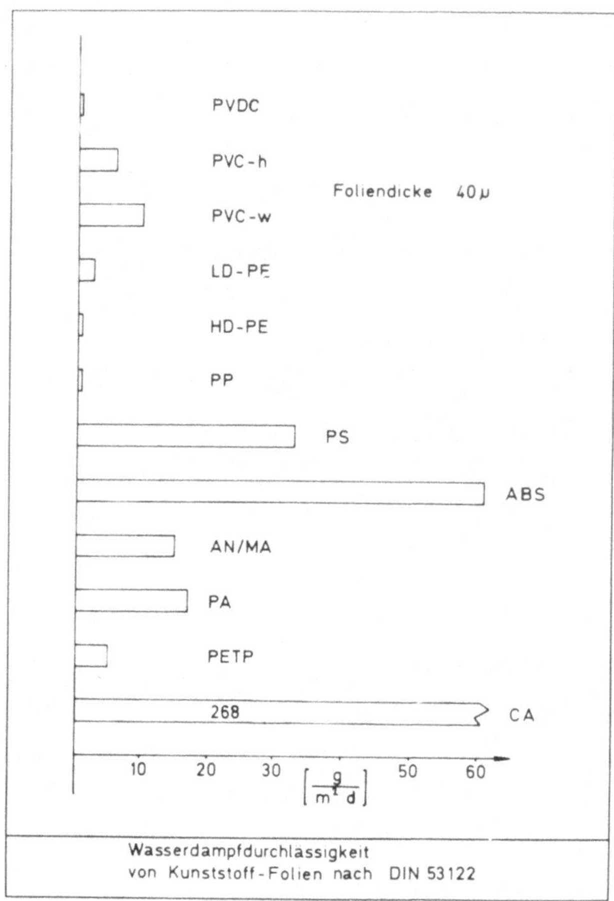

Abb. 2. Wasserdampfdurchlässigkeit von Kunststoff-Folien nach DIN 53 122

<u>Folien</u> werden entweder auf Extrudern (Schneckenpressen) (Abb. 3) als Bahnen oder flachgelegte Schläuche ausgepreßt oder auf Kalandern (Walzwerken) ausgewalzt. Der Extruder, die wichtigste Kunststoffverarbeitungsmaschine, besteht vereinfacht dargestellt aus einem beheizten und temperierten Zylinder, in dem sich eine Schnecke dreht. Von der Schnecke wird das Kunststoffmaterial aus dem Trichter in den Zylinder gefördert, dort aufgeschmolzen und homogenisiert und, durch eine Düse ausgepreßt, geformt.

Aus den Folien lassen sich durch <u>Schweißen</u> Beutel, durch <u>Thermoformen</u> Becher und andere Behälter herstellen. Beim Thermoformen wird eine Folie in einem Rahmen eingespannt, erwärmt und dann durch Vakuum oder Druck in eine Form gepreßt. Nach dem Abkühlen werden die verformten Teile (Becher) ausgestanzt.

Tabelle 3. Eigenschaften von Kunststoff-Folien

Eigenschaft	Kunststoffe											
	PVDC	PVC-h	PVC-w	LD-PE	HD-PE	PP	PS	ABS	AN/MA	PA	PETP	CA
Dichte (g/cm³)	1,6	1,38	1,20–1,36	0,918–0,925	0,941–0,965	0,9	1,05	1,06	1,15	1,12–1,14	1,39	1,25–1,35
Zugfestigkeit (N/mm²)	60–70	50–60	15–30	8–9	24–29	20	40–55	35–65	40–55	65–90	70–80	50–80
Reißdehnung ( )	20–60	20–200	200–300	bis 200	bis 200	250–800	2–3	10–30	33	50–200	25	15–50
Schlagzähigkeit 1) (kJ/m)		o.B.	o.B.	o.B.	o.B.	o.B.	10–20	70–o.B.	o.B.	o.B.	o.B.	50–65
Steifigkeit (E-Modul) (N/mm²)	120	3000	500–1000	200–400	bis 1400	500–1800	3500	2000–3000	3450	1200–3000	2550–2850	2000
Erweichungstemp (Vicat VST/B) °C		83		40	65	80–90	78–100	95–110	78	185	261	50
Transparenz	+ +	+ +	+ +	+	+	+ +	+ +	o	+ +	+	+ +	+ +
Formbarkeit		+			(+)	(+)	+ +	+ +	+ +	+	+	+
Bedruckbarkeit	+ +	+ +	+ +	+ 2)	+ 2)	+ 2)	+	+	+	+	+	+ +
Heißsiegelbereich (C)	110–130	150–170	120–170	120–175	135–155	160–205	120–165	200–220	120–180	175–260	135–205	175–230
Aromabeständigkeit	+ +	+ +	+	o	o	+	+	+	+ +	+ +	+ +	o

1) o.B. Probekörper nicht gebrochen
2) nach Vorbehandlung

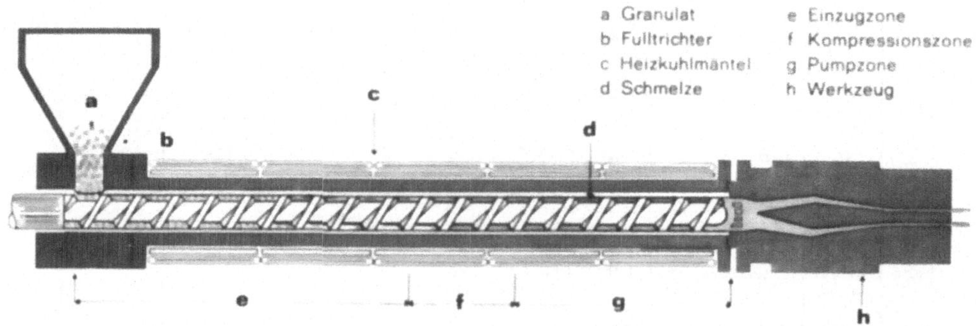

Abb. 3. Längsschnitt durch einen Einschnecken-Extruder

Infusionsbeutel aus Weich-PVC werden durch Schweißen von extrudierten oder kalandrierten Folien gefertigt. Tablettendurchdrückverpackungen z. B. werden durch Thermoformen einer Hart-PVC-Folie und Aufsiegeln einer dünnen Aluminiumfolie hergestellt.

Hohlkörper (Flaschen) werden durch Extrusionsblasen - Aufblasen eines extrudierten Schlauchstückes in einer Form - hergestellt (Abb. 4). Infusionsbehälter aus Polyäthylen werden durch Extrusionsblasen gefertigt.

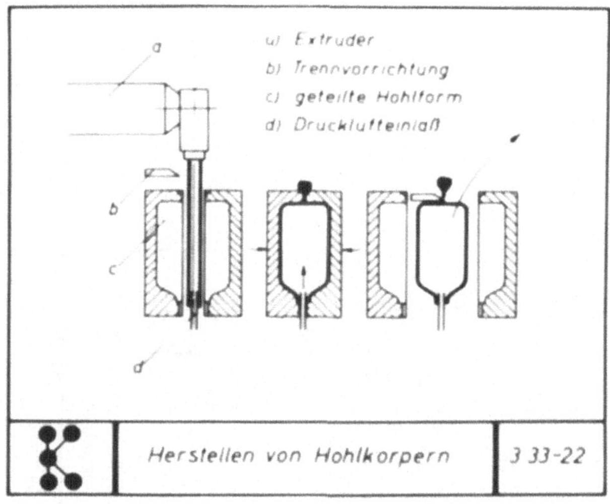

Abb. 4

Verschiedene kleine Behälter, z. B. Tablettenröhrchen, Becher,
werden durch Spritzgießen - Einspritzen einer Kunststoffschmel-
ze in eine kühlbare Form - geformt (Abb. 5 und 6). Nach diesem
Verfahren werden auch verschiedene Infusionszubehöre, wie In-
jektionsspritzen, Verbindungsstücke, Tropfenzähler, gefertigt.

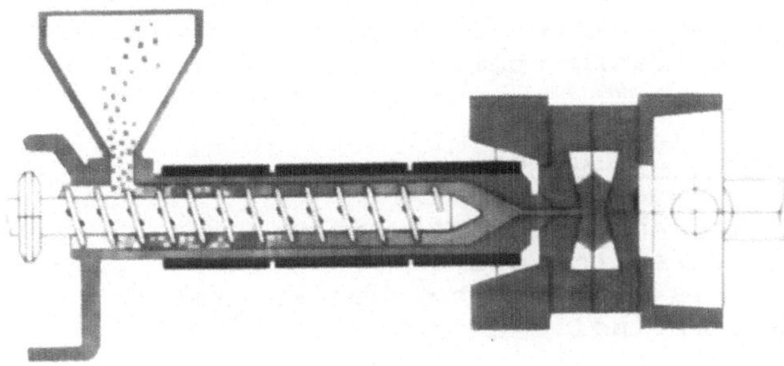

Abb. 5. Im Extruderteil schiebt die Schnecke das Plastifikat
durch die Düse in die Form. Dies ist der eigentliche Einspritz-
vorgang

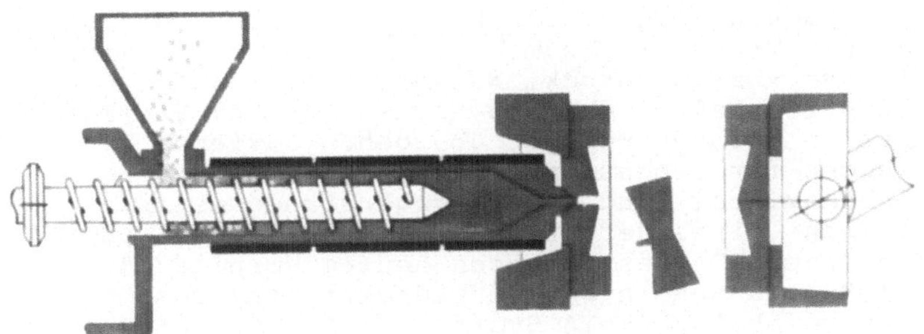

Abb. 6. Im Extruderteil drückt die im vorderen Zylinderteil an-
gesammelte Masse die Schnecke axial zurück. Die Form öffnet sich
und wirft den Spritzling aus

Allen diesen Verarbeitungsverfahren ist gemeinsam, daß aus einer
Kunststoff-Formmasse, die in der Regel der Kunststoffhersteller
herstellt und verarbeitungsfertig an den Verarbeiter liefert,
bei hohen Temperaturen (170 - 250 °C) unter Anwendung von Druck
ein Formkörper geformt wird. Die physikalischen und chemischen
Eigenschaften des Formteils werden dabei, produktgemäße Verar-
beitungsbedingungen vorausgesetzt, fast ausschließlich durch den

Hersteller der Formmasse und nicht durch den Verarbeiter bestimmt.

Beim PVC, das unter den thermoplastischen Kunststoffen eine gewisse Sonderstellung einnimmt, stellt in der Regel der Verarbeiter aus dem Kunststoff-Rohstoff PVC unter Zufügen von Hilfsmitteln - Stabilisatoren, Gleitmitteln, gegebenenfalls Weichmachern - die Formmassen selbst her. Hier bestimmt also die physikalischen und chemischen Eigenschaften vorwiegend der Verarbeiter, also der Hersteller des Packmittels.

4. Kunststoffe für empfindliche Füllgüter

Ich erwähnte eingangs, daß von den Kunststoffverpackungen 38 %
in den Nahrungs- und Genußmittelsektor und ca. 30 % in die chemische Industrie gehen. Mehr als zwei Drittel der Kunststoffverpackungen werden also für empfindliche oder teilweise kritische Füllgüter eingesetzt. Die Tatsache, daß die Kunststoffe gerade in diesem kritischen Bereich so stark Fuß fassen konnten,
zeigt, daß diese Stoffe hohen und höchsten Anforderungen genügen. Es sind vor allem die chemische Indifferenz, die guten Sperreigenschaften und das ausgewogene mechanische Verhalten, die für
die Erfüllung der an die Verpackung gestellten Aufgaben von Bedeutung sind.

Hauptaufgabe der Verpackung ist eine <u>Schutzfunktion</u>, Schutz des
Füllgutes beim Lagern, Transport, zum Teil auch in der Anwendung
gegen äußere Einflüsse - Stoß, Druck, Wasser, Luft, Licht. Der
Schutz des Füllgutes beinhaltet aber auch, daß aus dem Packmittel keine Bestandteile auf das Füllgut übergehen dürfen. Bei
Kunststoffverpackungen für Lebensmittel bestehen hier strenge
Vorschriften im Lebensmittel- und Bedarfsgegenständegesetz vom
15.8.1974, das übrigens eines der strengsten Gesetze ist und
neben den amerikanischen FDA-Bestimmungen häufig Vorbild für
die entsprechenden Regelungen in anderen Ländern ist. Das Gesetz besagt, daß grundsätzlich kein Stoff auf das Füllgut übergehen darf, ausgenommen sind gesundheitlich, geruchlich und ge-
schmacklich unbedenkliche Bestandteile, soweit sie technolo-
gisch unvermeidbar sind. Die Empfehlungen des Bundesgesundheitsamtes (BGA) für Kunststoffe im Kontakt mit Lebensmittel beziehen sich auf dieses Gesetz und legen fest, unter welchen Bedingungen in stofflicher Hinsicht diese Vorschrift erfüllt ist.
Das Gesetz gilt für Lebensmittel und Bedarfsgegenstände. Arzneimittel fallen nicht darunter, doch orientiert man sich auch hier
daran, wobei die Maßstäbe im allgemeinen noch schärfer sind.

Durch diese Vorschriften ist gewährleistet, daß nur solche Kunststoffe für die Verpackung empfindlicher Füllgüter eingesetzt werden, die einerseits das Füllgut gegen äußere Einflüsse sicher
schützen und andererseits gegenüber diesem indifferent sind.

In der <u>Garantiefunktion</u> leisten Kunststoffverpackungen ihren
Beitrag, indem sie es ermöglichen, vollkommen dicht verschweiß-
te Behälter anzuwenden, im allgemeinen ohne Zuhilfenahme art-
fremder Verpackungshilfsstoffe. Dadurch kann der Verbraucher

und Anwender leicht erkennen und sich versichern, daß er ein
Originalgebinde vor sich hat.

Auch die <u>Dienstleistungsfunktion</u> der Verpackung wird bei Kunststoffen in hohem Maße erfüllt. Das Füllgut ist häufig visuell
zu beurteilen. Die Packungen tragen wertvolle Hinweise für den
Verbraucher. Bei Blutbeuteln aus Weich-PVC sind die erforderlichen Informationen aufgedruckt.

5. Infusionsbehälter aus Kunststoff

Neben den allgemeinen Anforderungen an Packmittel haben bei Infusionslösungen die Gas- und Wasserdampfdichtigkeit, die chemische Indifferenz und die Sterilisierbarkeit besonderes Gewicht.
Als Kunststoffe für Infusionsbehälter werden heute Polyäthylen
und Weich-PVC, in geringerem Umfang auch Polypropylen eingesetzt. Diese Kunststoffe haben sich bei den gestellten Anforderungen als am geeignetsten erwiesen.

Betrachtet man noch einmal die in den Abb. 1 und 2 und in Tabelle 3 zusammengestellten, für Packstoffe wichtigen Eigenschaften, so ist festzustellen, daß Polyäthylen und Weich-PVC
in den Permeationseigenschaften keineswegs an der Spitze stehen.
Polyvinylidenchlorid (PVDC) wäre beiden in der Sauerstoff- und
in der Wasserdampfdichtigkeit überlegen. Daß PVDC hier nicht
zum Zuge kommt, liegt unter anderem am Temperaturverhalten, an
den mechanischen Eigenschaften und an den für den betreffenden
Zweck nicht so günstigen Herstellmöglichkeiten der Packmittel
aus diesem Material.

Die hochacrylnitrilhaltigen Copolymeren besitzen ausgezeichnete
Sperreigenschaften gegen Sauerstoff und Kohlendioxid, haben aber
eine recht hohe Wasserdampfdurchlässigkeit und sind außerdem für
solche Behälter zu hart.

Entscheidend für den Einsatz und die Verwendbarkeit eines Materials für eine bestimmte Anwendung ist weniger eine hervorste-
chende Einzeleigenschaft als vielmehr eine Summe zueinander pas-
sender und sich ergänzender Eigenschaften. Ein Werkstoff, der
kaum überragende Einzeleigenschaften aufweist, ist beispiels-
weise das PVC, sowohl als Hart-PVC als auch als Weich-PVC. Es
hat aber ein sehr ausgewogenes Eigenschaftsbild und ist daher
trotz einiger Schwächen wohl der am vielseitigsten einsetzbare
Kunststoff.

<u>Infusionsbehälter aus Polyäthylen</u> besitzen ein niedriges Gewicht,
gute mechanische Festigkeit, Bruchsicherheit, gute chemische Beständigkeit und Indifferenz gegenüber dem Füllgut, hohe Wasserdampfdichtigkeit und sind leicht am Ort der Befüllung oder ganz
in der Nähe herzustellen. Sie sind zumindest teilweise kolla-
bierbar und ermöglichen bei der Infusion ein geschlossenes System. Nicht ganz so günstig, aber ausreichend sind Klarheit,
Flexibilität und die Hitzestabilisierbarkeit.

<u>Infusionsbehälter aus Weich-PVC</u> besitzen ein sehr niedriges Gewicht, hervorragende Klarheit, gute mechanische Festigkeit, Bruchsicherheit, sehr gute Flexibilität, gute chemische Beständigkeit und Indifferenz gegenüber dem Füllgut, gute Sauerstoffdichtigkeit. Die Beutel können am Abfüllort konfektioniert werden, sind gut hitzesterilisierbar, voll kollabierbar und erlauben nicht nur ein geschlossenes System, sondern auch die Druckinfusion. Sie können abwischsicher bedruckt werden.

Die Wasserdampfdichtigkeit ist geringer als bei den Infusionsbehältern aus Polyäthylen und erfordert teilweise eine Umverpackung.

Infusionsbehälter aus Polyäthylen und Weich-PVC haben viele Merkmale gemeinsam, sie unterscheiden sich aber doch in einigen Eigenschaften und in der Anwendbarkeit. Daher werden beide Möglichkeiten auch in Zukunft nebeneinander bestehen.

In letzter Zeit ist viel über die sogenannte PVC-Krankheit, richtiger VC-Krankheit, gesprochen und geschrieben worden. Die bei Arbeitern in einigen PVC herstellenden Betrieben festgestellten Krankheitssymptome resultieren nicht auf der Einwirkung von PVC, sondern von Vinylchlorid (VC), dem Ausgangsprodukt für die Herstellung des PVC.

Für den Anwender und Verbraucher von PVC-Verpackungen steht der Restmonomerengehalt der Verpackungen im Vordergrund. Hierzu ist festzustellen, daß der Restmonomerengehalt heutiger Verpackungen aus Hart- und Weich-PVC so gering ist, daß die vom BGA und auch den entsprechenden Behörden anderer Länder gezogene Grenze der Migration in das Füllgut von 0,05 ppm nicht überschritten wird.

Auch die Frage der Extraktion von Weichmachern und Stabilisatoren aus Weich-PVC ist, vor allem in den USA, eingehend untersucht und diskutiert worden. Die Extraktion von Weichmachern in wässrige Medien ist zwar nicht ganz auszuschließen, ist aber so gering, daß der Weichmacher höchstens gerade noch nachgewiesen werden kann. Anders ist es bei Fett. Hier findet ein Übertritt des Weichmachers auf das Füllgut statt. Behälter aus Weich-PVC werden daher für die Verpackung von Fett oder Fettemulsionen nicht eingesetzt.

In der Literatur findet man zuweilen Klagen, daß die stoffliche Definition von Infusionsbehältern aus Kunststoffen nicht genügend klar und damit die Vergleichbarkeit von Untersuchungsergebnissen erschwert ist. Dies ist berechtigt, wenn pauschal von Plastikbehältern gesprochen wird und nicht unterschieden wird zwischen Polyäthylen und Weich-PVC. Bei Behältern aus Polyäthylen bestehen im allgemeinen in stofflicher Hinsicht keine großen Unterschiede. Bei Weich-PVC können aufgrund der größeren Variabilität des Materials Unterschiede zwischen den Produkten der einzelnen Hersteller bestehen, jedoch hat jeder Hersteller die Anforderungen an die Einsatzstoffe und die Zuverlässigkeit in der Anwendung zu gewährleisten. In diesem Zusammenhang soll auf die Bestrebungen zur Standardisierung von Blutbeuteln hingewie-

sen werden. Es gibt bereits einen internationalen Normentwurf
über Blutbeutel, ISO/DIS 3826 "Plastics, collabsible containers
for blood and blood components". Ein deutscher Entwurf "Begriffe, Anforderungen und Prüfung von Blutbeuteln aus Kunststoff"
steht kurz vor der Verabschiedung.

<u>Ausblick</u>
Grundsätzlich neue Polymere für dieses Einsatzgebiet sind für
absehbare Zeit nicht zu erwarten. Es bestehen aber durchaus Möglichkeiten, die jetzt verwendeten Produkte und Produktgruppen
weiterzuentwickeln.

Eine Möglichkeit, die bei Lebensmittelverpackungen und auch bei
einigen Pharmaverpackungen bereits Eingang gefunden hat, wären
vielleicht Verbundsysteme aus verschiedenen Materialien, wobei
die Vorzüge der einzelnen Komponenten im Verbund additiv zusammenwirken. Die Entwicklung derartiger Systeme ist jedoch recht
langwierig und aufwendig. Außerdem sind solche Spezialitäten
auch meist merklich teurer.

<u>6. Zubehör</u>

Zubehör für Infusionsbehälter sind Schläuche aus Weich-PVC sowie Verbindungsstücke, Schaugläser, Tropfenzähler und Injektions-
spritzen aus Styrolpolymerisaten, Polypropylen, Polymethylmeth-
acrylat und Polycarbonat.

Hier bestehen naturgemäß keine so hohen Anforderungen hinsichtlich der Indifferenz zum Füllgut, da die Kontaktzeiten viel geringer sind. Die von den Herstellern dafür eingesetzten Produkte
entsprechen, soweit uns bekannt, aber doch den BGA-Empfehlungen.
Von größerer Bedeutung als die chemischen Eigenschaften sind
hier die mechanischen Eigenschaften, insbesondere Bruchsicherheit, Formbeständigkeit, Transparenz.

Glasflaschen für Infusionslösungen

E. Schneider

Der älteste im wahrsten Sinne des Wortes "Kunststoff" Glas ist
der klassische Werkstoff für Packmittel seit Jahrtausenden
schlechthin.

Das zu Anfang aufgrund umständlicher und aufwendiger Herstell-
verfahren sehr teuere Packmittel war auch nur für kostbare Füllgüter wie Arzneimittel und Kosmetika bestimmt.

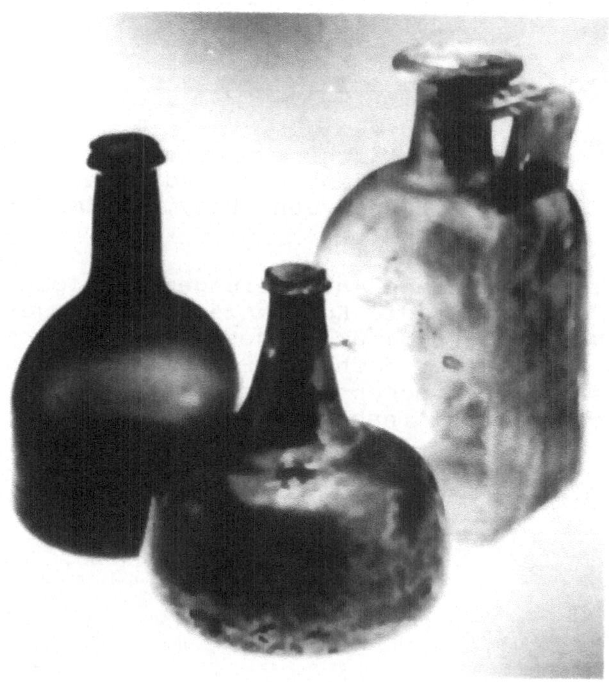

Abb. 1. Historische Glasbehälter

Älteste Glasbehälter, die gefunden wurden, waren Salböl- und
Arzneiflaschen. Später wurden die Herstellungsverfahren verein-
facht, die Glasmacherpfeife wurde erfunden, und es konnte wohl-
feil in größeren Stückzahlen produziert werden, d. h. auch alle
anderen weniger kostbaren flüssigen Füllgüter konnten glasver-
packt werden. Von da bis heute ist ein langer Weg voller Ent-
wicklungen.

Wir wollen uns ganz kurz mit der modernen Verfahrensweise der
Glasherstellung beschäftigen, damit wir die besonderen Eigenschaften, die wir für bestimmte Füllgüter ausnutzen wollen, ableiten können. Insbesondere beleuchten wir die Herstellung von
Behältern aus Natronkalkglas, das den Hauptanteil der Glaspro-
duktion ausmacht.

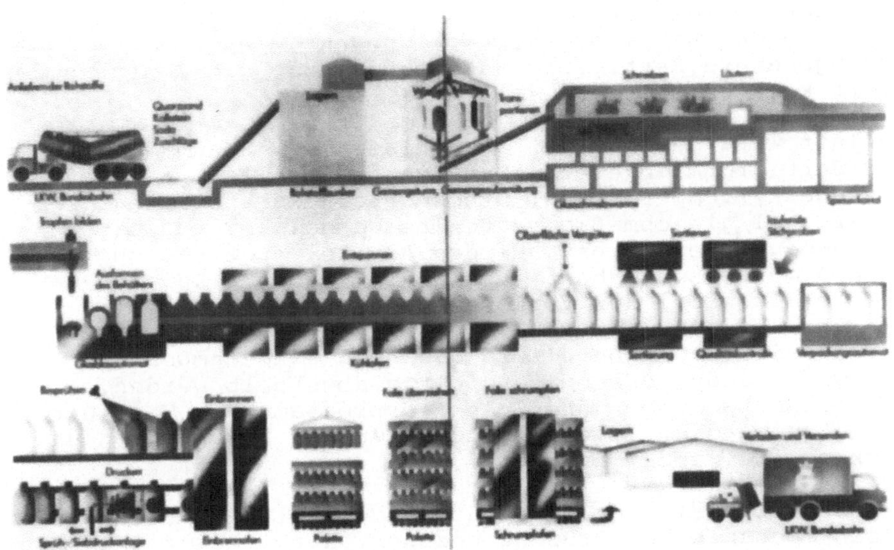

Abb. 2. Moderne Hohlglaserzeugung

Aus den anorganischen, meist natürlich vorkommenden Rohstoffen
Quarzsand, Kalk und Soda - als synthetisches Produkt die Ausnahme - mit Zuschlägen von Feldspat, Phonolith, Farboxiden, Gips,
Kohle etc. wird das Gemenge, die Rohstoffmischung, automatisch
abgewogen und gemischt den Schmelzöfen, Wannen genannt, zugeführt. Diese arbeiten im Rekuperativ- oder Regenerativverfahren,
das von der Stahlerzeugung bekannt ist. Die Schmelzöfen werden
mit schwerem Heizöl oder Erdgas, zum Teil auch über Elektroden
elektrisch, beheizt.

Zum Erschmelzen sind Temperaturen von über 1.500 °C erforderlich, über verschiedene Stufen der Schmelze und der Läuterung,
d. h. des Lautermachens, Freimachens von den Reaktionsgasblasen,
wird das blank geschmolzene Glas mit einer Zähigkeit, die der
von Honig vergleichbar ist, der Verarbeitung durch die Maschine
zugeführt. Genau dosierte Glasposten werden über das Feedersy-
stem in die Maschine gebracht. Die Gewichtstoleranzen dieser

Posten müssen genau eingehalten werden, sie entsprechen den Toleranzen am fertigen Artikel, denn aus dem Posten wird der Behälter ohne Abfall gefertigt.

Die Maschinen arbeiten im wesentlichen alle nach dem gleichen Prinzip: Der Posten fällt im meist freien Fall in eine sogenannte Vorform, die auf dem Kopf steht. Das zähflüssige Glas füllt den unteren Teil der Form aus, in dem die Mündung des Artikels ausgebildet wird und in dem die erste Höhlung über einen Pegel angebracht wird. Die Höhlung wird durch Preßluft etwas ausgeweitet und der Rohling, "Külbel" genannt, in die zweite Form, die sogenannte Fertigform, überführt, die die Konturen des fertigen Artikels enthält.

Durch Preßluft wird der Artikel ausgeblasen, d. h. an die Wandungen der Fertigform angelegt. Die Kunst dabei ist, den Ablauf genau zu steuern, Temperaturen, Drücke etc. exakt einzuhalten, damit der Artikel gleichmäßig verteilte Wanddicken aufweist und die vorher genau errechneten, auf den Artikel speziell zugeschnittenen Dimensionen erhält, von denen das physikalisch-mechanische Verhalten bei der Verwendung abhängt.

Die so hergestellten Glasbehälter, die noch eine Temperatur von mehr als 500 °C haben, müssen sorgfältig abgekühlt werden, ehe ein umfangreiches Sortier- und Selektierprogramm die Ware unter Zuhilfenahme aufwendiger elektronischer Geräte begutachten und zur Verpackung freigeben kann.

Daneben werden über die berühmten Stichprobenpläne Proben zur physikalisch-mechanischen Prüfung gezogen, die im einzelnen das Gewicht, den Inhalt, die Dimensionen, die Mündungsausführung, die Bodengestaltung umfaßt, wie die Prüfung auf Innendruck- und Schlagfestigkeit, Axialbelastbarkeit, Temperaturwechselbeständigkeit etc..

Wenn alle Kriterien, die bei jeder Artikelgruppe genau festgelegt sind, stimmen, wird die Ware zum Versand freigegeben. Andernfalls muß sie in die Scherben wandern. Das gibt uns das Stichwort Scherben - Altglas - Umweltbelastung, womit ein aktuelles Thema angesprochen ist.

Die Glasindustrie verarbeitet umweltbewußt nicht nur die Scherben, die im eigenen Betrieb anfallen, sondern auch angeliefertes Altglas. Dabei werden zum Teil erhebliche Schwierigkeiten durch mangelnde Reinheit der Scherben, durch Verschlüsse etc. in Kauf genommen. Wir haben nun physikalisch-mechanisch einwandfreie Glasbehälter hergestellt, haben jedoch nicht das Glas als solches definiert. Aus der Betrachtung des Herstellungsganges stellen wir fest: Glas ist ein anorganisches Schmelzprodukt, das abgekühlt ist ohne zu kristallisieren.

Andere Definitionen sagen, Glas ist eine unterkühlte Flüssigkeit. Auf jeden Fall besagen beide Formulierungen, daß Glas ein besonderer Stoff ist, der sich von anderen festen Stoffen unterscheidet, der daher auch besondere Eigenschaften hat und besonderes Verhalten zeigt.

Glas verhält sich mit seinen mechanischen Eigenschaften wie ein
echter fester Stoff, wie z. B. die Festigkeit, die im Ursprungs-
zustand die von Stahl übersteigt.

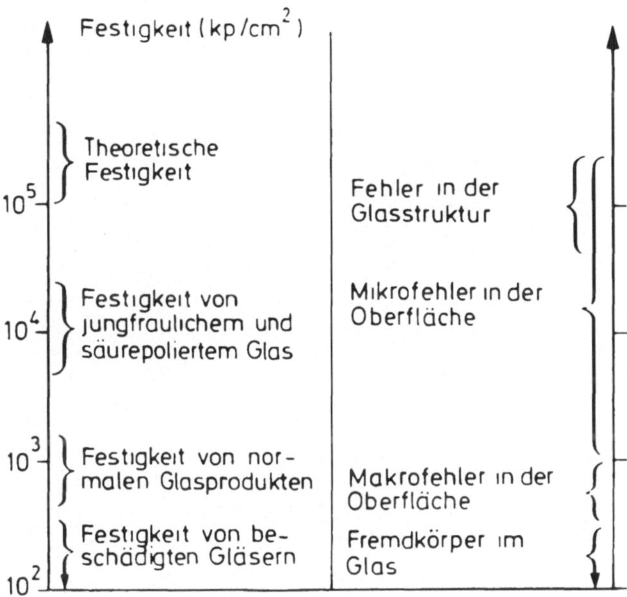

Abb. 3. Festigkeit von Glas und Ursachen der Festigkeitserniedrigung

Durch Anomalien in der Glasstruktur, die nicht so geordnet ist
wie die eines Kristalles, jedoch teilweise geordnete Bereiche
aufweist, wird die theoretische Festigkeit, die im Bereich von
10^5 kp/cm^2 liegt, auf Werte um 10^4 kp erniedrigt. Mikrofehler
in der Glasoberfläche verringern die Festigkeit der Werte um
10^3 kp/cm^2, dies ist die Festigkeit der üblichen Glasprodukte.
Diese Werte können durch Makroschäden beim Transport und auf den
Abfüllinien unter ungünstigen Bedingungen noch weiter erniedrigt
werden.

Die Glasindustrie kann hier eingreifen. Wir wollen am Schluß
dieses Thema noch einmal aufgreifen und zur Diskussion stellen.
Andere Eigenschaften leiten sich von dem Sonderstatus Glas ab,
d. h. der Tatsache, daß das Glas abkühlt ohne zu kristallisieren. Glas hat keinen Schmelzpunkt wie Metall, sondern einen langen Schmelzbereich, Glas ist nicht plastisch verformbar, es
fließt. Die elektrische Leitfähigkeit nimmt mit steigender Temperatur zu, bei Metallen ab.

Glas bricht spröde, hat eine hohe Druckfestigkeit, jedoch eine
geringe Zugfestigkeit. Weiter gehört dazu die Lichtdurchlässigkeit, die Transparenz.

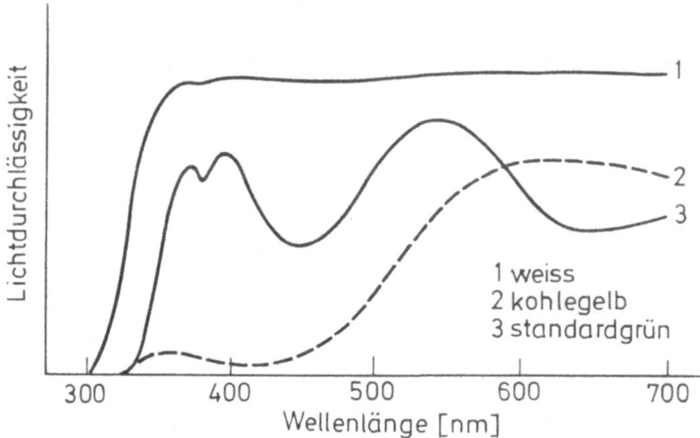

Abb. 4. Lichtdurchlässigkeit von Behälterglas

Glas läßt Licht in unterschiedlichem Maße passieren. Während
das farblose, sogenannte Weißglas das Licht fast über den ganzen Bereich des Spektrums durchläßt - ein Reflexionsverlust muß
in Kauf genommen werden -, zeigt das Standardgrünglas ein davon
abweichendes Verhalten.

Es absorbiert auch nicht im Bereich des biologisch aktiven Ul-
traviolett, wogegen das sogenannte Kohlegelb- oder Braunglas in
diesem Bereich absorbiert.

Es gibt daneben noch ein sogenanntes Ultrasorbglas, ein Grün-
glas, bei dem der färbende Bestandteil wie bei Standardgrün
Chromoxid ist, jedoch unter Verringerung des Eisenoxidgehaltes
und Einhaltung einer besonderen Oxidationsstufe.

Bei Füllgütern, für die Lichtschutz wichtig ist, wird meist das
Kohlegelbglas verwendet. Andererseits sind auch Füllgüter in
Weißglas nicht unbedingt der Gefahr der Lichtschädigung ausgesetzt, da die Packungen sich meist bis zur Verwendung lichtge-
schützt in Schachteln befinden.

Die Eigenschaften, die an ein Packmittel für Arzneimittel und
hier insbesondere für Infusionslösungen zu stellen sind, umfas-
sen vor allem
Transparenz,
Gasdichtigkeit,
Temperaturbeständigkeit,
Dimensionsstabilität,
chemische Inertheit,
mikrobiologische Inertheit,
Korrosionsbeständigkeit,
Wiederverwendbarkeit des Materials und andere,
die zusammen von keinem anderen Packmittel als Glas gebracht
werden.

Glas ist transparent und läßt seinen Inhalt klar erkennen, also auch jede mögliche Verunreinigung des Packmittels und des Füllgutes und jede Veränderung, auch nach längerer Lagerzeit.

Glas ist in bestimmten Grenzen temperaturbeständig, d. h. sterilisierbar. Grenzen sind durch das Ausdehnungsverhalten der Gläser mit linearen thermischen Ausdehnungskoeffizienten von $\alpha = 80 - 100 \times 10^{-7}$ gesetzt.

Es gibt Spezialgläser mit Ausdehnungskoeffizienten nahe Null, z. B. Quarzglas und Glaskeramik, die aber neben wirtschaftlichen auch andere Nachteile haben.

Glas ist dimensionsstabil, es ist chemisch weitgehend inert. Im einzelnen werden wir aber noch darauf eingehen.

Glas ist kein Nährboden für Mikroorganismen. Glas kann, wenn erforderlich, mit seinen glatten Oberflächen einwandfrei gereinigt werden.

Glas ist korrosionsbeständig.

Über das "Recycling" haben wir schon gesprochen.

Wir wollen uns nun den besonderen Anforderungen an das Packmittel zuwenden, die die hier zur Diskussion stehenden Infusionslösungen stellen. Diese Anforderungen betreffen in erster Linie die chemische Inertheit, die chemische Beständigkeit. Zu Beginn der Abfüllung von Infusionslösungen wurden ausschließlich Flaschen aus Borosilikatglas eingesetzt, also aus Glas der ersten hydrolytischen Klasse. Die Gläser werden nach genormten Verfahren auf ihre chemische Beständigkeit, d. h. in erster Linie auf ihre Angreifbarkeit durch Wasser, die sogenannte Wasserbeständigkeit, neben der Säuren- und Laugenbeständigkeit, geprüft und in sogenannte hydrolytische Klassen eingeteilt. Das betrifft den Werkstoff Glas. Daneben wird die Resistenz der Oberfläche des fertigen Behälters geprüft, beurteilt und Beständigkeitsklassen zugeordnet, also die Oberfläche, die mit dem Füllgut in Kontakt kommt. Das Maß ist in jedem Fall die Menge Alkali, die unter Prüfbedingungen abgegeben wird. Solche Verfahren sind in allen Pharmakopoen, allen Standard- oder Normensammlungen vorhanden. Neben der Europäischen Pharmakopoe gelten in Deutschland DIN 12 111 und DIN 52 329 oder im Entwurf DIN 52 339.

Die sehr alkaliarmen Borosilikatgläser gehören sowohl bei der Werkstoff- als auch bei der Oberflächenprüfung der obersten Beständigkeitsklasse an. Ihre Herstellung ist jedoch besonders aufwendig und teuer.

Die üblichen Behältergläser aus Natronkalkglas entsprechen der dritten hydrolytischen bzw. dritten Beständigkeitsklasse. Sie geben relativ geringe Mengen an Alkali ab, die jedoch unter Umständen die Füllgüter beeinträchtigen, die alkaliempfindlich sind, und auch geringe pH-Wert-Verschiebungen hervorrufen können.

Durch Ionenaustauschverfahren an der Innenoberfläche der Glasbehälter, d. h. durch Entzug von Alkaliionen aus den oberen Glasschichten und Einbau von Wasserstoffionen, entsteht eine Glasoberfläche, die eine Resistenz hat, die der von Borosilikatglas gleichkommt. Das Verfahren geschieht im Prinzip durch Behandeln der heißen Glasoberflächen bei Temperaturen von über 500 °C, also noch vor dem Kühlprozeß, mit sauren Gasen oder gasabspaltenden Substanzen, die mit den Alkaliionen der Glasoberfläche unter Bildung von wasserlöslichen Alkalisalzen reagieren. Nach dem Abkühlen sind die Reaktionsprodukte in Form eines grauweißen Belages sichtbar, der mühelos durch kaltes Wasser entfernt werden kann.

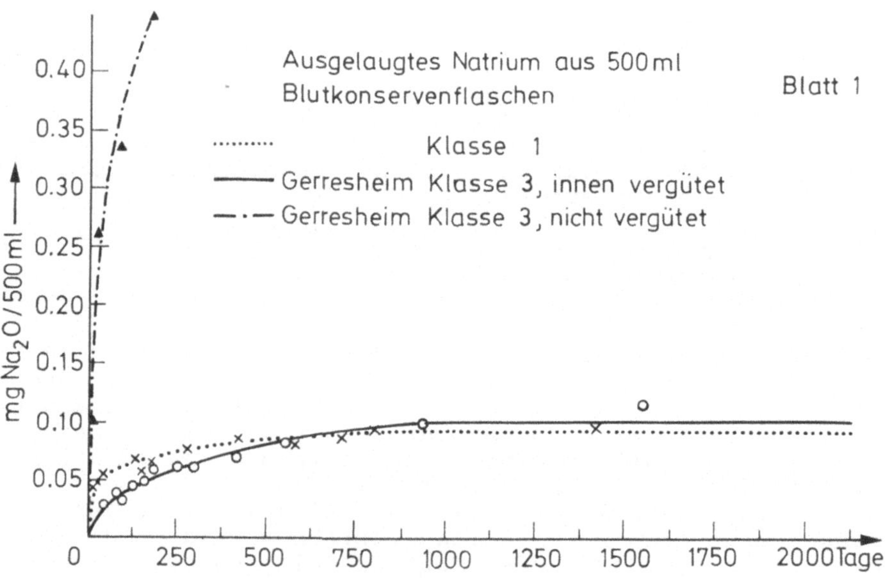

Abb. 5. Alkaliabgabe von Blutkonservenflaschen

Dieses Verfahren hat sich in vielen Jahren gut bewährt. Es konnte nachgewiesen werden, daß derart behandelte Glasbehälter auch nach langen Jahren der Lagerung mit Wasser gefüllt ihre Oberflächenresistenz bewahren.

Im Vergleich zu Glas der ersten hydrolytischen Klasse werden von diesem gleich zu Beginn die vorhandenen sehr geringen Mengen an Alkali abgegeben, während aus vergüteten Natronkalkgläsern erst nach längerer Zeit der Wert erreicht wird und auch über lange Zeit konstant bleibt. Wir haben in diesem Zusammen-

hang solche Flaschen viele Male gereinigt, autoklaviert usw.,
ohne daß die Resistenz nachgelassen hat und die Autoklavate pH-
Verschiebungen aufgewiesen haben.

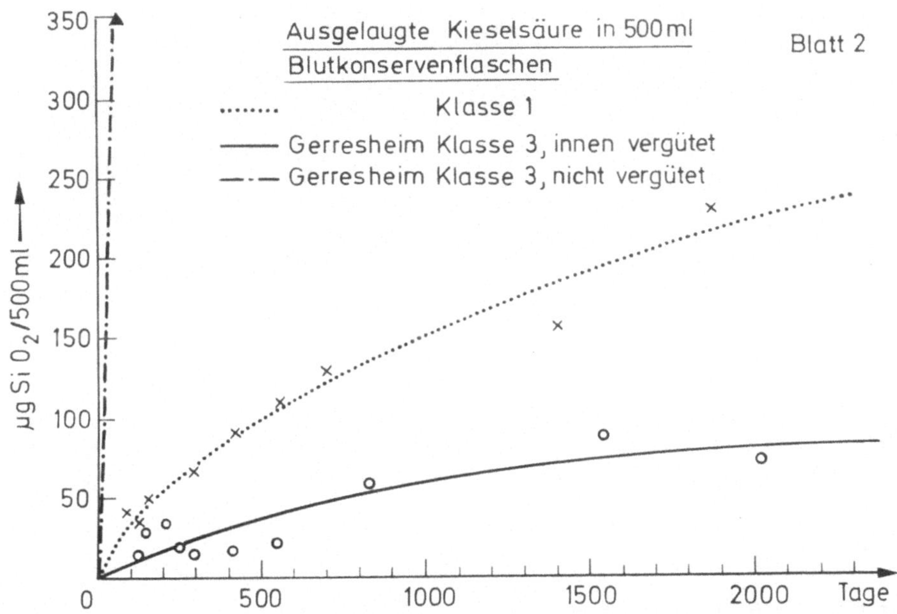

Abb. 6. Kieselsäureabgabe von Blutkonservenflaschen

Interessant ist auch das Auslaugeverhalten anderer Glasbestand-
teile, z. B. der Kieselsäure, bei Flaschen, die während der Lagerung mit Wasser gefüllt waren.

Hier ist die innenvergütete Flasche aus Natronkalkglas der aus
Borosilikatglas deutlich überlegen.

Nach etwa fünfeinhalb Jahren Lagerung ist der Wert an vom Wasser aufgenommener Kieselsäure auf etwa das Dreifache im Vergleich zur Abgabe von Natronkalkglas gestiegen. Das zeigt sich
auch unter Umständen in Form von Kieselsäureflocken, die in ge-
bündeltem durchfallendem Licht im Tyndall-Effekt sichtbar werden.

In den Lösungen konnten auch geringe Mengen an Arsen und Zink
nachgewiesen werden, die in Natronkalkgläsern nicht enthalten
sind.

Obwohl solche langen und nachgewiesen viel längere Lagerzeiten
möglich sind und wenn auch nach vielfachen Reinigungs- und Au-

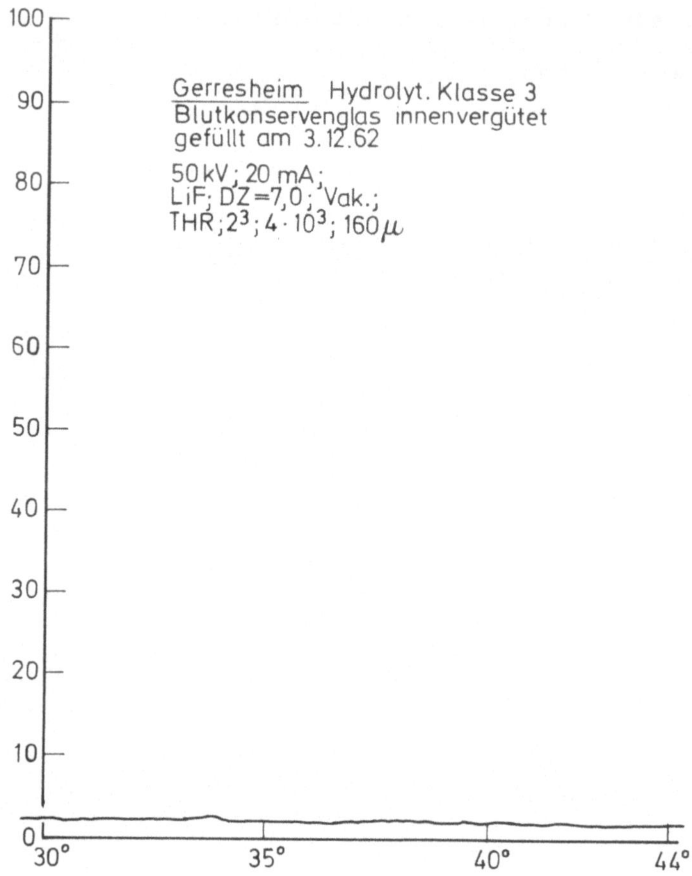

Abb. 7. Auslauglösung Natronkalkglas

toklavierzyklen die Resistenz der Flaschen gewahrt bleibt, so
sind derart innenvergütete Flaschen in Deutschland dennoch nur
zur Einmalverwendung zugelassen.

Es soll der Vollständigkeit halber noch vermerkt werden, daß
für Infusions- und Transfusionsflaschen entsprechend den Normen
DIN 58 363 bzw. 58 361 nur Gläser der dritten hydrolytischen Klasse zugelassen werden mit einem Grießtitrationswert von weniger
als 0,60 ml 0,01 N HCl pro Gramm Glasgrieß. Die dritte Klasse
reicht von 0,20 bis 0,85 ml 0,01 N HCl pro Gramm Glasgrieß. Diese Einschränkung ist nach meiner Auffassung sicher nur histo-
risch zu sehen. Die ersten innenvergüteten Flaschen hatten eben
eine Wasserbeständigkeit mit einem solchen Grießtitrationswert.
Diese Einschränkung ist in anderen Ländern nicht bekannt. Man
kann auch Glasbehälter geringerer Qualität einwandfrei innenver-
güten. Die Glasindustrie betreibt einen beträchtlichen Aufwand
an Kontrollen der chemischen Beständigkeit.

Der Grießtitrationswert wird an jedem Produktionstag ermittelt
und über den ganzen Produktionszeitraum wird die Autoklavenprü-

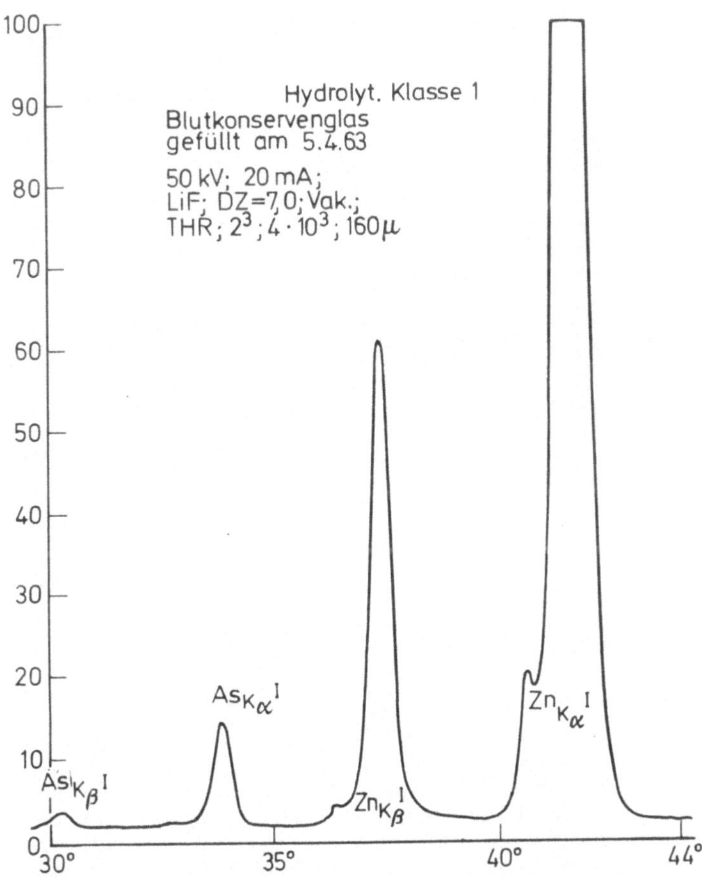

Abb. 8. Auslauglösung Borosilikatglas

fung durchgeführt, um jede mögliche Sicherheit zu gewährleisten.
Ebenfalls werden die pH-Werte der Autoklavate bestimmt, ohne
daß Vorschriften darüber bestehen.

Zu Beginn habe ich von der Festigkeit der Glasbehälter gesprochen, die zum Teil durch äußere Faktoren während des Transports
und auf den Abfüllinien, durch Schläge und Stöße gegeneinander
und gegen Führungsleisten etc. durch Oberflächenverletzungen
vermindert werden kann. Bei relativ dickwandigen Behältern, die
mit relativ geringen Geschwindigkeiten in den Abfüllanlagen laufen, spielt das keine große Rolle. Bei zunehmend geringeren Glas-
gewichten und höheren Abfüllgeschwindigkeiten kann das jedoch
zu Schwierigkeiten führen.

Es soll hier daran erinnert werden, daß die seit Jahrzehnten
verwendete schwere Infusionsflasche seit ein paar Jahren eine
etwas abgewandelte Fasson erhalten hat, die nach modernen Gesichtspunkten gestaltet wurde und modernen Herstellungsbedingun-
gen angepaßt ist.

Tabelle 1. Innendruckfestigkeit unvergüteter Getränkeflaschen

15 kp/cm^2	16 kp/cm^2	17 kp/cm^2
15 "	15 "	14 "
15 "	14 "	14 "
15 "	13 "	14 "
16 "	14 "	14 "
15 "	–	14 "
13 "	14 "	13 "
17 "	15 "	15 "
13 "	16 "	16 "
16 "	13 "	16 "
17 "	12 "	15 "
17 "	15 "	15 "
13 "	19 "	14 "
16 "	16 "	14 "
17 "	19 "	14 "
15 "	15 "	14 "
16 "	17 "	

Zahl der Flaschen:	50 Stück
Mittelwert:	15,16 kp/cm^2
Anzahl der unter 17 atü gebrochenen Flaschen:	82 %
Anzahl der bei 17 atü gebrochenen Flaschen:	12 %
über 17 atü:	6 %
Gleitwinkel:	30 – 35 °

Daneben ist eine leichtgewichtige Flasche entwickelt und genormt
worden, entsprechend der allgemeinen Neigung, leichtere Behälter
mit besonders günstigen mechanischen Eigenschaften zu verwenden.
Bei Glasbehältern für andere Füllgüter hat sich ein Oberflächen-
behandlungsverfahren zur Vermeidung solcher Oberflächenverletzungen durchgesetzt, das ich zur Diskussion stellen will und das von
unserem Wettbewerb auch bei Infusionsbehältern angewendet wird.
Die Glasbehälter werden dabei im heißen Zustand unsichtbar mit
Metalloxid, vornehmlich Zinnoxid, belegt und nach dem Abkühlen
mit sehr verdünnten wässrigen Lösungen wachsartiger Substanzen
besprüht, die die Glasbehälter sehr glatt machen und Verletzungen der Oberflächen vermeiden.

Sicher sind die Mittel physiologisch unbedenklich und werden nur
in sehr geringen, kontrollierten Mengen angewendet, wobei allerdings nicht völlig ausgeschlossen werden kann, daß auch geringste
Mengen in das Behälterinnere gelangen. Bei Reinigungsverfahren
werden bestimmte Behandlungsmittel abgelöst. Wir meinen jedoch,
eine Entscheidung über die Anwendung solcher Verfahren bei Infusionsbehältern müßte, wenn überhaupt, gründlich diskutiert
werden und überdies von den Anwendern getroffen werden.

Ich habe versucht, das alte Packmittel Glas darzustellen, das
ständig weiterentwickelt wird und im modernen Gewand auch so
empfindliche und lebenswichtige Füllgüter wie Infusionslösungen
sicher aufnimmt und bewahrt.

Tabelle 2. Innendruckfestigkeit vergüteter Getränkeflaschen

40 kp/cm^2	28,2 kp/cm^2	34,2 kp/cm^2
42 "	36 "	35 "
39,8 "	31,2 "	32,4 "
39 "	27,5 "	28,2 "
38,2 "	37,8 "	33,6 "
38,2 "	37,8 "	34,2 "
36,7 "	38 "	

Zahl der Flaschen:	20 Stück
Mittelwert:	35,9 kp/cm^2
Gleitwinkel:	4 - 6 °

Materialien für den Verschluß von Infusionsbehältern

O. Brinkhoff

<u>Einleitung</u>

Seit mehr als 50 Jahren werden elastomere Werkstoffe als Material zur Herstellung von Verschlüssen für Glas- und Kunststoffbehältnisse verwendet, in denen parenterale Zubereitungen aufbewahrt werden. Auf bescheidene Anfänge nach dem ersten Weltkrieg folgten die Insulintherapie, die breite Anwendung von anästhetischen Produkten im Dentalbereich, der durch den zweiten Weltkrieg geförderte Einsatz von Antibiotika und in den letzten 20 Jahren die rasante Ausweitung der Infusionstherapie.

Gegenwärtig werden jährlich mehr als 12 Milliarden Verschlüsse aus elastomerem Material von der Pharmaindustrie in aller Welt verbraucht; davon entfallen etwa 700 Millionen Gummistopfen auf die Bereiche Infusion und Transfusion. Dieser beträchtliche Verbrauch veranschaulicht deutlich die wirtschaftliche Bedeutung der Herstellung von Transfusions- und Infusionslösungen; weit bedeutungsvoller als dieser ökonomische Aspekt ist aber der manchmal kritische Einfluß des Verschlußmaterials. Gerade im Falle von Infusionslösungen kann der Werkstoff Gummi in unerwünschte und manchmal gefährliche Wechselwirkungen mit der Zubereitung treten, wenn die Auswahl des Materials nicht auf den jeweiligen Anwendungsfall spezifisch abgestimmt war. Allerdings sind nicht nur Probleme der Präparatverträglichkeit involviert, sondern es können auch kritische Situationen bei der Anwendung am Patienten auftreten.

Der Infusionslösungshersteller sollte sich deswegen im klaren sein, daß ein ideales, universell einsetzbares Gummimaterial für den Verschluß von Infusionsbehältern ebenso wenig existiert wie eine Wunderdroge, mit der alle Krankheiten heilbar sind. Es ist aus der Sicht der Gummiherstellung nicht möglich, mit den verfügbaren Elastomeren und den bekannten Vulkanisationsverfahren ein solches Gummimaterial herzustellen, das allen Anforderungen in chemischer, mechanischer und biologischer Hinsicht gleichzeitig optimal gerecht wird.

Als Konsequenz dieser Situation muß der Verwender für jeden Anwendungsfall ein für seine individuellen Zwecke geeignetes Material durch einen Auswahlprozeß finden. Bei dieser Erprobung, der in aller Regel Kompatibilitätsteste als Prescreening-Prozeß vorgelagert sind, müssen Aspekte der Stabilität während der bestimmungsgemäßen Lagerzeit, Faktoren der Alterung, funktionelle Bedingungen der Anwendung sowie ökonomische Belange gleichermaßen in Betracht gezogen werden; eine enge Kooperation bei diesem Auswahlprozeß zwischen dem Hersteller der Verschlüsse, dem Infusionslösungshersteller und eventuell sogar mit dem Verwender der gebrauchsfertigen Einheit ist erfahrungsgemäß unumgänglich.

Dieser Beitrag befaßt sich mit den verschiedenen, marktüblichen
Verschlußmaterialien für Infusionsbehälter, den Vorteilen und
Nachteilen dieser Werkstoffe und deren spezifischen Eigenar-
ten in bezug auf den typischen Anwendungsfall. Die folgenden
Ausführungen beziehen sich in erster Linie auf solche Verschlüsse, wie sie in DIN 58 363, Blatt 2, 6, 10 und 11 (1) beschrieben
sind. In einigen Fällen werden Vergleiche zu analogen Bereichen
des USA-Marktes gezogen; sekundäre Verschlußelemente, die keinen Kontakt mit der Zubereitung haben, werden nur kurz gestreift.

Erklärtes Ziel dieses Beitrages ist es, dem Verwender von Infusionsflaschenstopfen aktuelle Materialinformation und somit spezifische Entscheidungshilfen für die Auswahl von geeigneten Materialien verfügbar zu machen.

Aktuelle Gummisorten für Verschlüsse von Infusionsbehältern

Materialtypen - Eigenschaften - Anforderungen - Prüfungen
Unter "Gummi" oder "elastomerem Material" wird in diesem Beitrag ein Werkstoff verstanden, der wie folgt entsteht: "Hochmo-
lekulare Plastomere mit reaktionsfähigen Doppelbindungen in der
Haupt- und Seitenkette werden durch den Vorgang der Vulkanisation mittels bifunktioneller Reagenzien oder Radikalbildnern
quervernetzt und so in einen überwiegend elastischen Zustand
überführt. Das Beimischen von weiteren Ingredienzien ist notwendig, um das Eigenschaftsbild abzurunden, die Vulkanisation
in technisch und ökonomisch vertretbaren zeitlichen Grenzen zu
halten und spezifische Kundenwünsche (z. B. Farbe) zu erfüllen."

Ein nach dem obigen Prinzip entstandener Gummi hat eine Zusammensetzung nach folgendem allgemeinem Schema:

Polymer	50 - 95	Teile
Vulkanisationsmittel	1 - 4	Teile
Aktivator	1 - 5	Teile
Beschleuniger	1 - 3	Teile
Füllstoffe	0 - 50	Teile
Weichmacher	0 - 20	Teile
Pigmente	0 - 10	Teile
Alterungsschutz	0 - 4	Teile
Gleitmittel	0 - 4	Teile

Das vorstehende Schema soll an dieser Stelle verdeutlichen, daß
Gummi ein sehr komplex aufgebautes Material ist und daß bereits
aus dieser Konstellation gewisse Wechselwirkungen mit der Zubereitung nicht ausgeschlossen werden können. Es würde im Rahmen
dieses Beitrages zu weit führen, die Eigenschaften eines gege-
benen Gummimaterials als Funktion der Zusammensetzung zu diskutieren. Wichtig ist jedoch die Feststellung, daß die in dem vor-
genannten Schema aufgeführten Ingredienzien nicht notwendigerweise in der Gesamtheit anwesend sein müssen. Abhängig von der
Art des verwendeten Polymers kann die Zusammensetzung der nachfolgend besprochenen verschiedenen Gummisorten sehr unterschiedlich sein.

Naturgummi
Der Naturgummi ist der älteste und klassische Vertreter seiner
Gattung. Dieses Material wird in verschiedenen Ausführungsfor-
men seit etwa 1920 zum Verschluß von parenteralen Zubereitungen
eingesetzt; mit der Entwicklung einer Vielzahl von synthetischen
Elastomeren nach dem zweiten Weltkrieg wird jedoch ein kontinuierlicher Verdrängungsprozeß beobachtet, wonach der Naturgummi auf einige wenige Domänen von parenteralen Arzneimitteln zu-
rückgedrängt wurde. Es handelt sich dabei hauptsächlich um die
Insulin- und Transfusionstherapie, wobei die letztere an dieser
Stelle von Interesse ist.

Ein konventionell vulkanisierter, fast ungefüllter Naturgummi
von transparentem oder opakem Aussehen wird bis in unsere Zeit
als Verschlußmaterial für Blut und Blutbestandteile eingesetzt.
Über die grundsätzlichen Probleme bei der Entwicklung einer solchen Gummiqualität berichtete bereits SCHNEIDER 1965 in einer
ausführlichen Darstellung (4), die hinsichtlich der aufgeworfenen Problematik auch heute noch weitgehend Gültigkeit besitzt.

Unter konventionell vulkanisiertem Gummi wird ein elastomeres
Material verstanden, bei dem die Vernetzung durch die klassische
Schwefelvulkanisation bewirkt wurde, d. h. unter Verwendung von
Schwefel oder Schwefelspendern, Vulkanisationsbeschleunigern
vom Thiuram-, Dithiocarbamat- oder Merkaptobenzothiazol-Typ und
Zinkoxid als Aktivator; in vielen Fällen wird darüber hinaus
noch Stearinsäure als Hilfsmittel verwendet.

Ein so aufgebauter Naturgummi ist ein hochelastisches Material
mit einem ausgezeichneten mechanischen Eigenschaftsbild; insbesondere das Verhalten bei Fragmentation, Wiederabdichtung und
Administration mittels Kanüle oder Kunststoffdorn (Abrieb!) ist
ausgezeichnet. Diese Eigenschaften erfüllen in hervorragender
Weise die mechanischen Anforderungen, die an einen Verschluß für
Transfusionsbehältnisse zu stellen sind.

Andererseits besitzt Naturgummi eine Reihe von gravierenden
Nachteilen:
- geringe Resistenz gegen oxidative und thermische Alterung,
- hohe Permeation für Wasserdampf und Gase,
- Abgabe beträchtlicher Mengen von extrahierbaren Substanzen
  (Leaching),
- Neigung zur Veränderung der Oberfläche (Blooming, Frosting).

Die Auswirkungen dieser nachteiligen Eigenschaften sind in allgemeiner Betrachtung leicht vorstellbar; im späteren Abschnitt
"Spezielle Probleme" wird darauf bei der Diskussion von speziellen Schwierigkeiten noch Bezug genommen. Es sei an dieser Stelle jedoch betont, daß die erwähnten nachteiligen Eigenschaften
nur einen geringen Einfluß auf Verschlüsse für Blutkonserven
haben, weil in diesem Fall im Gegensatz zu Infusionslösungen
eine Finalsterilisation und eine lange Kontaktzeit nicht relevant sind.

Butylgummi
Butylgummi hat sich in jüngster Zeit als Standardmaterial für
Infusionsflaschenstopfen eingebürgert. Er existiert in mehreren

Versionen von verschiedenartigem Rezepturaufbau, die folgendermaßen charakterisiert werden können:

a) <u>Konventioneller, unmodifizierter oder chlorierter Butylgummi:</u>
Basiselastomer ist ein Polyisobutylen mit etwa 2 % Isopren-
oder Chlorisoprenanteil. Die Vulkanisation erfolgt nach klas-
sischem Schema mit Schwefel (Schwefelspendern), Beschleuni-
gern und Zinkoxid. Als Füllstoff finden Alumosilikate, Kie-
selsäuren oder Kreide Verwendung. Das Material hat eine ausgezeichnete Beständigkeit gegen Alterung und ist in hohem
Maße gas- und wasserdampfdicht. Das Leaching-Verhalten gegenüber Naturgummi ist nur graduell verbessert, während die mechanischen Eigenschaften deutlich hinter denen von Naturgummi zurückstehen; letzteres ist typisch für alle Butylgummisorten.

b) <u>Unkonventioneller, chlorierter Butylgummi:</u>
Basiselastomer ist ein Polyisobutylen mit etwa 2 % Chlorisoprenanteil. Die Vulkanisation erfolgt schwefelfrei unter Verwendung von bifunktionellen Harzen, als Aktivator wird Zinkoxid benutzt. Der übrige Aufbau und die Eigenschaften entsprechen dem Typ a), abgesehen von einer deutlichen Verbesserung des chemischen Eigenschaftsbildes (reduzierende Substanzen, Extraktion von UV-Absorbern, pH-Verschiebungen etc.).

c) <u>Neuentwicklung Brombutyl:</u>
Basiselastomer ist ein Polyisobutylen mit etwa 2 % Bromiso-
prenanteil. Das Brom befindet sich dabei in Allylstellung
und aktiviert die zur Vernetzung der Polymerketten notwendige Doppelbindung. Durch die so erhöhte Reaktivität kann
das Elastomer schwefelfrei und ohne Gegenwart von Zinkoxid
vulkanisiert werden. Der resultierende Gummi besitzt neben
den für alle Butylgummisorten guten Alterungseigenschaften
ein ausgezeichnetes chemisches Eigenschaftsbild.

<u>EPDM-Gummi</u>
EPDM-Gummi ist ein Spezialmaterial für Sonderanwendungen, insbesondere für leicht alkalische Lösungen oder kritische Pufferlösungen (Zitrat- und Bikarbonatlösungen). Basiselastomer ist
in diesem Fall ein Äthylen-Propylen-Terpolymer mit einem nicht-
konjugierten Dien; die Vulkanisation erfolgt radikalisch (orga-
nisches Peroxid) über die in den Seitenketten befindlichen Doppelbindungen; eine Aktivierung mit Zinkoxid ist nicht notwendig.

Das so erhaltene Material ist ausgezeichnet alterungsbeständig
und chemisch weitgehend inert. Hinsichtlich Elastizität und den
davon beeinflußten Eigenschaften ist es dem Naturgummi unterlegen.

<u>Anforderungen und Prüfungen</u>

In einigen Ländern gibt es im Rahmen der nationalen Arzneibü-
cher eine Beschreibung von Anforderungen an Verschlüsse von Infusionsbehältern und Prüfungen. In der Bundesrepublik Deutsch-

land existiert dergleichen nicht, so daß DIN-Vorschriften ersatzweise herangezogen werden müssen. Stopfen für Infusionsflaschen werden in der bereits erwähnten DIN 58 363, Teil 12, behandelt, wobei hinsichtlich der Prüfung des Werkstoffs Gummi auf DIN 58 367, Teil 1, Bezug genommen wird (2). Es ist nicht Absicht dieses Beitrages, die angeführten DIN-Vorschriften zu diskutieren; jedoch sei darauf hingewiesen, daß beide Normen in allen Belangen keine Aussage machen über die Verträglichkeit eines Gummis mit einer speziellen Zubereitung oder über seine Identität.

Spezielle Probleme

Alterung - Unverträglichkeit - partikuläre Verunreinigung - Materialkonsistenz - Wiederabdichtung

Verschlüsse für Infusionsbehältnisse haben viele Gemeinsamkeiten mit Gummiteilen für andere Anwendungsgebiete. In gewissen Belangen existieren jedoch spezielle Probleme, oder aber allgemeine Schwierigkeiten haben bei Infusionslösungen einen erhöhten Stellenwert. Einige spezielle Probleme werden im nachfolgenden kurz angesprochen.

Alterung: Durch einen Angriff von Oxidanzien, wie Sauerstoff und Ozon, und durch den Einfluß von Hitze oder durch eine kombinierte Aktion beider Faktoren wird Gummi gealtert. Die Alterung besteht im Abbau von Vernetzungsbrücken und Polymerketten und äußert sich im Auftreten von Oberflächenrissen, in Veränderungen der Härte, in Oberflächenklebrigkeit und in vermehrter Abgabe von materieller Verunreinigung. Die einzelnen Materialien sind unterschiedlich von Alterungsprozessen betroffen: Naturgummi ist ein sehr empfindliches Material, das bei Temperaturen über 120 °C thermisch abgebaut und wegen seines hohen Gehaltes an Doppelbindungen durch Oxidationsprozesse leicht geschädigt wird. Deswegen darf Naturgummi nicht mehr als einmal im Dampfautoklaven sterilisiert werden, und die Laufzeit einer Zubereitung mit Naturgummiverschluß sollte auf etwa vier Jahre beschränkt sein.

Butyl- und EPDM-Gummi sind in hohem Maße alterungsbeständig. Da beim Butylgummi praktisch keine ungesättigten Stellen im Molekül verbleiben, und weil beim EPDM-Gummi die Doppelbindungen in der Seitenkette angeordnet sind, kann es nicht zu Kettenabbrüchen kommen. Beide Materialsorten können außerdem Temperaturen bis über 150 °C ausgesetzt werden. Bei Verwendung als Material für Infusionslösungen bei gegebener Verträglichkeit beträgt die sichere Lebenserwartung mindestens zehn Jahre.

Unverträglichkeit: Ein absolut inertes Gummimaterial, welches weder Desorptions- noch Absorptionseigenschaften aufweist, existiert nicht und wird zweifelsohne auch in naher Zukunft nicht verfügbar sein. Andererseits hat die Entwicklung von modernen Synthesegummisorten zu einem weitgehend qualitativ befriedigenden Zustand bei praktisch allen Standardinfusionslösungen geführt. Unverträglichkeiten sind eine Ausnahmeerscheinung geworden und beschränken sich auf sehr spezielle Zubereitungen.

Man muß grundsätzlich zwischen zwei Arten von Unverträglichkeit
unterscheiden: In einem Falle handelt es sich um Wechselwirkungen, die durch Leaching aus dem Verschluß ausgelöst werden, während im anderen Falle das Gummimaterial gegenüber der Zubereitung oder Teilen davon chemisch nicht beständig ist. Letzteres
ist oft ein Problem bei kleinvolumigen Injektionspräparaten,
während bei Infusionslösungen überwiegend Leaching-Probleme zu
Ausfällen führen.

In vielen Fällen ist weder die Natur der auswandernden Stoffe
noch der Mechanismus der Wechselwirkung bekannt. Grundsätzlich
muß man je nach Rezepturaufbau des Gummis ein Auswandern der
folgenden Stoffklassen in Betracht ziehen:
Zinkionen, Alterungsschutzmittel und Stabilisatoren, Beschleu-
niger sowie Weichmacher.

Spezielle Verträglichkeitsprobleme sind bekannt geworden mit fol-
genden Zubereitungen:
- Bikarbonatlösungen,
- Zitratlösungen,
- Aminosäurenlösungen,
- leicht alkalische Pufferlösungen.

Auffallend ist, daß es sich bei diesen Zubereitungen um Lösungen handelt, die bereits gegenüber Glas ein aggressives Verhalten zeigen und/oder eine Neigung zur Zersetzung bei Hitzebela-
stung zeigen. Bei der Auswahl eines Gummimaterials sollte man
solche Gummisorten in Betracht ziehen, die ein möglichst gerin-
ges Leaching-Verhalten aufweisen.

<u>Partikuläre Verunreinigung</u>: Probleme mit materieller Verunrei-
nigung sind momentan allgegenwärtig. In der Infusionstherapie
spielen solche Verunreinigungen jedoch eine primäre Rolle, weil
hier große Volumina über manchmal recht lange Zeiträume verabreicht werden. Erste Arbeiten auf diesem Sektor wurden bereits
vor fast 20 Jahren bekannt, aber erst durch GARVAN und GUNNER
(<u>3</u>) wurde eine weltweite Diskussion in Bewegung gesetzt.

Mittlerweile ist die Literatur zu diesem Thema fast beängstigend
angewachsen und kaum noch zu überblicken. Bei kritischer Betrachtung der bekannt gewordenen Arbeiten fallen einige Punkte auf:

- Über die Methoden der Partikelbestimmung besteht offensichtlich keine Einigkeit; so verschiedenartig die Methoden sind,
  so wenig vergleichbar sind offensichtlich die erhaltenen Resultate.
- Über die Menge an zulässigen Partikeln und deren Größe gibt
  es im europäischen Bereich keine einhellige Auffassung.
- Über die Auswirkung von Partikeln verschiedener Materialher-
  kunft im Gewebe oder im Blutkreislauf gibt es viele Theorien
  und Vermutungen, aber wenig konkrete Untersuchungen.
- Über Zwischenfälle mit Partikeln wird häufig berichtet, ein
  echtes Verursachungsprinzip ist aber bislang kaum bewiesen
  worden.

52

Der Gummiverschluß kann auf dreierlei Weise zur Abgabe von materieller Verunreinigung an Infusionslösungen beitragen:

1. Partikel von der Oberfläche.
2. Partikel durch Ausfällung von aus dem Stopfen gelösten Stoffen.
3. Partikel durch Stanzvorgänge beim Einstechen von Stahlkanü-
   len und insbesondere Kunststoffdornen.

Zu 1.: Partikel von der Oberfläche werden dann beobachtet, wenn
die Verschlüsse nicht ordnungsgemäß gewaschen wurden. Trotz einer solchen Behandlung können aber Partikel durch Abriebvorgän-
ge bei Verarbeitungsprozessen entstehen. Eine leichte Oberflä-
chensilikonisierung kann hier Abhilfe schaffen.

Zu 2.: Partikel durch Ausfällung entstehen, wenn bei der Finalsterilisation Stoffe aus dem Stopfen herausgelöst werden, die
bei Erkalten ausfallen oder kristallisieren. Dies wird vermieden durch moderne Butylgummisorten.

Zu 3.: Beim Durchstechen einer Gummimembran mit einer Stahlka-
nüle bzw. beim Einstechen von Kunststoffdornen von Übertragungs-
geräten oder Zugabegeräten entstehen Partikel durch Fragmentation und Abrieb. Diese Partikel können zahlreich und von beträchtlicher Größe sein. Ihr Entstehen kann kaum vermieden werden, ein Einbringen in den Blutkreislauf muß durch Filter im
Übertragungssystem verhindert werden.

Materialkonsistenz: Die Materialkonsistenz ist ein wahres Problem bei Naturgummiverschlüssen. Hauptursache ist die schwan-
kende Qualität des Naturkautschuks sowie der Einfluß auf Alte-
rungsvorgänge bei Verarbeitungsprozessen.

Im Falle von EPDM- und Butylgummi kann die Materialkonsistenz
ohne grundsätzliche Probleme gewährleistet werden; die gleichmäßige Qualität der Synthesepolymere sowie die strikte Anwendung von GMP-Grundsätzen erleichtern die Aufgabe.

Wiederabdichtung: In letzter Zeit werden Forderungen nach verbesserter Wiederabdichtung der Gummistopfen laut. Offensichtlich
werden Infusionsflaschen nach dem Anschluß eines Übertragungs-
gerätes ein weiteres Mal angestochen, wenn eine meist teure Rest-
menge bei der Erstanwendung übrig geblieben ist. Ohne auf diesem Sektor kompetent zu sein, sollte man meinen, daß ein solches
Verfahren ein Kunstfehler ist, der auf jeden Fall vermieden werden sollte. Bei Verschlüssen für Infusionslösungen erkauft man
gute Alterungs- und Verträglichkeitseigenschaften auf Kosten mechanischer Eigenschaften; man sollte eine Verbesserung des letz-
teren nicht fordern, wenn damit wertvollere Charakteristiken preis-
gegeben werden.

Empfehlungen und Ausblick

Zum Verschluß von Infusionslösungen werden für Standardlösungen
schwefelfrei vernetzte Butylgummisorten empfohlen; auch konven-

tioneller Butylgummi ist in einzelnen Fällen durchaus vertretbar. Der Einsatz von Naturgummi sollte dem Transfusionssektor vorbehalten bleiben.

Für leicht alkalische Lösungen (z. B. Bikarbonat) oder aggressive Pufferlösungen wird EPDM-Gummi angeraten. Empfindliche Lösungen wie Wasser zur Injektion oder Aminosäurenlösungen erfordern den Einsatz von modernem Brombutylgummi. Falls auch hiermit keine zufriedenstellende Lösung erzielt wird, bietet sich als letzter Ausweg ein epoxidharzlackierter Verschluß an.

Eine Vielzahl von Infusionslösungen und unterschiedliche Anwendungsmethoden erfordern bei der Auswahl einer geeigneten Gummisorte die enge Zusammenarbeit zwischen Verwender und Hersteller.

Literatur

1. Deutsche Normen, DIN 58 363, Infusionsbehältnisse und Zubehör. Fachnormenausschuß Medizin im DNA, Berlin.

2. Deutsche Normen, DIN 58 367, Teil 1, Gummiteile. Fachnormenausschuß Medizin im DNA, Berlin.

3. GARVAN, J. M., GUNNER, B. W.: The harmful effects of particles in intravenous fluids. Med. J. Austr. $\underline{2}$, 1 (1964).

4. SCHNEIDER, H.: Studie über die Entwicklung einer Gummiqualität für Blut und Blutbestandteile. Pharm. Ind. $\underline{27}$, 761 (1965).

Materielle Verunreinigungen in Infusionslösungen

E. Klaus

Einige im internationalen Schrifttum vorliegende und uns bekannt gewordene Publikationen über materielle Verunreinigungen
von Infusionslösungen haben uns vor mehr als zwei Jahren angeregt, zunächst Literaturrecherchen zu diesem Thema durchzuführen, die uns dann als Grundlage für die Entwicklung und Durchführung eigener Untersuchungsprogramme dienten. Verblüffend war
dabei zunächst die Tatsache, daß im europäischen Raum zwar die
Infusionslösungen herstellende Industrie mit einigen dieser Probleme vertraut war, daß aber, von wenigen Ausnahmen abgesehen,
trotz der ständig zunehmenden Bedeutung der Infusionstherapie
der klinische Bereich die Fragestellung als solche gar nicht
kannte und sich auch bis heute damit nicht beschäftigt hat.

Es wird vielmehr grundsätzlich vorausgesetzt, daß die für die
Therapie zur Verfügung gestellten Infusionslösungen allen Ansprüchen gerecht werden und die bei den Firmen durchgeführten
Endkontrollen eine Anwendung beim Patienten ohne jede Gefährdung sichern. Unter solchen Bedingungen erschien es zunächst
erforderlich, die im internationalen Schrifttum niedergelegten
Ergebnisse über die Bedeutung materieller Verunreinigungen von
Infusionslösungen zu sichten, die erhobenen Befunde zu bewer-
ten und zu vergleichen, nach bereits vorhandenen staatlichen
Auflagen für diesen Bereich zu suchen, um daraus schließlich
die Bedeutung für die heute zur Anwendung kommende Infusionstherapie abzuleiten.

Nachdem wir uns diese Basis geschaffen hatten, erstellten wir
Versuchsprogramme und führten in enger Zusammenarbeit mit der
deutschen Industrie unterschiedliche Untersuchungsreihen durch,
die uns Auskunft einmal über die Herstellungsqualität im Bereich
der Bundesrepublik vermittelten, die uns darüber hinaus aber
auch, letztlich unter Einschluß der gesamten Anwendungstechnik,
zu einer Beurteilung der Gesamtsituation brachten. Die Ergebnisse und die daraus resultierenden Empfehlungen, wie sie sich
für uns und allgemein für den Anwender ergeben, stellen wir
heute zur Diskussion.

Um in die Thematik einzuführen, erscheint es uns jedoch notwendig, zunächst über die Befunde zu berichten, die sich in der
Literatur der letzten 20 Jahre finden, wobei wir uns auf eine
verkürzte Darstellung beschränken.

BREWER (1) und BRÜNING (2) haben in den Jahren 1947 bis 1955
unterschiedliche Studien durchgeführt bzw. pathologische Veränderungen, z. B. im Mikrobereich der Lungenendstrombahn, beschrieben. Als Ursache vermuteten diese Autoren bereits in die
Blutbahn eingeschwemmte Partikel, die aus verabreichten Infusionslösungen stammen mußten.

Tabelle 1. Übersicht über Schwebeteilchenuntersuchung

I.   Infusionslösungen:
      Elektrolytlösung   (Glas/Plastik)
      Aminosäurenlösung   (Glas)
      Volumenersatzmittel   (Glas/Plastik)

II.   Infusionsbestecke

III. Gummistopfen

IV.   Medikamentenzusätze unter Operationsbedingungen

V.   Medikamentenzusätze unter Intensivbedingungen

VI.   Ampullen nach üblicher Öffnung

VII. Durchstechen der Latexansätze im Infusionsbesteck

VIII. Einmalplastikspritzen

IX.   15 um-Filter

X.   Filterleistung

Der Pathologe GARVAN und der Anästhesist GUNNER (6) waren die
ersten, die in breit angelegten Untersuchungen kliniknahe Fragestellungen bearbeiteten. Sie stellten quantitative und qualitative Erhebungen über Partikel in Infusionslösungen an und
wiesen auf die potentiellen Gefahren für den Organismus hin.
Dabei stellten sie auch die zur Anwendung kommende Infusionstechnik heraus, insbesondere die Einschwemmung von Partikeln
(Gummiabrieb) beim Durchstoßen des Verschlußstopfens mit dem
Dorn des Infusionsgerätes.

Aus der Vielzahl der in der Literatur vorliegenden Befunde,
die insbesondere das pathologisch-anatomische Substrat betreffen und die Entstehungsmechanismen erhellen, seien im folgenden die wichtigsten herausgegriffen. Grundsätzlich erreichen
die in die Blutbahn eingeschwemmten Partikel im Hoch- oder Nie-
derdrucksystem Kapillarbereiche, die bei entsprechenden Größenordnungen eine weitere Passage unmöglich machen. Zur Vermeidung
von Mikroinfarkten antwortet nach JONAS (8) der Organismus mit
der Eröffnung von Kollateralen. Eine Ausnahme besteht bei den
funktionellen Endarterien, wie sie im Herzen, im Gehirn und im
Auge vorhanden sind. PRINZMETALL (14) bewies experimentell, daß
in Ausnahmefällen Partikel bis zu einer Größe von 300 um das
Lungengefäßbett passieren können. Im Regelfall dürfte nach den
Untersuchungen von KRAMER et al. (10) jedoch nur mit einer Passage bis zu Größenordnungen von etwa 20 um gerechnet werden.
Die Frage der Passagemöglichkeit ist natürlich nicht nur von
der absoluten Größe eines Partikels, sondern in gleicher Weise
von der Anzahl der Partikel abhängig. Kleinere Partikel können
in Abhängigkeit von ihrer Zusammensetzung abgebaut oder durch
Ausscheidung eliminiert werden (17, 19). Bei allen größeren
oder bei einer Massierung kleinerer Partikel kann es aufgrund
der Arbeiten von BRÜNING (2), JONAS (8) und GROVES (7) zur Ausbildung von Fibrosen kommen, die interstitiell oder perivasku-
lär gelagert sind. Nach Ablauf von zwei bis drei Monaten können

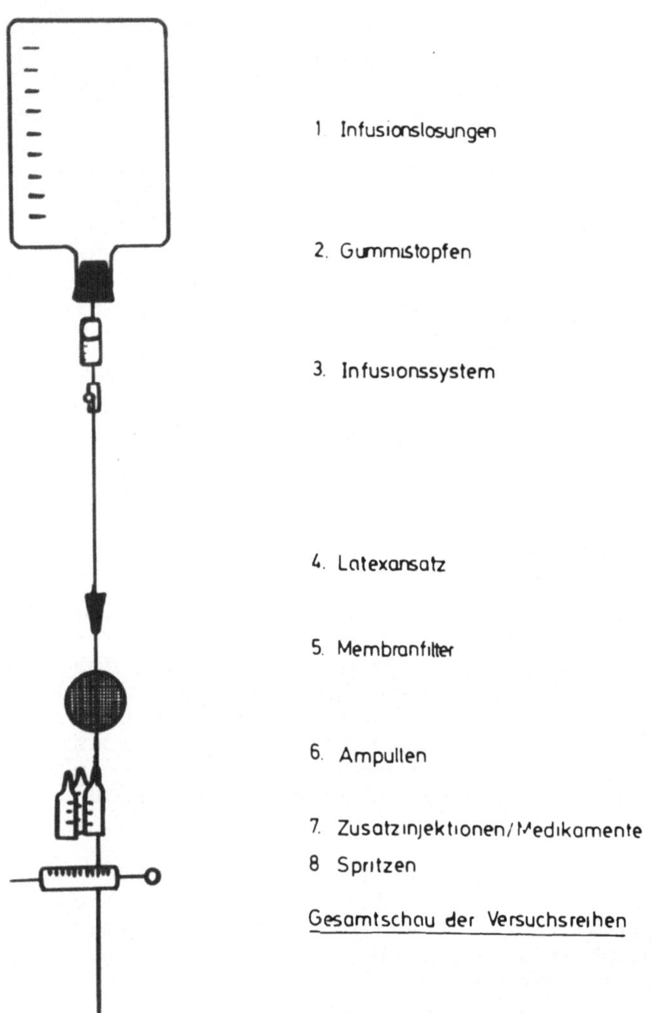

Abb. 1. Übersicht über alle Versuchsreihen

Granulome entstehen. Der Fremdkörper ist dabei mit hyalinen Substanzen umgeben. Bei den zur Formation des Granuloms gehörenden Zellen handelt es sich um typische Fremdkörperriesenzellen. Die Partikel durchwandern das Gefäßsystem, die in der Gefäßwand entstandenen Gewebsdefekte werden fibrös umgewandelt.

JACQUES et al. (9) konnten in ihren Untersuchungen beweisen, daß eine direkte positive Korrelation zwischen der Menge der verabreichten Flüssigkeit, der Dauer der Infusionstherapie und der im Gewebe nachzuweisenden Partikel bzw. der durch sie ausgelösten Reaktionen besteht. Diese Befunde sind für die Erörterung der Probleme im Bereich der Intensivtherapie von großer Bedeutung, da Infusionsmengen von 50 bis 150 l und mehr heute nicht mehr als Seltenheit anzusehen sind. Auch TURCO und DAVIS

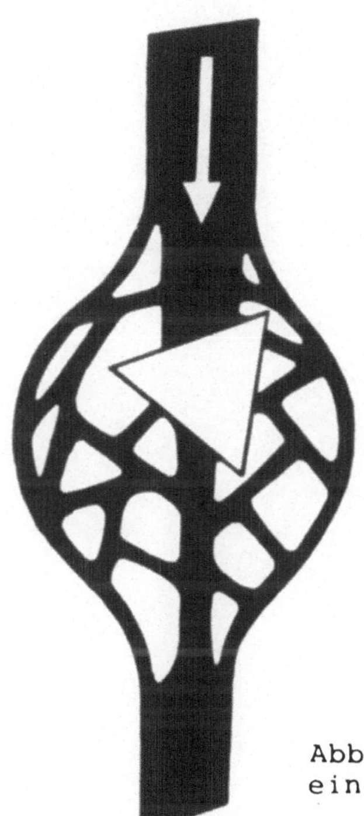

Abb. 2. Verschluß einer Arteriole durch
ein Schwebeteilchen

(<u>18</u>) bestätigen mit anderen Befunden die potentielle Gefahr
für den Patienten.

Die Befunde lassen darüber hinaus erkennen, daß es nicht nur
auf die Anzahl und Größe der Partikel ankommt, sondern besonders auch auf deren chemische und physikalische Beschaffenheit.
So kann ein Teil der Partikel im Laufe kürzerer oder längerer
Zeitspannen metabolisiert werden, andere, wie z. B. Silikonbe-
standteile, verhalten sich wahrscheinlich biologisch inert. Gefährlich erscheinen dagegen Silikate, sie können nicht verstoff-
wechselt werden und setzen Mikrotraumen. Pathologische Veränderungen entstehen aber auch durch die anhaltenden Versuche des
Organismus, diese Partikel durch Phagozyten abzubauen. Nach
WOITOWITZ (<u>20</u>) kann aus diesen, über lange Zeiträume bestehenden entzündlichen Reaktionen eine neoplastische Entartung resultieren. Nach PAVEK (<u>13</u>) können durch Partikel definierter
chemischer Formation Sensibilisierungen eintreten, anaphylak-
toide Reaktionen wären die Folge.

Weitere Einzelbefunde, die hier keine weitere Erörterung finden sollen, sind in zahlreichen Einzelberichten niedergelegt.
Sie lassen einwandfrei erkennen, daß, in Abhängigkeit von der
Menge der verabreichten Infusionslösungen, erhebliche pathologisch-anatomische Reaktionen an einzelnen Organen eintreten
können und beobachtet wurden. Bei zusammenfassender Würdigung

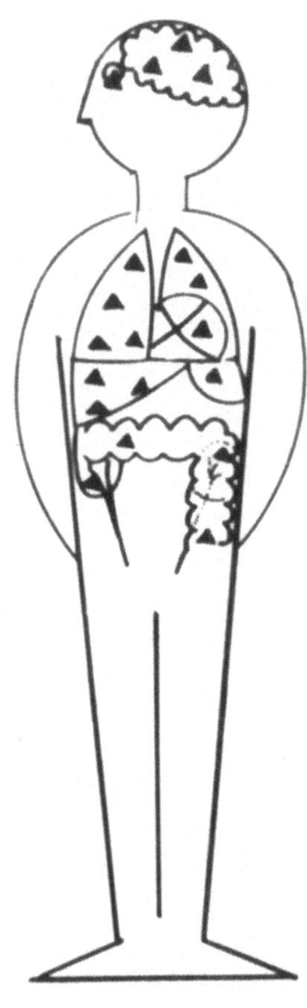

Abb. 3. Erfolgsorgane injizierter Schwebeteilchen

Tabelle 2. Erfolgsorgane der Schwebeteilchen aus pathophysiologischer Sicht

Hirn
Auge
Herz-Kreislauf
Lungen
Nieren
Leber
Milz

der vorliegenden Literatur besteht kein Zweifel daran, daß in zahlreichen Einzelfällen ein zum Teil erheblicher pathologischer Einfluß der eingeschwemmten Partikel nachgewiesen ist. Es gibt insbesondere Beweise dafür, daß die eingeschwemmten Partikel an der Entstehung einer respiratorischen Insuffizienz einen maßgeblichen Einfluß haben können (11, 12, 15, 16, 18).

Aus den Einzelbeobachtungen geht natürlich noch nicht hervor, ob gerade diese Patienten, aus welchen Gründen auch immer, die Partikeleinschwemmung mit vermehrten Reaktionen beantworten, es bleibt weiterhin, zumindest theoretisch, die Möglichkeit, daß die bei diesen Patienten zur Anwendung gekommenen Infusionslösungen entweder besonders hohe Zahlen an Partikeln beinhalteten oder auch Partikel einer bestimmten chemischen Zusammensetzung aufwiesen, die zu den beobachteten schweren Reaktionen und ihren Folgen führten. Diese Vermutungen werden jedoch durch Ergebnisse zahlreicher tierexperimenteller Studien zumindest eingeschränkt. An unterschiedlichen Versuchstieren wurden Partikel verschiedener Zusammensetzung und Größe intravenös verabreicht. Auch hier konnten in Abhängigkeit von der Größe der Partikel, ihrer chemischen Zusammensetzung und der Anzahl immer wieder die gleichen und erheblichen pathologischen Veränderungen nachgewiesen werden, die sich im übrigen vom Grundsätzlichen her mit den am Menschen erhobenen Befunden voll zur Deckung bringen lassen.

In der neueren Literatur wird auch die Frage diskutiert, ob diese Befunde ausreichen, um zu definitiven Schlußfolgerungen zu kommen. Im Gegensatz zu CARUGATI (3) und DRAFTS et. al (4) sehen die meisten Wissenschaftler, die sich mit diesen Problemen intensiv beschäftigt haben, keinen Grund und keine Möglichkeiten, die bisher vorgelegten Untersuchungen weiter zu differenzieren, sie sind vielmehr der Auffassung, daß die am Menschen und im Tierexperiment ermittelten Ergebnisse ausreichen, um wirksame Maßnahmen zu fordern, die geeignet sind, insbesondere bei einer Langzeitinfusionstherapie den Partikeleinstrom so gering wie möglich zu halten. Aus diesen Aussagen ergeben sich Schlußfolgerungen sowohl für den Bereich der Herstellung als auch für den Bereich der Anwendungstechnik, auf die wir später zurückkommen werden.

Interessanterweise haben einige Länder, und besonders die, in denen die hier zitierten Befunde erhoben wurden, bereits vor längerer Zeit staatliche Auflagen über Schwebeteilchen in Infusionslösungen erstellt. Die australische Normenvorschrift in dem "Therapeutic Goods Act" von 1966 enthält klar definierte Richtlinien, die sich auf die mittlere Anzahl der in einige Größenordnungen aufgeteilten Schwebeteilchen beziehen. Die Richtlinien enthalten klare Anweisungen über die Durchführung der Prüfungen, die Methoden der Partikelzählung, die Größe und Menge der erlaubten Schwebeteile pro 1 ml etc..

Die britische Pharmakopoe (1973) enthält in einem Appendix ebenfalls verbindliche Anweisungen über die Bestimmung der Schwebeteilchen, die Methodik und die Grenzen.

Auch die FDA hat 1973 in den USA erste Empfehlungen erstellt, die jedoch noch nicht die gleiche Rechtsverbindlichkeit wie die australischen und britischen Vorschriften besitzen. Konkrete Angaben zur neuesten Fassung konnten wir noch nicht einsehen.

In der DDR kommt eine besondere Vorschrift zur Anwendung, nach der an mindestens drei Behältnissen jeder Charge nur optische

Tabelle 3. Pharmakopoen

<u>Australische Normvorschrift (1966)</u>

pro 1 ml <100 Schwebeteilchen der Größe 5 um
pro 1 ml   <2 Schwebeteilchen der Größe 20 um

<u>Britische Pharmakopoe (1973)</u>

pro 1 ml 1.000 Schwebeteilchen der Größe 2 um
pro 1 ml <100 Schwebeteilchen der Größe 5 um

<u>FDA (1973)</u>

Vorschriften ohne quantitative Aspekte

<u>DDR-Vorschriften</u>

$0,4 \times \sqrt{n}$ Stichproben pro Charge,
mindestens drei optische Kontrollen

<u>BRD-Vorschrift</u>

entspricht den Vorschlägen der WHO
zu GMP im allgemeinen

Prüfungen unter Ausnützung des Tyndall-Effektes erfolgen müssen. In der Bundesrepublik hat das Bundesamt für Wehrtechnik und Beschaffung eine daran orientierte Vorschrift erstellt.

Im März 1975 erschien im Bundesanzeiger Nr. 56 eine amtliche Fassung zur GMP. Hierin kommen die Grundregeln der WHO aus dem Jahre 1969, die sich auf die Herstellung von Infusionslösungen beziehen, zur Veröffentlichung. Es fehlen jedoch klare Aussagen über die Partikel, wie sie insbesondere in den australischen und britischen Verordnungen niedergelegt sind.

<u>Eigene Untersuchungen</u>

Wir haben mit der bisherigen Darstellung versucht, die Ausgangssituation zu charakterisieren. Basierend auf den Ergebnissen der Literaturrecherche und den genannten staatlichen Vorschriften haben wir eigene Untersuchungsprogramme entwickelt. Die meisten deutschen Hersteller von Infusionslösungen stellten uns im Jahre 1975 insgesamt 131 verschiedene Infusionslösungen, jeweils fünf Flaschen der gleichen Charge, zur Verfügung, so daß wir die Partikelmessungen an insgesamt 655 Lösungen vornehmen konnten. Bei 485 dieser Lösungen handelte es sich um Elektrolytzubereitungen unterschiedlicher Zusammensetzung (310 in Glasflaschen, 175 in Plastikbehältern).

Bei 55 Lösungen handelte es sich um Aminosäurenzubereitungen unterschiedlicher Zusammensetzung ausschließlich in Glasbehältern. In einer dritten Untersuchungsgruppe wurden Volumenersatzmittel unterschiedlicher Zusammensetzung, davon 70 in Glas- und 45 in Plastikbehältern, untersucht.

Bevor wir über unsere eigenen Ergebnisse berichten, sollen kurz
die Methoden erörtert werden, die heute für den Nachweis bzw.
die Zählung von Partikeln Verwendung finden.

Tabelle 4. Übersicht über die Methoden zur Bestimmung materieller Kontamination

---

1. Verbesserter Tyndall-Effekt

2. AR-2-Methode   (Millipore)

3. Coulter Counter-Verfahren

4. Light Blockage-Verfahren   (Royco)

5. Laser Light-Blockage   (Prototron)

Zu 1.: Verbesserter Tyndall-Effekt
Bei einer seitlichen Beleuchtung der Flüssigkeit vor einem dunk-
len Hintergrund kann unter Ausnützung des Tyndall-Effektes eine
Verbesserung der visuellen Kontrolle erreicht werden. Zur quan-
titativen Erfassung von Schwebeteilchen ist diese Methode jedoch
sicher unzureichend, selbst dann, wenn eine Verbesserung durch
Einsatz von zwei Polarisationsfiltern und einer zweifach ver-
größernden Lupe im Dunkelfeld eingesetzt wird.

Zu 2.:
Zur Identifikation der Partikel, eventuell auch zur Zählung der
Fremdstoffe, ist die AR-2-Methode der Firma Millipore vorgesehen. Hierbei werden die Partikel von einer Membran abgefiltert
und nach Vorbereitung unter dem Licht- oder Elektronenmikroskop
betrachtet, gegebenenfalls ausgezählt. Auch dieses Verfahren
eignet sich nicht für eine routinemäßige Prüfung der Anzahl und
der Größe der Partikel.

Zu 3.:
Der ursprünglich zur Zellzählung konstruierte "Coulter Counter"
ermöglicht die Erfassung von Kleinstteilen. Die Meßlösung passiert eine Meßzelle mit zwei Elektroden, durch die ein elektri-
scher Strom fließt. Dieses Verfahren ist für eine routinemäßige
Anwendung und die erwarteten Aussagen ebenfalls ungeeignet.

Zu 4.:
Wir benutzten für unsere Untersuchungen quasi eine Weiterent-
wicklung des Coulter Counter. Die Meßzelle besteht aus einer
Fotozelle, zwischen der die Meßflüssigkeit durchläuft. Der durch
die Meßzelle fließende elektrische Strom wird verändert, sobald
ein dichtes Teilchen die Meßzelle passiert. In Abhängigkeit von
der Größe und der Anzahl der Partikel werden die Spannungsände-
rungen an einem Oszillographen angezeigt und in verwertbarer
Form von einem Digitalanzeiger erfaßt. Unter der Voraussetzung
einer entsprechenden Eichung ist es möglich, neben der Teilchenzahl auch deren Größe zu bestimmen. Wir haben ein solches Gerät
der Firma Royco eingesetzt, das wir als das derzeit optimale
Verfahren betrachten.

Zu 5.:
Die neueste Entwicklung auf diesem Gebiet stellt ein Gerät der
Firma Prototron dar, das auf dem Laserlichtstreuprinzip beruht.
Trotz der damit verbundenen Vorteile ist es für die vorgesehenen Zwecke nicht geeignet, da eine Registrierung nur am unzer-
störten Behälter möglich ist. Die Glashülle der Lösungen würde
zu einer nicht abschätzbaren Fehlerquelle führen, undurchsich-
tige Plastikverpackungen machen eine Messung unmöglich.

Um die von uns durchgeführten Messungen nicht durch Partikel
verfälschen zu lassen, die sich in der Raumluft befinden (1 l
enthält ca. 40 Schwebeteilchen größer als 5 um), wurden alle
Messungen unter den Bedingungen der Laminar air flow-Technik
vorgenommen, d. h. in einer Reinraumbox. Lösungen aus Plastikbehältern mußten zur Partikelbestimmung in Glasflaschen umge-
füllt werden. Die dabei entstehenden Bläschen, die als Fehlerquelle in Erscheinung treten könnten, wurden im Exsikkator beseitigt. Vor jeder Messung wurde das von uns eingesetzte Gerät
mit hochgereinigtem, entionisiertem Wasser durchgespült und geeicht.

Folgende Gruppen wurden untersucht:
A. Partikelmessungen bei den angegebenen Infusionslösungen.
B. Partikelmessungen an Infusionsbestecken.
C. Partikelmessungen nach Durchstoßen verschiedener handelsüb-
   licher Gummistopfen mit dem Dorn eines handelsüblichen Infu-
   sionsbesteckes.

Es würde den Rahmen dieses Beitrages sprengen, würden alle Ein-
zelergebnisse der untersuchten Lösungstypen und -gruppen demon-
striert. Wir beschränken uns daher bei dieser Darstellung auf
die Angaben von Mittelwerten.

Wegen der auch bei exakt durchgeführter Meßmethodik zu erwar-
tenden Streubreite können die von uns gemessenen Werte nicht
als Absolutwerte bezeichnet werden. Mit Sicherheit lassen sich
jedoch die ermittelten Werte als Vergleichswerte für alle untersuchten Lösungen und Fragestellungen verwenden.

Die durchschnittlichen Partikelzahlen wurden zunächst aus jeweils fünf Infusionslösungen gleicher Zusammensetzung und gleicher Charge ermittelt. Von diesen fünf Lösungen wurden aus me-
thodischen Gründen jeweils 400 ml gemessen und in der Gesamt-
zusammenstellung jeweils auf die angegebene Menge berechnet.

Das Gerät wurde so geeicht, daß wir die in der Tabelle 5 dargestellten Teilchengrößen in den Größenordnungen I bis IV er-
faßten.

Betrachten wir die ermittelten Einzelbefunde, so finden wir
ganz erhebliche Schwankungen innerhalb der verschiedenen gemessenen Lösungsgruppen, die Streuung finden wir auch bei den
Produkten derselben Herkunft und innerhalb der gleichen Char-
gennummer ein und desselben Produkts. Außerdem differieren die
Werte in Abhängigkeit von der Verpackungsart, also in Abhängigkeit davon, ob Glas- oder Plastikbehälter Verwendung fanden.

Tabelle 5. Meßgrößen des Partikelzählgerätes

Größe I	2 - 5 um
Größe II	> 5 - 20 um
Größe III	>20 - 50 um
Größe IV	>50 um

Auch auf diese Details kann in diesem Zusammenhang nicht eingegangen werden. Wir werden darüber gesondert publizieren.

Die berechneten Mittelwerte lassen die Aussage zu, daß wir trotz
der angegebenen Streubreiten die größte Partikelzahl in den Ami-
nosäuren- und Aminosäuren-Kohlenhydrat-Lösungen finden. Darunter liegen die Durchschnittswerte der Volumenersatzmittel. Die
geringste materielle Kontamination ist in den Elektrolytlösungen, unabhängig von der unterschiedlichen Ionenkonzentration,
nachweisbar. Interessanterweise finden wir bei Lösungen gleicher Zusammensetzung, die in Plastikbehältern abgefüllt bzw.
aufbewahrt wurden, im Vergleich zu Glasbehältern deutlich geringere Partikelzahlen, obwohl es sich keineswegs um einheitliche Plastikbehälter (Form und Kunststoffmaterial) handelte.

In den bei unseren Untersuchungen gewählten Gruppen der Partikelgrößen läßt sich ein typisches Verteilungsmuster nachweisen.
Die weitaus meisten Partikel sind in den Bereichen I und II,
d. h. Teilchen bis zu einer Größe von 20 um, mit nahezu gleich
großen Zahlen in den Bestimmungsbereichen I und II. In der Gruppe III werden wesentlich geringere Mengen gefunden. Partikel
der Größe IV sind von den Zahlen her in einer fast zu vernach-
lässigenden Menge vorhanden. Bedenkt man allerdings, daß diese
Partikel wegen ihrer Größe auch mit der visuellen Kontrolle erfaßt werden können, dann hätten diese Lösungen die Produktion
nicht verlassen dürfen.

Bei der Bewertung der Ergebnisse in den einzelnen Größengruppen
der Partikel sollte zum Vergleich die Größe eines Erythrozyten
herangezogen werden, die bei 6 - 8 um liegt.

Tabelle 6. Durchmesser menschlicher Blutkörperchen

Erythrozyten		7,5 um
Leukozyten: Granulozyt		10,0 um
Lymphozyt	7 - 9	um
Monozyt	12 - 20	um
Thrombozyten	1 - 3	um

Für denjenigen, der sich mit dieser speziellen Problematik bisher nicht befaßt hat, ist aber nun zunächst eine andere Aussage
von Wichtigkeit. Legen wir die in Australien und England gültigen Normen zugrunde, so können wir feststellen, daß die von uns

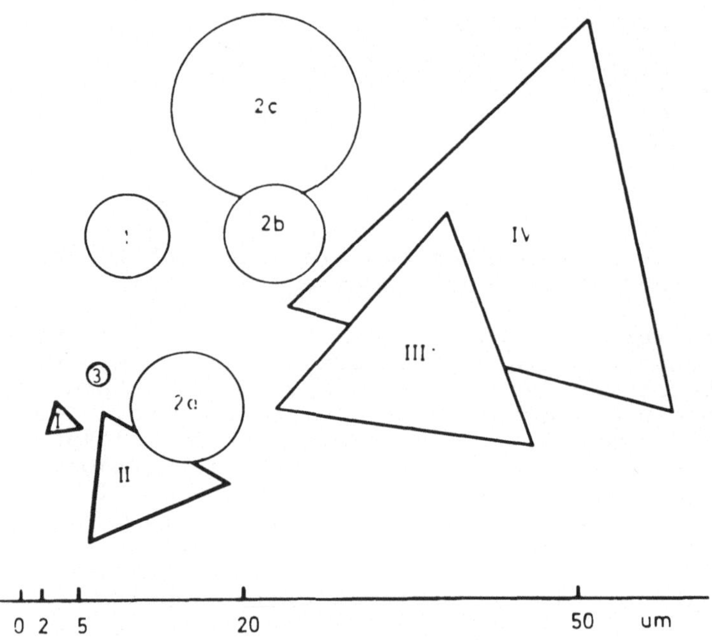

Abb. 4. Größenrelation der Blutkörperchen zu den gemessenen
Schwebeteilchen (1 = Erythrozyt, 2a = Granulozyt, 2b = Lympho-
zyt, 2c = Monozyt, 3 = Thrombozyt)

geprüften Lösungen der deutschen Industrie diesen Vorschriften
entsprechen und damit dem heute gültigen internationalen Standard genügen. Dennoch lassen sich trotz der mehrfach betonten
Schwankungen gewisse Unterschiede bei den einzelnen Herstellern
nachweisen, die den Schluß zulassen, daß die Güte des Herstel-
lungsverfahrens verständlicherweise von Bedeutung ist.

Als Zwischenbilanz dieses ersten Teiles läßt sich lediglich
feststellen, daß wir aus der Produktion stammende Partikel in
einer nicht unbeträchtlichen Anzahl feststellen konnten, daß
aber diese Partikelzahlen die heute gültigen Limits, die im internationalen Vergleich zu finden sind, nicht überschreiten.

Mit dieser ersten Untersuchungsgruppe haben wir aber nur das
Endprodukt erfaßt, wie es den Hersteller verläßt. Es interessierte uns darüber hinaus die Frage, welche zusätzlichen Mengen von Partikeln bei der heute üblichen Anwendungstechnik entstehen.

Wir haben daher in einer weiteren Gruppe den Partikelgehalt der
Infusionsgeräte gemessen, also die Partikel gezählt, die an der
Innenfläche der Systeme haften und die bei einer Infusionsthe-
rapie ausgeschwemmt werden und den Patienten erreichen.

Für die Spülung benutzten wir wiederum hochgereinigtes, ent-
ionisiertes, d. h. praktisch partikelfreies Wasser, das selbstverständlich jeweils vorgetestet wurde. Wir zählten die ausge-
spülten Partikel wiederum in den angegebenen Größenordnungen,
zusätzlich fraktioniert nach jeweils 100 ml durchgelaufener
Spülflüssigkeit, und konnten dabei verständlicherweise einen
deutlichen Auswascheffekt nachweisen. Durchschnittlich fanden
wir insgesamt pro Infusionsbesteck in allen Größenordnungen zusammengefaßt 7.500 Partikel.

In einem überwiegenden Anteil werden auch heute noch Glasflaschen für die Infusionstherapie verwendet, die mit Stopfen aus
unterschiedlichen Gummimaterialien verschlossen sind.

Für diese Untersuchungen standen uns 11 Gummistopfen verschiedener Hersteller zur Verfügung, die alle zum Verschluß von Infusionslösungen verwendet werden. Zum Durchstechen der Stopfen
benutzten wir handelsübliche Infusionsssets einer Charge. In
dieser Meßreihe wurden die verschiedenen Stopfen jeweils einer
vorgereinigten und mit hochgereinigter Flüssigkeit gefüllten
Infusionsflasche aufgesetzt. Die Meßflüssigkeit mußte wiederum
die Bedingung erfüllen, daß pro 50 ml Wasser weniger als 50
Schwebeteilchen enthalten sind. Daraufhin haben wir die Verschlüsse mit dem unbenützten Dorn eines Infusionssets vor-
schriftsmäßig in gerader Richtung durchstochen und jetzt den
Partikelgehalt der Lösung bestimmt.

Das bei Verwendung bestimmter Infusionssets notwendige Durchstechen mit einem Luftansaugsystem fand hier keine Berücksichtigung.

Auch hier soll lediglich über Durchschnittswerte berichtet werden. Insgesamt - alle Größen zusammengefaßt - werden durch den
Gummiabrieb bei einem einmaligen Einstechen durchschnittlich
18.000 Partikel frei. Vorrangig finden wir auch hier Partikel
in den Größenordnungen I und II mit deutlichem Abfall in den
Größen III und IV.

Wir können in diesem Zusammenhang zu zwei Feststellungen kommen:

1. Die Qualität der von uns untersuchten Gummistopfen ist in
   bezug auf den Partikelabrieb sehr unterschiedlich.

2. Die beträchtliche Anzahl freigesetzter Partikel weist darauf
   hin, daß Vorschriften für die Herstellung der Lösungen alleine
   nicht ausreichen, da durch die Anwendungstechnik der Partikelgehalt der Lösungen noch erheblich ansteigt.

Wir kommen schon hier zu dem Schluß, daß diese Anwendungsform
einer dringenden Überarbeitung bedarf und aus unserer Sicht eine solche Technik den heutigen Anforderungen nicht mehr entspricht. Bei einigen Stopfen - dies wurde uns durch die Herstellerfirmen bestätigt - wird von seiten der Industrie die Qualität der Stopfen primär im Hinblick auf einen sicheren Flaschenverschluß, nicht jedoch in bezug auf die Anwendungstechnik beurteilt.

Tabelle 7. Durchschnittlicher Partikelgehalt einzelner Infusionslösungen in 1.000 ml

	Größen:	I	II	III	IV
Elektrolyt-Kohlenhydrat-Lösungen (Glas)	n = 310	52.500	45.000	1.225	50
Elektrolyt-Kohlenhydrat-Lösungen (Plastik)	n = 175	18.825	12.025	263	50
Aminosäurenlösungen (Glas)	n = 55	121.200	129.875	3.800	150
Volumenersatzmittel (Glas)	n = 70	69.775	93.850	3.125	50
Volumenersatzmittel (Plastik)	n = 45	62.525	49.925	950	75

Tabelle 8. Durchschnittlicher Partikelgehalt aller Infusionslösungen in 1.000 ml (n = 655)

Größe I	$\bar{x}$ =	58.220	Schwebeteilchen
Größe II	$\bar{x}$ =	58.850	Schwebeteilchen
Größe III	$\bar{x}$ =	1.710	Schwebeteilchen
Größe IV	$\bar{x}$ =	70	Schwebeteilchen
Gesamtsumme		118.850	Schwebeteilchen

Tabelle 9. Durchschnittlicher Partikelgehalt eines Infusionsbesteckes (n = 11)

Größe I	$\bar{x}$ =	2.030	Schwebeteilchen
Größe II	$\bar{x}$ =	4.370	Schwebeteilchen
Größe III	$\bar{x}$ =	1.010	Schwebeteilchen
Größe IV	$\bar{x}$ =	105	Schwebeteilchen
Gesamtsumme		7.515	Schwebeteilchen

Tabelle 10. Durchschnittlicher Partikelgehalt durch Gummistopfen-
abrieb (n = 11)

Größe I	$\bar{x}$ =	8.160	Schwebeteilchen
Größe II	$\bar{x}$ =	9.190	Schwebeteilchen
Größe III	$\bar{x}$ =	890	Schwebeteilchen
Größe IV	$\bar{x}$ =	90	Schwebeteilchen
Gesamtsumme		18.330	Schwebeteilchen

Tabelle 11. Summe aller Partikel in 1.000 ml

Infusionslösungen (1.000 ml)	$\bar{x}$ =	118.850	Schwebeteilchen
Infusionsbesteck	$\bar{x}$ =	7.515	Schwebeteilchen
Gummistopfenabrieb	$\bar{x}$ =	18.330	Schwebeteilchen
Gesamtsumme		144.695	Schwebeteilchen

Mit diesen Zahlen erreichen wir, darauf möchte ich bewußt hinweisen, noch nicht das Endergebnis. Die Partikel, die den Patienten erreichen, werden noch vermehrt durch Zusatzinjektionen
in das Infusionsbesteck. Über diese Zahlen wird an anderer Stelle berichtet.

68

Welche Schlußfolgerungen sind aufgrund dieser Untersuchungen,
wiederum nur als Zwischenbilanz, zu ziehen:

1. Die ermittelten Teilchenmengen in den Infusionslösungen überschreiten nicht die heute gültigen Standards.

2. Es mag möglich sein, in der Produktion die jetzt nachgewiesenen Mengen weiter zu reduzieren. Betrachtet man die hier
   vorgetragenen Teilergebnisse der Anwendungstechnik, erhebt
   sich aber die Frage, ob ein weiterer und wesentlicher Aufwand für den Produktionsgang selbst sinnvoll erscheint. Fest
   steht, daß eine Reduzierung der Partikel auf Null im Produk-
   tionsprozeß selbst bei hohem Aufwand nicht zu erreichen ist.

3. Die bei Glasflaschen üblichen Stopfenverschlüsse sind wegen
   des Freisetzens einer nicht unbeträchtlichen Anzahl von Partikeln sicher nicht als optimal anzusehen.

4. Es müssen verbindliche Vorschriften für die Endkontrolle der
   Infusionslösungen in bezug auf den Partikelgehalt erlassen
   werden. Die bisher übliche visuelle Kontrolle ist unzureichend.

5. Alle Entscheidungen über tolerable materielle Kontaminationen müssen nicht nur den Bereich der Herstellung, sondern in
   gleicher Weise den Bereich der Anwendungstechnik berücksichtigen.

Literatur

1. BREWER, J. H. F.: In vitro and in vivo study of glass particles in ampoules. J. Amer. Pharm. Assoc. 36, 289 (1947).

2. BRÜNING, E.: Entstehung und Bedeutung intraarterieller Fremd-
   körperembolien der kindlichen Lunge. Virchows Arch. 327, 460
   (1955).

3. CARUGATI, E., RUGINENTI, G., ZORZETTO, C.: Fremdkörper in
   parenteralen Lösungen. Symposium der A.F.J./S.I.S.F., Mai-
   land 1969.

4. DRAFTS, R., GRAF, J.: Identifying particle contaminants.
   Bull. Par. Drug Assoc. 28, 35 (1974).

5. DAVIS, N., TURCO, S.: A study of particulate matter in i.v.
   infusion fluids, phase II. Amer. J. Hosp. Pharm. 28, 620
   (1971).

6. GARVAN, J., GUNNER, B.: The harmful effects of particulate
   matter in i.v. fluids. Med. J. Austr. II, 1 (1964).

7. GROVES, M. J.: Particles in i.v. fluids. Lancet II, 344
   (1965).

8. JONAS, A.: Potentially hazardous effects of introducing
   particulate matter into the vascular system of man and
   animals. FDA National Symposium on Proceedings of Safety
   of Parenteral Solutions, 1965.

9. JACQUES, W., MARISCAL, G.: A study of the incidence of
   cotton emboli. Bull. int. Ass. med. Mus. 32, 63 (1951).

10. KRAMER, W., TANJA, J., HARRISON, W.: Precipitates found in
    admixtures of potassium chloride and dextrose 5 ' in water.
    Amer. J. Hosp. Pharm. 27, 543 (1970).

11. LIEBOW, A. A., HALES, M. R., LINDSKOG, G. G.: Enlargement
    of the bronchial arteries and their anastomoses with the
    pulmonary arteries in bronchiectasis. Amer. J. Pathol. 25,
    211 (1949).

12. NICHOLSON, W., MAGGIOREI, L., SELIKOFF, I.: Asbestos cont-
    amination of parenteral drugs. Science 177, 171 (1972).

13. PAVEK, K.: Mündliche Mitteilung.

14. PRINZMETALL, M., ORNITZ, E., SIMKIN, B., BERGMANN, H.: Ar-
    teriovenous anastomoses in liver, spleen and lungs. Amer.
    J. Physiol. 152, 48 (1948).

15. PROCTOR, H.: Wet lung, neurosurgery position among topics
    at ASA meeting. Amer. Soc. Anesthesiology 55 (1973).

16. SCHUBERT, G., REIFFERSCHEID, P., FLACH, A.: Mikroembolien
    von Fremdmaterial nach Angiographien und i.v. Infusionen.
    Dtsch. med. Wschr. 97, 1745 (1972).

17. SINGER, J. M. et al.: J. RES 6, 561 (1965).

18. TURCO, S., DAVIS, N.: Comparison of final filtration devi-
    ces. Bull. Par. Drug Assoc. 27, 207 (1973).

19. WILKINS, D. J., MYERS, P. A.: Brit. J. exp. Path. 47,
    568 (1966).

20. WOITOWITZ, H., SCHÄCKE, G.: Zu den Auswirkungen von Pleura-
    verkalkungen bei Chrysotil-Asbestarbeitern auf die Lungen-
    funktion. Med. Welt 22, 931 (1971).

Partikuläre Verunreinigungen von Infusionslösungen und -zubehör

G. Hübner

Die Prüfung von Injektionslösungen und speziell von Infusionslösungen auf partikuläre Verunreinigungen ist in den einzelnen
Pharmakopöen zum Teil recht grob, mangelhaft, ungenau und nichts-
sagend beschrieben.

Hier einige Auszüge aus einzelnen Pharmakopöen, z. B.:

1. Europäisches Arzneibuch, Band II:
   Die Lösung muß klar, farblos und praktisch frei von Schwebeteilchen sein.

2. United States Pharmacopoe (USP) XIX:
   The solution is essentially free from particles of foreign
   matter that can be observed on visual inspection.

3. British Pharmacopoe (BP) 73:
   The solutions to be injected should not contain particles of
   foreign matter that can readily be observed on visual inspection. Examination in plane polarised light is an additional
   safeguard in detecting cellulosic material .....
   Determine the number of particles per 1 ml of the liquid that
   are equal to or greater than 2 um equal to or greater than
   5 um in each of 5 containers .....

4. 2. Arzneibuch - DDR, 75:
   Die Prüfung auf partikuläre Verunreinigungen erfolgt ohne
   vergrößernde optische Hilfsmittel bei seitlicher Beleuchtung
   mit einer nicht mehr als 15 cm vom Behältnis entfernten Äther-
   man-Leuchte vor einem mattschwarzen Hintergrund innerhalb einer vorgeschriebenen Zeit. Die Zahl der partikulären Verunreinigungen wird in Form eines Punkteschlüssels dokumentiert,
   wobei keine Unterschiede hinsichtlich der Partikelgröße vorgenommen werden.

Wir müssen hierbei berücksichtigen, daß bei visueller Kontrolle
ohne optische Hilfsmittel partikuläre Verunreinigungen unter einer Teilchengröße von 50 um nicht mehr erfaßt werden. Dies ist
in der Literatur beschrieben und konnte durch eigene Versuche
bestätigt werden. Beim direkten Vergleich der Pharmakopöe-Vor-
schriften der BP und USP muß man also feststellen, daß die USP
- sie entspricht im Wortlaut den FDA-Richtlinien - die Kontrolle von großvolumigen parenteralen Lösungen großzügiger handhabt
als die BP, die grundsätzlich keine größeren Fremdpartikel als
Teilchen von 5 um Durchmesser erlaubt. Hier ist also bereits in
dem Spielraum zwischen 5 und 50 um eine große Dunkelziffer und
eine internationale Anpassung wünschenswert.

Beim Studium der spezifischen Literatur der letzten fünf Jahre
gibt es zahlreiche Veröffentlichungen, die sich mit der Zählung
von partikulären Verunreinigungen in Infusionslösungen beschäftigen und hierbei neben der Beschreibung neuer Methoden vorwiegend bei der Zählung von partikulären Verunreinigungen bei einer Körpergröße von 5 um aufwärts beginnen. Die Zahlen der hierbei gefundenen Fremdpartikel in aus dem Handel bezogenen Infusionslösungen sind zum Teil erschreckend hoch. Oft berichten die
Autoren auch über Untersuchungen über einen längeren Zeitraum
und zeigen hierbei an, daß die Hersteller von Infusionslösungen
im Zuge einer Umstellung ihrer Produktionsanlagen, auch in Auswirkung der neuen GMP-Richtlinien, und durch eine bessere Endkontrolle eine Verringerung der partikulären Verunreinigungen
als Trend erkennen lassen. Bei Optimierung des Herstellungs- und
Kontrollverfahrens ist es meines Erachtens auch ohne weiteres
möglich, hier eine möglichst niedrige Verunreinigung durch Fremdpartikel anzustreben und zu realisieren. Ob man hierbei die von
der BP 73 gestellten Forderungen voll erfüllen wird, nämlich Infusionslösungen an das Krankenbett zu bringen, bei denen partikuläre Verunreinigungen über 5 um Körpergröße nicht vorhanden
sind - ich betone besonders "nicht vorhanden" und möchte darunter auf keinen Fall "nicht meßbar" verstanden wissen - muß ab-
gewartet werden.

Wenn auch in den letzten Jahrzehnten wenig Zwischenfälle aus der
Klinik publiziert wurden, bei denen der direkte Zusammenhang mit
der Infusion von Fremdpartikeln bewiesen wurde, so sollten wir
die möglichen Ursachen, wie z. B. die Entstehung von Thromboem-
bolien, Granulomen, lokalen Gefäßverschlüssen mit anschließenden
lokalen nekrotischen Veränderungen usw., so ernst nehmen, daß
wir uns hier die wichtige Frage stellen, wie man die unkontrollierte Einschleusung von partikulären Verunreinigungen beim kranken Patienten im Zusammenhang mit der modernen Infusionstherapie
weitestgehend verhindern kann. Wenn wir uns in diesem Zusammenhang primär mit diesem Problem bei Infusionslösungen beschäftigt
haben, so erhebt sich natürlich die Frage, wie gut sind die auf
dem Markt befindlichen Hilfsgeräte, die zur i.v. Injektion bzw.
Infusion verwendet werden, hinsichtlich ihrer partikulären Verunreinigungen.

Untersucht wurden in diesem Zusammenhang von uns auf dem Markt
erhältliche
Einmalspritzen aus Kunststoff,
Überleitungsgeräte für die Bereitung von Infusionen und
Infusionsgeräte und Kanülen.

Die Untersuchung derartiger Hilfsgeräte hielten wir deshalb für
besonders interessant, weil sie heute als sogenannte Massenware
von den Kliniken in der Regel direkt vom Hersteller bezogen werden, meistens direkt von der Krankenhausverwaltung bestellt werden und auch nicht durch eine Eingangskontrolle innerhalb der
Krankenhausapotheke getestet werden.

Erwähnenswert ist auch, daß es zur Zeit bereits DIN-Vorschriften sowohl für Einmalspritzen aus Kunststoff als auch für Infusionsgeräte gibt, in denen eine ausführliche Beschreibung der

Qualität der Einzelteile erfolgt, in denen man aber sowohl eine Methode für die Prüfung auf partikuläre Verunreinigungen als auch den Hinweis auf das Nichtvorhandensein von Partikeln vermißt.

Zur Prüfung auf partikuläre Verunreinigungen haben wir für Einmalspritzen, Überleitungsgeräte und Infusionsgeräte weitgehend ähnliche Prüfbedingungen eingehalten, indem wir die einzelnen Geräte jeweils mit einer individuell festgelegten Menge partikelfreiem Wasser, das vorher durch ein Membranfilter von 1,2 um Porengröße filtriert worden war, durchspülten und die Spülflüssigkeit über ein schwarzes Membranfilter mit 0,8 um Porenweite leiteten. Der Rückstand auf dem Membranfilter wurde anschließend mit einer Stereolupe und 10facher Vergrößerung ausgezählt.

Für jede Prüfung wurden jeweils 10 - 25 Geräte verwendet. Jede Bestimmung wurde einmal wiederholt.

Zur Festlegung des Blindwertes wurde aus jeder Gerätegruppe ein bereits mehrfach verwendetes Gerät 10- bis 25mal mit der gleichen Menge partikelfreiem Wasser durchspült, das bei der Hauptprüfung verwendet wurde. Die Anzahl der aus dieser Spülflüssigkeit auf dem Membranfilter gesammelten Partikel wurde als Blindwert bei der späteren Auszählung der Hauptwerte abgezogen.

Bei der Auszählung der Fremdstoffpartikel haben wir nur Teile erfaßt, deren Größe über 50 um lag. Aus Informationsgründen differenzierten wir die Fremdpartikel in Größenordnungen von
 50 - 150 um
150 - 450 um und
über 450 um.

Das Prüfungsergebnis war erschütternd. Bei allen geprüften Hilfsgeräten wurden Fremdpartikel unterschiedlicher Ausmaße und Häufigkeit gefunden. Bemerkenswert niedrig war die Zahl der gemessenen Partikel verständlicherweise wegen der geringen Oberfläche bei den niedrigvolumigen Kunststoffspritzen, obwohl auch hier eklatante Unterschiede zwischen den Spritzen verschiedener Hersteller zu sehen waren.

Bei den großvolumigen Kunststoffspritzen, 10 und 20 ml, nahm die Gesamtzahl der Partikel über 50 um deutlich zu. Hier war kein wesentlicher Unterschied zwischen den Spritzen zweier Hersteller.

Erwartungsgemäß ähnlich niedrig lag die Zahl der Partikel bei den sogenannten Überleitungskanülen.

Erschreckend hoch war die Zahl der gezählten Partikel pro Infusionsgerät. Als Mittelwert wurden hierbei bei drei verschiedenen Gerätetypen jeweils gefunden: 92, 79 und 52 Partikel über 50 um pro Infusionsgerät. Hierbei war die Zahl der über 450 um großen Partikel im Mittelwert 3, 6 bzw. 9 Partikel pro Infusionsgerät.

Bei den geprüften Infusionsgeräten handelt es sich nach Aussage der Hersteller um die am meisten auf dem deutschen Markt gebrauch-

ten Bestecke. Bemerkenswert ist hierzu noch, daß bei den geprüften drei Typen kein Gerät mit einem eingebauten Filter in der
Tropfkammer ausgerüstet war, obwohl die DIN 58 362 den Einbau
eines Flüssigkeitsfilters mit einer Maschenweite von 15 um zur
Abfiltration von Sekundärverunreinigungen aus der Infusionslösung fordert. Von derartigen Infusionsgeräten mit Filtern sollen
nach Auskunft eines namhaften Herstellers derartiger Geräte in
der Bundesrepublik zur Zeit nur ca. 5 % produziert werden.

Unabhängig von der bisherigen Ignorierung einer DIN-Norm möchte
ich nach dem vorliegenden Untersuchungsergebnis auch in Frage
stellen, ob das Flüssigkeitsfilter in dem Infusionsgerät gemäß
DIN-Vorschrift in der Tropfkammer angebracht einen ausreichenden Schutz zur Abfilterung von partikulären Verunreinigungen im
Zusammenhang mit der heutigen Infusionstechnik bietet. Bekannt-
lich werden bei angelegter Infusion Zusatzinjektionen durch das
gummiartige Verbindungsstück im unteren Schlauchteil vorgenommen. Ebenso wenig würde das Flüssigkeitsfilter in der Tropfkammer partikuläre Verunreinigungen der unterhalb des Flüssigkeitsfilters angeordneten Teile des Infusionsgerätes abfiltern.

Aus dieser Sicht bietet sich die Endfiltration der Infusionslösung durch Zwischenschaltung eines Membranfilters vor der Kanüle, d. h. direkt vor dem Einfließen in den menschlichen Körper,
an. Aus den bisher vorliegenden Publikationen, speziell aus dem
amerikanischen Raum, scheint sich für viele Infusionslösungen
ein Membranfilter mit einer Porengröße von 5 um ohne relevante
Verlängerungen der Infusionszeit zu eignen.

Leider wäre mit dieser Realisierung noch nicht das gesamte Problem der partikulären Verunreinigungen bei einer Infusionstherapie ausgeschaltet. Die heute für die Injektionstechnik verwendeten sogenannten Einmalkanülen können nach unseren Erfahrungen
ebenfalls Metallteilchen als partikuläre Verunreinigung enthalten. Bei der Untersuchung von insgesamt 295 Spritzen eines Fer-
tigarzneimittels mit beigelegter Kanüle konnten z. B. 50 Metallteilchen über 50 um registriert werden. Darunter waren allein
sieben Teilchen über 200 um. Ich rufe deshalb diesen Arbeits-
kreis auf, an der Lösung dieses Problems intensiv zu arbeiten.
Dies kann einmal dadurch erfolgen, daß die Hersteller von Infusionslösungen und -zubehör die Herstellung ihrer Präparate hinsichtlich partikulärer Verunreinigungen soweit optimieren, daß
wir die Forderungen der BP wenigstens ansteuern. Gleichzeitig
sollten intensivere Untersuchungen über die möglichen Wechselwirkungen von derartigen Fremdstoffpartikeln aus Baumwolle,
Kunststoff, Glas, Metall und Gummi im menschlichen Organismus
nach intravenöser Einschleusung eingeplant werden. Hinweise hierzu könnte unter Umständen die zentrale Auswertung von Untersuchungsergebnissen der Pathologie liefern, von Patienten, die aus
ungeklärter Ursache verstorben sind und bei denen längere Zeit
eine Infusionstherapie durchgeführt worden war.

Auswirkungen des „Gesetzes zur Neuordnung des Arzneimittelrechts" auf die Herstellung und Zulassung von Infusionslösungen

K. Mohrbutter, B. Schnieders, J. Schuster und U. Wolff

Das "Gesetz zur Neuordnung des Arzneimittelrechts" vom 24. August 1976, das am 1. Januar 1978 in Kraft tritt, enthält in Artikel 1 als Kernstück das "Gesetz über den Verkehr mit Arzneimitteln" (Arzneimittelgesetz) - im weiteren Text mit "AMG 1976" bezeichnet (6). Ziel dieses AMG 1976 ist es, für die Qualität, Wirksamkeit und Unbedenklichkeit der Arzneimittel zu sorgen. Gegenüber dem Arzneimittelgesetz 1961 (Abk.: AMG 1961) (7) ergeben sich auch für den Bereich der Herstellung, der Zulassung und des Vertriebs von Infusionslösungen zahlreiche Änderungen, deren wichtigste im folgenden Erwähnung finden sollen.

Während sich der Begriff des Arzneimittels in seiner Bedeutung für Infusionslösungen nicht geändert hat, beinhaltet die Zulassungspflicht für den Gesamtbereich der Fertigarzneimittel, daß in Zukunft die sogenannten Generica - Arzneimittel ohne besondere Bezeichnung - Fertigarzneimittel im Sinne des AMG 1976 sind und erst nach der Zulassung in den Verkehr gebracht werden dürfen. Aufgrund der "Überleitungsvorschriften zum Arzneimittelgesetz" (Artikel 3 des "Gesetzes zur Neuordnung des Arzneimittelrechts") § 9 (8) dürfen neue Generica ab 1. September 1976 nur nach Registrierung gemäß den Vorschriften des AMG 1961 in den Verkehr gebracht werden.

Entsprechend § 9 des AMG 1976 dürfen Arzneimittel nur durch einen pharmazeutischen Unternehmer im Geltungsbereich dieses Gesetzes in den Verkehr gebracht werden, der auch seinen Sitz in der Bundesrepublik Deutschland hat. Name und Anschrift des pharmazeutischen Unternehmers, d. h. dessen, der unter seinem Namen Arzneimittel in den Verkehr bringt, müssen auf dem Arzneimittel angegeben werden.

Die Erteilung der Herstellungserlaubnis liegt weiterhin im Zuständigkeitsbereich der Länderbehörden (§ 13). Eine Neuregelung ergibt sich jedoch aufgrund der Bestimmungen des § 19 für die Verantwortungsbereiche bei der Herstellung von Arzneimitteln. Hier erfolgt im neuen Gesetz eine klare Trennung zwischen der Funktion des Herstellungsleiters, der für Herstellung, Lagerung und Kennzeichnung von Arzneimitteln verantwortlich ist, der des für die Qualität verantwortlichen Kontrolleiters sowie der des Vertriebsleiters, dem auch die Verantwortung über die Einhaltung der Vorschriften über die Werbung obliegt.

Neuregelungen treten auch in dem Bereich des Vertriebs und der Einfuhr in Kraft (§§ 47, 72). So dürfen Infusionslösungen, deren Abgabe den Apotheken vorbehalten ist, von dem pharmazeutischen Unternehmer und dem Großhändler auch direkt an Krankenhäuser und Ärzte abgegeben werden, wenn diese Lösungen in Behältnissen mit mindestens 500 ml in den Verkehr gebracht werden

und zum Ersatz oder zur Korrektur von Körperflüssigkeit bestimmt
sind (§ 47).

Für die Einfuhr eines Arzneimittels in die Bundesrepublik Deutschland muß zukünftig ein Zertifikat der zuständigen Behörde des Her-
stellungslandes über die sachgerechte Herstellung entsprechend
den Regeln der Weltgesundheitsorganisation (GMP) (12) vorgelegt
werden; die Gültigkeit eines solchen Zertifikats setzt die gegenseitige Anerkennung voraus (§ 72 Abs. 2 Nr. 1).

Eine wesentliche Änderung ergibt sich durch die Bestimmungen des
§ 29. War bisher bei Änderung der Bezeichnung eines Arzneimittels eine Neuregistrierung erforderlich, so ist zukünftig eine
Anzeige an das Bundesgesundheitsamt ausreichend. Eine Neuzulassung ist wie bisher bei Änderung der Zusammensetzung der wirksamen Bestandteile, der Darreichungsform sowie erstmals auch bei
Erweiterung der Anwendungsgebiete erforderlich; soweit eine Infusionslösung für Tiere verwendet wird, auch bei einer Änderung
der Wartezeit.

Hinsichtlich der Arzneimittel, d. h. auch der Infusionslösungen,
die sich bereits im Verkehr befinden, stellen die Überleitungsvorschriften des Artikels 3 (§§ 5 bis 10) fest, daß Fertigarzneimittel, die sich bei Verkündung des AMG 1976 am 1.9.1976 bereits im Verkehr befanden oder aufgrund eines Registrierungsan-
trages, der bis zu diesem Zeitpunkt gestellt wurde, eingetragen
werden und sich am 1.1.1978 im Verkehr befinden, als zugelassen
gelten und bis zu der Verlängerung der Zulassung zwölf Jahre im
Verkehr bleiben können; dies allerdings unter der Voraussetzung,
daß diese Arzneimittel in einer Frist von sechs Monaten nach Inkrafttreten des Gesetzes dem Bundesgesundheitsamt unter Angabe
der Bezeichnung, der wirksamen Bestandteile nach Art und Menge
und der Anwendungsgebiete angezeigt werden. Arzneimittel, die
in der Zeit vom 1.9.1976 bis 1.1.1978 zur Registrierung einge-
reicht und registriert werden und sich am 1.1.1978 im Verkehr
befinden, gelten jedoch nur für eine Dauer bis zu sechs Monaten
nach Inkrafttreten des Gesetzes als zugelassen und müssen innerhalb dieser sechs Monate zur Zulassung angemeldet werden.

Umfangreiche Änderungen ergeben sich durch die Bestimmungen der
§§ 10 und 11 für die Kennzeichnung der Fertigarzneimittel und
für die Packungsbeilage. Für die für Infusionslösungen in Frage
kommenden Behältnisse ist neben den bisher schon vorgeschriebenen Angaben der Aufdruck der Chargenbezeichnung oder, soweit das
Arzneimittel nicht in Chargen in den Verkehr gebracht werden
kann, des Herstellungsdatums erforderlich; weiterhin ist bei
einer Haltbarkeitsdauer von drei Jahren oder weniger das Verfalldatum anzugeben. Abweichend von bisherigen Bestimmungen müssen auf Behältnissen die Darreichungsform und der Inhalt nach Gewicht oder Rauminhalt nicht angegeben werden (Tabelle 1).

Zu beachten ist, daß bei Angaben zur Zusammensetzung der neu in
das Gesetz aufgenommene Begriff der "wirksamen Bestandteile"
auch die Deklaration physiologisch relevanter Hilfsstoffe ein-
schließt.

Tabelle 1. Zur Beschriftung des Behältnisses einer Infusionslösung sind gemäß § 10 folgende Angaben erforderlich:

Name bzw. Firma und Anschrift
Bezeichnung des Arzneimittels
Zulassungsnummer
Chargenbezeichnung bzw. Herstellungsdatum
Darreichungsform[1]
Inhalt[1]
Art der Anwendung
Zusammensetzung (wirksame Bestandteile)
Verfalldatum
Abgabebestimmung
Unverkäufliches Muster (bei Mustern)

---

[1]Angabe kann entfallen, vgl. § 10 Abs. 8

Gleiche Bestimmungen gelten für die Beschriftung der äußeren
Umhüllungen von Fertigarzneimitteln, mit dem Unterschied, daß
hier auch Darreichungsform und Inhalt nach Gewicht, Rauminhalt
oder Stückzahl anzugeben sind (z. B. 6 x 500 ml Infusionslösung)
(Tabelle 2).

Tabelle 2. Zur Beschriftung der äußeren Umhüllung einer Infusionslösung sind gemäß § 10 folgende Angaben erforderlich:

Name bzw. Firma und Anschrift
Bezeichnung des Arzneimittels
Zulassungsnummer
Chargenbezeichnung bzw. Herstellungsdatum
Darreichungsform
Inhalt
Art der Anwendung
Zusammensetzung (wirksame Bestandteile)
Verfalldatum
Abgabebestimmung
Unverkäufliches Muster (bei Mustern)

Neu gegenüber dem AMG 1961 ist die Bestimmung, daß Fertigarzneimittel nur mit einer _Packungsbeilage_ unter der Überschrift "Gebrauchsinformation" in den Verkehr gebracht werden dürfen. Diese
muß in deutscher Sprache und deutlich lesbar folgende Angaben
enthalten:

- Name und Anschrift des pharmazeutischen Unternehmers,
- die Bezeichnung des Arzneimittels,
- die wirksamen Bestandteile nach Art und Menge,
- die Anwendungsgebiete,
- die Gegenanzeigen,
- die Nebenwirkungen,
- die Wechselwirkungen mit anderen Mitteln,

- die Dosierung unter Angabe der Einzel- und Tagesgabe und
- der Hinweis: "Soweit nicht anders verordnet",
- die Art der Anwendung; bei Arzneimitteln, die nur begrenzte
  Zeit angewendet werden sollen, auch die Dauer der Anwendung,
- der Hinweis, daß das Arzneimittel nach Ablauf des Verfalldatums nicht mehr angewendet werden soll,
- der Hinweis, daß Arzneimittel unzugänglich für Kinder aufbewahrt werden sollen.

Die Angabe der Gegenanzeigen, der Nebenwirkungen und der Wechselwirkungen können entfallen, wenn sie nicht gemacht werden können (§ 11 Abs. 5) (Tabelle 3).

Tabelle 3. Zur Beschriftung der Behältnisse von Infusionslösungen, die ohne äußere Umhüllung und Packungsbeilage in den Verkehr gebracht werden, sind gemäß § 10 bzw. § 11 Abs. 6 folgende Angaben erforderlich:

Name bzw. Firma und Anschrift
Bezeichnung des Arzneimittels
Zulassungsnummer
Chargenbezeichnung bzw. Herstellungsdatum
Darreichungsform[1]
Inhalt[1]
Art der Anwendung
Zusammensetzung (wirksame Bestandteile)
Verfalldatum
Abgabebestimmung
Unverkäufliches Muster (bei Mustern)

Anwendungsgebiet
Gegenanzeigen[2]
Nebenwirkungen[2]
Wechselwirkungen[1]
Dosierung und Hinweis: "Soweit nicht anders verordnet"
Dauer der Anwendung
Hinweis: "Soll nach Ablauf des Verfalldatums nicht mehr angewendet werden"
Hinweis: "Arzneimittel, für Kinder unzugänglich aufzubewahren"

[1]Angabe kann entfallen, vgl. § 10 Abs. 8
[2]Angabe kann entfallen, vgl. § 11 Abs. 5

Wünscht der Anmelder, über diese Angaben hinaus in der Packungsbeilage weitere Mitteilungen zu machen, so sind diese entsprechend § 11 Abs. 5 deutlich abgesetzt und abgegrenzt aufzuführen. In der Packungsbeilage wird daher zukünftig eine Trennung zwischen gesetzlich vorgeschriebenen Pflichtangaben und Wunschangaben des Anmelders zu erkennen sein, wobei sich die Wunschangaben in einem realistischen Rahmen halten müssen, d. h. es können hier keine Indikations- oder Qualitätsansprüche geltend gemacht werden, die nicht durch die Unterlagen des Anmelders gedeckt sind.

Eine Packungsbeilage kann gänzlich entfallen, wenn das Arzneimittel ohne äußere Umhüllung in den Verkehr gebracht wird, allerdings unter der Voraussetzung, daß alle gemäß § 11 Abs. 1
bis 4 in der Packungsbeilage vorgesehenen Angaben - das sind
alle Pflichtangaben - auf dem Etikett aufgeführt werden (Tabelle 4). Dies wird erfahrungsgemäß nur bei wenigen Infusionslösungen - vornehmlich bei Monopräparaten - möglich sein, so daß Infusionslösungen in der Zukunft generell mit einer Packungsbeilage versehen in den Verkehr gebracht werden dürften.

Tabelle 4. Für die gemäß § 11 für Fertigarzneimittel vorgeschriebene Packungsbeilage sind folgende Angaben erforderlich:

Gebrauchsinformation

Name bzw. Firma und Anschrift
Bezeichnung des Arzneimittels
Zusammensetzung (wirksame Bestandteile)
Anwendungsgebiete
Gegenanzeigen[1]
Nebenwirkungen[1]
Wechselwirkungen[1]
Dosierung und Hinweis: "Soweit nicht anders verordnet"
Art der Anwendung
Dauer der Anwendung
Hinweis: "Soll nach Ablauf des Verfalldatums nicht mehr ange-
          wendet werden"
Hinweis: "Arzneimittel, für Kinder unzugänglich aufzubewahren"

[1]Angabe kann entfallen, vgl. § 11 Abs. 5

Für alle Beschriftungsentwürfe gilt, daß auf dem Wege der Rechts-
verordnung und Auflage (§§ 12 und 28) bestimmte Angaben angeordnet werden können, z. B. Warnhinweise, Warn- oder Erkennungszei-
chen, die Verwendung verständlicher Begriffe bei der Deklaration,
die Verwendung bestimmter Behältnisse mit bestimmten Verschlüssen sowie darüber hinaus auch die Ausbietung in Packungsgrößen,
die der vorgesehenen Dauer der Anwendung angemessen sind.

Weiterhin ist es aufgrund der Ermächtigungsbestimmungen der §§
35 und 36 möglich, bestimmte Chargen von der Chargenprüfung oder
Arzneimittel und Arzneimittelgruppen von der Pflicht zur Zulassung freizustellen. Voraussetzung für die Standardzulassung ist,
daß keine Gesundheitsgefährdung zu befürchten ist und die in
Monographien festgelegten Anforderungen an Qualität, Wirksamkeit und Unbedenklichkeit erfüllt sind.

Weitreichende Änderungen sind durch die Bestimmungen des § 22
bedingt, welche die Gewährleistung der Qualität und die Sicherung der medizinischen Aussagen beinhalten.

Mit einem Zulassungsantrag müssen gegenüber dem AMG 1961 folgende zusätzliche Unterlagen vorgelegt werden:

Angaben zu den Wechselwirkungen mit anderen Mitteln, über die
Herstellung des Arzneimittels, die Haltbarmachung und die Kontrollmethoden zur Qualitätssicherung. Ferner sind Unterlagen
zur analytischen Prüfung sowie Sachverständigengutachten ein-
zureichen.

Qualität

Grundsätzliche Ausführungen über die notwendige und wünschens-
werte Qualität von Arzneimitteln sind bereits an anderer Stelle
gemacht worden (14). Qualität darf nicht als absolute Wertnorm
aufgefaßt werden; der Begriff Qualität umfaßt vielmehr nach der
Definition von KLAUS und BUHR (13) jede der wesentlichen Eigenschaften eines Dinges oder die Gesamtheit, das System, zu dem
die Einzelqualitäten, die das Ding ausmachen, verbunden sind.

Nach der Definition des AMG 1976 ist Qualität die Beschaffenheit eines Arzneimittels, die nach Identität, Gehalt, Reinheit,
sonstigen chemischen, physikalischen, biologischen Eigenschaften oder durch das Herstellungsverfahren bestimmt wird (§ 4 Abs.
15). Auf die Zweiteilung in der Definition sei besonders hingewiesen: Einerseits sind als Parameter der Qualität Eigenschaften
des Arzneimittels selbst aufgezählt, andererseits wird diese Beschaffenheit wesentlich durch das Herstellungsverfahren bestimmt.
Es erscheint wichtig zu betonen, daß gerade bei der Produktion
von Infusionslösungen dem Herstellungsverfahren eine besondere
Bedeutung für die pharmazeutische Güte zukommt.

Voraussetzungen für die Zulassung von Infusionslösungen nach dem
AMG 1976 sind unter anderem,

daß das Arzneimittel nach dem jeweils gesicherten Stand der wissenschaftlichen Erkenntnisse ausreichend geprüft worden ist (§
25 Abs. 2 Nr. 2) und

daß das Arzneimittel die nach den anerkannten pharmazeutischen
Regeln angemessene Qualität aufweist (§ 25 Abs. 2 Nr. 3).

Von den im Zulassungsverfahren vom Hersteller eingereichten Unterlagen werden in die materielle pharmazeutische Prüfung als
Grundlage für die Entscheidung folgende einbezogen:

Zulassungsunterlagen (nach § 22):
- Bestandteile nach Art und Menge,
- Darreichungsform,
- kurzgefaßte Angaben über die Herstellung des Arzneimittels,
- die Art der Haltbarmachung, die Dauer der Haltbarkeit, die
  Art der Aufbewahrung, die Ergebnisse von Haltbarkeitsversu-
  chen,
- die Methoden zur Kontrolle der Qualität (Kontrollmethoden),
- die Ergebnisse physikalischer, chemischer, biologischer oder
  mikrobiologischer Versuche und die zu ihrer Ermittlung ange-
  wandten Methoden (analytische Prüfung).

<u>Sachverständigengutachten</u> (nach § 24),
in denen die Kontrollmethoden und die Prüfungsergebnisse zusammengefaßt und bewertet werden. Aus den analytischen Gutachten
muß hervorgehen,

ob das Arzneimittel die angemessene Qualität aufweist und ob
die vorgeschlagenen Kontrollmethoden dem jeweiligen Stand der
wissenschaftlichen Erkenntnisse entsprechen und zur Beurteilung
der Qualität geeignet sind.

Im AMG 1976 wird zwischen <u>analytischer Prüfung</u> und <u>Kontrollmethoden</u> unterschieden; unter dem Begriff "analytische Prüfung"
sind die Untersuchungen bei der Entwicklung eines Arzneimittels
zu verstehen, auf deren Grundlage die Kontrollmethoden aufbauen,
die zur Überprüfung der Übereinstimmung mit dem zugelassenen Modell des Arzneimittels dienen (<u>5</u>); die analytische Prüfung des
Arzneimittels während des Herstellungsprozesses ist entscheidend
mit dem Qualitätsmerkmal Haltbarkeit verbunden.

Die kurzgefaßten Angaben über die Herstellung des Arzneimittels
sollen im wesentlichen die Vorgänge des Herstellungsprozesses
beschreiben, die für die Qualität entscheidend sind, das sind
insbesondere
- Vorbehandlung von Ausrüstungen, Ausgangsmaterialien, Behältnissen und Verschlüssen;
- Entfernung partikulärer Verunreinigungen;
- Methodik antimikrobieller Behandlung;
- Inprozeßkontrollen und Endprüfungen.

Eine Grafik des Herstellungsganges (z. B. im Fließbild) bietet
sich zur übersichtlichen Darstellung an.

Arzneimittel dürfen nur hergestellt und in den Verkehr gebracht
werden, wenn die in ihnen enthaltenen Stoffe und Darreichungsformen den für sie geltenden Regeln des Arzneibuches entsprechen.
Es sei besonders hervorgehoben, daß nun auch die allgemeinen
Monographien über Arzneiformen eine besondere Geltung erhalten.

Sind Stoffe nicht im Deutschen oder Europäischen Arzneibuch aufgeführt, so kann auf eine Arzneibuch-Monographie eines anderen
Landes zurückgegriffen werden. Vom Bundesgesundheitsamt können
zusätzliche Spezifikationen vom Hersteller angefordert werden,
wenn die Monographie als nicht ausreichend erscheint, um die
Qualität des Stoffes zu gewährleisten (<u>11</u>).

Für Stoffe, die in keiner Monographie beschrieben sind, muß eine ausführliche Prüfvorschrift angegeben werden; in ihr sollen
gegebenenfalls auch Begründungen für die Molekülstruktur und Angaben zum Syntheseweg gemacht werden (<u>11</u>).

Die Notwendigkeit eingehender Beschreibung gilt auch für Behältnisse, soweit sie nicht im Arzneibuch beschrieben sind. Da für
Infusionsflaschen aus Glas z. B. die Glasqualität im Europäischen
Arzneibuch beschrieben ist, müssen Glasflaschen diesen Qualitätsansprüchen genügen. Für Kunststoffbehältnisse und Verschlüsse
muß einstweilen auf andere Prüfvorschriften verwiesen werden,
solange noch keine Normung über das Arzneibuch erfolgt (<u>2</u>).

Die Darreichungsform Infusionslösung ist nicht im geltenden
Arzneibuch aufgeführt. Bei Inkrafttreten des AMG 1976 wird
wahrscheinlich auch die Monographie Parenteralia des Europäischen Arzneibuches (3) in Kraft getreten sein; zumindest könnte auf diese Monographie verwiesen werden, wenn sie bis dahin
in der Bundesrepublik Deutschland noch nicht in Kraft gesetzt
worden ist. Die Monographie Parenteralia gilt für alle Zubereitungen zur parenteralen Anwendung beim Menschen oder Tier. In
ihr werden drei Hauptformen beschrieben: Iniectabilia, Infundi-
bilia und Pulveres parenterales.

Die Präambel der Monographie stellt klar, daß die Anforderungen
nicht automatisch für menschliches Blut, Blutprodukte, immun-
biologische Zubereitungen, Radiopharmaka oder gewisse Veterinär-
zubereitungen gelten.

Grundsätzlich muß das Herstellungsverfahren so ausgelegt sein,
daß die Sterilität der Zubereitungen gesichert ist, keine Ver-
schmutzung eintreten kann und Pyrogene nicht auftreten. Infusionslösungen müssen grundsätzlich mit Wasser für Injektionszwecke (4) hergestellt werden und den Prüfungsangaben auf Pyrogene bzw. Sterilität entsprechen.

Hilfsstoffe zur Herstellung von Infusionslösungen sind ausdrücklich erlaubt, z. B. zur Isotonierung der Lösung mit Blut, zur
Einstellung des pH-Wertes, zur Verbesserung der Löslichkeit
oder zur Stabilisierung des wirksamen Bestandteiles; sie dürfen aber keine hinzugefügten antimikrobiellen oder puffernde
Zusätze enthalten; Emulsionen dürfen keine Phasentrennung aufweisen, die disperse Phase darf 5 um Durchmesser nicht überschreiten.

Die Monographie Parenteralia formuliert für Infusionslösungen
nur einige, aber sehr wichtige Minimalforderungen hinsichtlich
der Qualität. Zum Beispiel: Verschlüsse dürfen beim Durchstechen keine Partikel abgeben; Lösungen dürfen unter optimalen
Sichtbedingungen keine Partikel aufweisen. Manche Fragen bleiben offen, so z. B. nach Art und/oder Zahl von zulässigen Partikeln je ml sowie der Durchführung der Prüfung auf Partikel;
vollständig offen ist die Frage nach einer wirksamen antimikrobiellen Behandlung.

Eine Infusionslösung ist eine Darreichungsform, die - Wirksamkeit und Unbedenklichkeit vorausgesetzt - aufgrund ihrer Anwendung bei Fehlen gewisser Standards ein großes Risiko für den
Patienten sein kann, denn mikrobielle, pyrogene oder partikuläre Verunreinigungen können zu dramatischen Zwischenfällen beim
Einbringen in den menschlichen Organismus führen.

Ein Arzneibuch kann nur einige, wichtige Prüfungen des Minimal-
standards festlegen; das entbindet den Hersteller aber nicht
von der Pflicht, seine Arzneimittel entsprechend dem Stand der
pharmazeutischen Wissenschaft herzustellen und über den Rahmen
eines Arzneibuches hinaus zu prüfen.

Aufgrund einer Ermächtigung in § 54 AMG 1976 kann der Bundesminister in Betriebsordnungen Regelungen unter anderem über
Herstellung, Prüfung und Lagerung von Arzneimitteln treffen sowie Anforderungen an Personal und Hygiene stellen. Das bedeutet:
In der Bundesrepublik Deutschland kann eine Angleichung an die
EG-Richtlinie (11) und die Richtlinie der Weltgesundheitsorganisation über die Herstellung von Arzneimitteln und die Sicherung
ihrer Qualität (GMP) (12) erfolgen und eine rechtliche Anpassung
an europäische und internationale Standards vollzogen werden.
Es wird möglich sein, z. B. die in der Monographie Parenteralia
gemachten allgemeinen Angaben zur Herstellung zu konkretisieren
und fortzuschreiben.

Einige kurze Bemerkungen zur Haltbarkeit von Infusionslösungen
seien angefügt: Die Angabe eines Verfalldatums ist bei allen
Fertigarzneimitteln vorgeschrieben, wenn die Dauer der Haltbarkeit vom Zeitpunkt des Inverkehrbringens weniger als drei Jahre
beträgt.

Unter Haltbarkeit ist die Konstanz des chemischen, physikalischen oder mikrobiologischen Zustandes und des therapeutischen
bzw. toxikologischen Effektes zu verstehen. Die eingereichten
Unterlagen über die Qualität sollen ausreichend belegen, ob die
drei erstgenannten Kriterien für die angegebene Dauer der Haltbarkeit oder für mindestens drei Jahre gegeben sind. Sehr wichtig wird die Überprüfung des mikrobiologischen Zustandes sein;
insbesondere unter dem Gesichtspunkt äußerer mikrobieller Einflüsse auf das Gesamtsystem Zubereitung-Behältnis-Verschluß.

Fertigarzneimittel können in der Regel bei Raumtemperatur gelagert werden. Die vorgelegten Ergebnisse von Haltbarkeitsversu-
chen sollen daher aus Versuchsreihen stammen, die mit bei Raumtemperatur gelagerten Chargen durchgeführt worden sind. Die Prüfungen sollen sich über einen Zeitraum erstrecken, der die angegebene Dauer der Haltbarkeit ausreichend absichert. Die dazu benötigten Kontrollmethoden sollen eine zuverlässige qualitative
und quantitative Beurteilung der Haltbarkeit des Arzneimittels
ermöglichen, stoffspezifische Analysenmethoden sind dabei vor-
zuziehen.

Der Nachweis der Qualität ist gegenüber dem bisher geltenden
Recht grundsätzlich neu. Es werden nun zur Vorlage bei der zuständigen Bundesoberbehörde vom Hersteller die Unterlagen und
Nachweise der Kontrollen verlangt, die von ihm bereits heute
zur Sicherung der Qualität durchgeführt werden, um die stets
gleichbleibende Qualität seines Erzeugnisses garantieren zu können.

Wirksamkeit und Unbedenklichkeit:
Die Forderung, Wirksamkeit und Unbedenklichkeit nachzuweisen,
erhebt schon das AMG 1961 (§ 21) für Arzneispezialitäten, die
Stoffe in der medizinischen Wissenschaft nicht allgemein bekannter Wirksamkeit oder deren Zubereitungen enthalten (§ 21
Abs. 1 a), und für solche, die Zubereitungen von Stoffen darstellen, bei denen die Wirkungen jedes einzelnen dieser Stoffe zwar
bekannt, die Wirkung der speziellen Zubereitung jedoch in der
medizinischen Wissenschaft nicht allgemein bekannt und nicht vor-
hersehbar ist (§ 21 Abs. 1 b).

Die hier erhobenen Forderungen, die in der vom Beirat Arzneimittelsicherheit erarbeiteten und vom Bundesminister für Jugend,
Familie und Gesundheit am 11. Juni 1971 bekanntgemachten Richtlinie über die Prüfung von Arzneimitteln (10) spezifiziert und
erläutert wurden, werden vom AMG 1976 (§ 22) übernommen und gelten in Zukunft prinzipiell für alle zur Zulassung angemeldeten
Fertigarzneimittel.

Beschrieben werden die jeweiligen Anforderungen in Arzneimittelprüfrichtlinien, die, abweichend von der genannten Richtlinie
aus dem Jahre 1971, nicht nur die Anforderungen an die pharmakologisch-toxikologische Prüfung und die klinische Erprobung erfassen soll, sondern auch die Prüfungsanforderungen zur Qualität der Arzneimittel.

Bei diesen noch zu erstellenden Richtlinien, die vom Bundesminister für Jugend, Familie und Gesundheit nach Anhörung von Sach-
verständigen erlassen werden, wird es sich um Verwaltungsvorschriften handeln, die dem sich ändernden Stand wissenschaftlicher Erkenntnisse fortlaufend angepaßt werden können und sollen
(§ 26). Inhaltlich werden sie sich - soweit es die pharmakologisch-toxikologischen und klinischen Prüfungen betrifft - an die
Prüfungsrichtlinie des Jahres 1971 (10) anlehnen.

Das AMG 1976 eröffnet die Möglichkeit, dem Bundesgesundheitsamt
anstelle der Ergebnisse eigener pharmakologisch-toxikologischer
und klinischer Prüfungen auch anderes wissenschaftliches Erkenntnismaterial vorzulegen, wenn Anträge auf Zulassung von Arzneimitteln gestellt werden, deren Wirkungen und Nebenwirkungen bereits bekannt sind (§ 22 Abs. 3).

Diese Regelung schließt die Ergebnisse der analytischen Prüfung,
die in jedem Fall vorgelegt werden müssen, nicht ein. Aus den
eingereichten Unterlagen müssen die Wirkungen und Nebenwirkungen des angemeldeten Arzneimittels ersichtlich sein, d. h. dieses Erkenntnismaterial muß - hinsichtlich der Arzneimittelsicherheit - alle jene Aussagen enthalten, die auch aus den im
Abs. 2 Nr. 2 und Nr. 3 des § 22 benannten Ergebnissen pharmakologisch-toxikologischer und klinischer Prüfungen abgeleitet
werden könnten.

Davon werden auch Arzneimittel betroffen, die neue Kombinationen bekannter Bestandteile darstellen. Hier kann für die einzelnen Bestandteile anderes wissenschaftliches Erkenntnismaterial
vorgelegt werden, aber auch für die Kombination selbst, wenn
Wirksamkeit und Unbedenklichkeit des Arzneimittels - nach Zusammensetzung, Dosierung, Darreichungsform und Anwendungsgebieten - aufgrund dieser Unterlagen bestimmbar sind.

Diese Bestimmungen des Gesetzes und die Verwendung des Begriffes
"anderes wissenschaftliches Erkenntnismaterial" sind im deutschen
Arzneimittelrecht neu. Hier werden sinngemäß Empfehlungen übernommen, die in der 1. Richtlinie des Rates der Europäischen Gemeinschaft vom Januar 1965 (Kapitel II Art. 4 Ziff. 8 a) (9) enthalten sind.

Abweichend von der bisherigen Praxis muß in Zukunft jeder Anmeldung eines Arzneimittels zur Zulassung eine für die Beurteilung von Wirksamkeit und Unbedenklichkeit ausreichende Dokumentation beigefügt werden. Dabei ist die Herkunft der Daten dann unerheblich, wenn das Arzneimittel aus bekannten Wirkstoffen besteht oder eine neue Kombination aus solchen darstellt. Soweit die Wirkungen und Nebenwirkungen aus dem Erkenntnismaterial nicht ersichtlich sind, bleibt die Pflicht des Anmelders unberührt, nötigenfalls die in der Literatur vorhandenen und bekannten Daten durch Ergebnisse eigener Prüfungen zu ergänzen.

Abweichend vom AMG 1961 müssen die genannten pharmakologisch-toxikologischen und klinischen Zulassungsunterlagen in Zukunft durch Sachverständigengutachten bewertet werden, die sich kritisch mit den Prüfungsergebnissen und den Methoden, mit denen diese erzielt wurden, befassen sollen (§ 24). Wird die Zulassung in den genannten Fällen auf der Grundlage anderer wissenschaftlichen Erkenntnismaterials beantragt, so müssen sich die Sachverständigengutachten damit auseinandersetzen, ob dieses Material den Ansprüchen der Arzneimittelprüfrichtlinie gerecht wird. Die bisher geforderte pauschale Versicherung des Anmelders, das Arzneimittel sei entsprechend dem jeweiligen Stand wissenschaftlicher Erkenntnisse ausreichend und sorgfältig geprüft, wird damit durch ein Verfahren abgelöst, das mehr Transparenz verspricht.

Im Interesse der Arzneimittelsicherheit räumt das AMG 1976 dem Bundesgesundheitsamt Auflagenbefugnisse ein; es kann dabei nicht nur die Zulassung eines Arzneimittels mit erforderlichen Auflagen verbinden, sondern solche auch für bereits zugelassene Arzneimittel nachträglich anordnen (§ 28). So kann z. B. angeordnet werden, daß Warnhinweise angebracht werden, wo immer sie erforderlich sind, um eine sich aus der Anwendung eines Arzneimittels ergebende unmittelbare oder mittelbare Gefährdung der Gesundheit des Patienten zu verhüten.

Eine aus medizinischer Sicht besonders wichtige Änderung gegenüber bisherigen Regelungen betrifft die Angaben zu den Anwendungsgebieten:

War nach dem AMG 1961 eine Änderung oder Erweiterung der mit der Anmeldung der Spezialität angegebenen Anwendungsgebiete ein lediglich mitteilungspflichtiger Vorgang ohne Einspruchsmöglichkeit von seiten der Behörde, so muß künftig das Arzneimittel, für das eine solche Änderung beabsichtigt ist, erneut zur Zulassung angemeldet werden, mit allen daraus sich ergebenden Konsequenzen (§ 29).

Nach § 30 AMG 1976 ist eine bereits erteilte Zulassung sogar zurückzunehmen oder zu widerrufen, wenn sich herausstellen sollte, daß einem Arzneimittel die therapeutische Wirksamkeit fehlt. Die praktische Bedeutung dieser durchaus problematischen Bestimmung läßt sich heute noch nicht sicher abschätzen.

Neu ist auch die Forderung des Gesetzes nach Angabe bzw. Mitteilung von <u>Arzneimittelinteraktionen</u>.

Die Prüfung und Erforschung von Interaktionen der unterschiedlichsten Arzneimittel, die den verschiedenen Infusionslösungen
vor oder während der Applikation zugesetzt werden, wird gerade
für die Anwender von Infusionslösungen in Zukunft zu einem in-
teressanten und weiten Betätigungsfeld werden. Natürlich sind
neben möglichen chemischen Wechselwirkungen alle anderen denk-
baren Formen von Interaktionen von dieser Forderung des Gesetzes
betroffen, soweit sie bekannt sind oder soweit man - z. B. bei
fixen Kombinationen - davon ausgehen darf, daß sie auftreten
können.

Eine Gewährleistung der Arzneimittelsicherheit ist jedoch nur
dann möglich, wenn durch ein sogenanntes "drug monitoring" die
mit der Anwendung von Arzneimitteln auftretenden gesundheitli-
chen Risiken systematisch erfaßt, dokumentiert und bewertet werden und dieser Auswertung dann die notwendigen Konsequenzen folgen.

Das AMG 1976 trägt dieser Forderung in seinem 10. Abschnitt
Rechnung (§§ 62, 63). Mit der zentralen Erfassung von Arznei-
mittelrisiken wird das Bundesgesundheitsamt beauftragt. Es wird
diese Aufgaben in Zusammenarbeit mit den Stellen, die sich schon
bisher um eine Erfassung solcher Daten bemüht haben, lösen müssen. Diese Zusammenarbeit - auch mit den betroffenen pharmazeutischen Unternehmen - und die nach den Vorschriften des Gesetzes
in Abhängigkeit von der jeweiligen Gefahrenstufe zu ergreifenden
Maßnahmen werden durch einen vom Bundesminister für Jugend, Familie und Gesundheit erstellten Stufenplan geregelt.

Es ist Absicht des Gesetzgebers, nicht allein den Schutz vor
Arzneimittelschäden - die Arzneimittelsicherheit - zu verbessern. Im Mittelpunkt aller Bestimmungen des Gesetzes steht die
Wiederherstellung der Gesundheit selbst, die Heilung oder Lin-
derung von Leiden. Das wird z. B. deutlich an Regelungen, die
einer weitgehenden Arzneimittelsicherheit auf den ersten Blick
nicht eben förderlich scheinen:

So kann das BGA z. B. die Zulassung eines Arzneimittels, das der
Behandlung seltener Erkrankungen dienen soll, nicht deshalb versagen, weil bis zum Zeitpunkt der Antragstellung nur in einer
beschränkten Zahl von Fällen therapeutische Ergebnisse erzielt
werden konnten (§ 25 Abs. 2).

Ist zu erwarten, daß ein Arzneimittel großen therapeutischen
Wert hat, so daß öffentliches Interesse besteht, es unverzüg-
lich zum Wohl der betroffenen Kranken in den Verkehr zu bringen,
so kann das Bundesgesundheitsamt dem Anmelder zur Auflage machen, alle für eine umfassende Beurteilung notwendigen Prüfungen weiterzuführen und nach deren Abschluß - also zu einem nach
der Zulassung gelegenen Zeitpunkt - nachzureichen (§ 28 Abs. 3).

Ein besonderer Abschnitt des AMG 1976 befaßt sich mit dem Schutze
des Menschen bei der klinischen Erprobung von Arzneimitteln.
Nicht Details der klinischen Prüfung eines Arzneimittels selbst,
sondern Voraussetzungen für deren Durchführung werden erstmals
durch das Arzneimittelgesetz geregelt. Damit werden unter ande-

rem die Inhalte der Deklaration von Helsinki und Tokio (1) im
AMG 1976 fixiert. Der Kernsatz des die allgemeinen Voraussetzungen beschreibenden § 40 findet sich unter Nr. 1 des Abs. 1:
"... die klinische Prüfung eines Arzneimittels darf bei Menschen nur durchgeführt werden, wenn und solange die Risiken, die
mit ihr ... verbunden sind, ... ärztlich vertretbar sind ...".
Der § 40 regelt weiter die Aufklärungspflicht und die materiellen Voraussetzungen für die klinische Prüfung. Es legt fest,
daß eine Prüfung nur dann begonnen werden darf, wenn der Pro-
band seine Einwilligung schriftlich erteilt hat. Es gibt besondere Regelungen für Prüfungen an Minderjährigen, die nur dann
vorgenommen werden dürfen, wenn eine Prüfung an Erwachsenen allein keine ausreichenden Erkenntnisse erwarten läßt.

Die durch den § 41 geregelten "besonderen Voraussetzungen" sind
vielleicht gerade für den Bereich Intensivmedizin von Interesse:
Es geht hier um die klinische Prüfung an Personen, die an Krankheiten leiden, zu deren Behebung das zu prüfende Präparat dienen
soll. Es wird ausdrücklich bestimmt, daß eine klinische Prüfung
nur dann durchgeführt werden darf, wenn Erkenntnisse der medizinischen Wissenschaft vorliegen, aufgrund derer die Anwendung
des Präparates angezeigt ist, das Leben des so behandelten Patienten zu retten, seine Gesundheit wiederherzustellen oder
sein Leiden zu erleichtern. Ist - was im Bereich Intensivmedizin vermutlich häufig vorkommt - der Patient nicht geschäfts-
fähig, so muß die Einwilligung seines gesetzlichen Vertreters
eingeholt werden, und zwar unter entsprechenden Voraussetzungen,
unter denen die Einwilligung eines geschäftsfähigen Probanden
eingeholt werden müßte. Diese Verpflichtung entfällt, wenn eine Behandlung ohne Aufschub erforderlich ist und die Einwilligung nicht ohne Aufschub der erforderlichen Behandlung erreicht
werden könnte.

Neben diesen detaillierten Vorschriften über ethische Voraussetzungen für das Zustandekommen eines Vertrages zwischen kli-
nischem Prüfer und Probanden bzw. Patienten regelt das AMG 1976
auch die für die klinische Prüfung wichtigen materiellen Voraussetzungen: So darf die klinische Erprobung von Arzneimitteln nur
von Ärzten durchgeführt werden, die eine mindestens zweijährige
Erfahrung auf diesem Gebiet haben. Diese Prüfer müssen durch einen für die vorklinische Prüfung - des klinisch zu prüfenden
Arzneimittels - verantwortlichen Wissenschaftler über die Ergebnisse der pharmakologisch-toxikologischen Prüfung und über
daraus möglicherweise schon erkennbare Risiken für den Probanden bzw. Patienten unterrichtet werden.

Der Hersteller oder dasjenige Unternehmen, das klinische Prüfungen durchführen lassen möchte, ist verpflichtet, vor Beginn der
klinischen Erprobung eine dem jeweiligen Erkenntnisstand entsprechende pharmakologisch-toxikologische Prüfung durchzuführen
und die Ergebnisse dieser Untersuchungen beim Bundesgesundheitsamt zu hinterlegen.

Auch die finanzielle Sicherung des Probanden im Hinblick auf ge-
sundheitliche Schäden, die er durch eine klinische Prüfung erleiden könnte, wird durch das AMG 1976 geregelt: Es muß für den

Probanden oder Patienten eine am Risiko der jeweiligen klinischen Prüfung orientierte Versicherung abgeschlossen werden, die für den Fall des Todes oder der dauernden Erwerbsunfähigkeit mindestens fünfhunderttausend Deutsche Mark betragen muß.

Das AMG 1976 bringt, wie wir zeigen konnten, gegenüber dem zur Zeit noch gültigen Arzneimittelgesetz eine Reihe von Veränderungen, die uns geeignet scheinen, die Arzneimittelsicherheit in wesentlichen Teilbereichen zu verbessern.

<u>Literatur</u>

1. Deklaration von Helsinki. (Empfehlungen als Richtschnur für Ärzte bei der Durchführung klinischer Forschungen). Zitiert nach: pharma kodex (Bundesverband der Pharmazeutischen Industrie e. V.), Frankfurt 1973.

2. <u>Einige Normen für Kunststoffe:</u> The United States Pharmacopeia (USP XIX), Nineteenth Revision. Rockville, Md., 1974. P. 644: Biological tests plastic containers. P. 647: Physico-chemical tests plastic containers.

   Plastic containers for pharmaceuticals, testing and control. Jack Cooper. World Health Organization. Geneva 1974.

3. European Phamacopeia. Volume III. Sainte-Ruffine, 1975. Pharmacopée Européenne. Volume III. Sainte-Ruffine, 1975.

4. Europäisches Arzneibuch, Band II. Amtliche Ausgabe. Stuttgart und Frankfurt: 1975.

5. Entwurf eines Gesetzes zur Neuordnung des Arzneimittelrechts vom 17. Juli 1974: Bundesministerium für Jugend, Familie und Gesundheit, Bonn 1974; <u>hier:</u> Begründung, S. 231.

6. Gesetz zur Neuordnung des Arzneimittelrechts vom 24.08.1976. BGBl. I, Nr. 110, vom 1. September 1976, S. 2445; <u>hier:</u> Artikel 1: Gesetz über den Verkehr mit Arzneimitteln (Arzneimittelgesetz).

7. Gesetz über den Verkehr mit Arzneimitteln vom 16.05.1961. BGBl. I, S. 533.

8. Gesetz zur Neuordnung des Arzneimittelrechts vom 24.08.1976. BGBl. I, Nr. 110, vom 1. September 1976, S. 2445; <u>hier:</u> Artikel 3.

9. Erste Richtlinie des Rates der Europäischen Gemeinschaft vom 26. Januar 1965 zur Angleichung der Rechts- und Verwaltungsvorschriften über Arzneispezialitäten (65/65/EWG). ABL. EG Nr. 22 vom 9.2.1965, S. 369.

10. Richtlinie über die Prüfung von Arzneimitteln. Vom 11. Juni
    1971. Der Bundesminister für Jugend, Familie und Gesundheit.
    Bonn 1971. Zitiert nach: pharma kodex (Bundesverband der
    Pharmazeutischen Industrie e. V.), Frankfurt 1973.

11. Richtlinie des Rates zur Angleichung der Rechts- und Ver-
    waltungsvorschriften der Mitgliedsstaaten über die analyti-
    schen, toxikologisch-pharmakologischen Schriften und Nach-
    weise über Versuche mit Arzneimittelspezialitäten (75/318/
    EWG), vom 20. Mai 1975. ABI. EG Nr. L 147 vom 9.6.1975 (ab-
    gedruckt in Pharm. Ztg. 120 (28), 1037 - 1043 (1975).

12. WHO Expert Committee on Specifications for Pharmaceutical
    Preparations. Twenty-fifth Report. World Health Organization.
    Technical Report Series No. 562. WHO, Geneva 1975. P. 16 ff:
    Good practices in the manufacture and quality control of
    drugs. P. 28 ff: Certification scheme on the quality of
    pharmaceutical products moing in international commerce.

13. KLAUS, G., BUHR, M.: Wörterbuch der Philosophie. Reinbeck
    bei Hamburg: 1972.

14. SCHNIEDERS, B., WOLFF, U.: Welche Qualität ist notwendig
    und wünschenswert? Acta Pharmac. Technol., Suppl. 2, p. 155
    (1976).

Systematisierung der Infusionstherapie

J. E. Schmitz

Wir sind der Meinung, daß die Technik, d. h. die Anwendung und
Durchführung einer sinnvollen Infusionstherapie entscheidend von
einem klaren Konzept, einer exakten Erfassung und einer übersichtlichen Schematisierung der derzeit auf dem Markt befindlichen Lösungen abhängig ist.

Obwohl die Infusionstherapie erst in den zurückliegenden 20 Jahren einen bedeutenden Platz neben anderen therapeutischen Verfahren erlangte, werden heute die unterschiedlichsten Lösungen
in einem Umfang und in einer Variationsbreite angeboten, daß
selbst der Spezialist den Überblick verliert und eine Bewertung
und Systematisierung für die Therapie, aber auch für den Unterricht unmöglich erscheinen.

Besonders erschwerend kommt hinzu, daß ein Teil der im Handel
befindlichen Infusionslösungen nicht mehr dem Stand heutiger
wissenschaftlicher Erkenntnisse entspricht und eigentlich nur
noch historische Bedeutung besitzt, aber dennoch unter Beibehaltung längst veralteter Konzepte angeboten und angewandt wird.

Der gesunde Organismus besitzt zwar genügend Kompensationsmög-
lichkeiten, um eine nicht optimal dem Bedarf angepaßte Lösung
über einen begrenzten Zeitraum ohne Schaden zu tolerieren, bei
bereits gestörter Homöostase oder eingeschränkten Kompensations-
mechanismen jedoch entstehen nicht selten iatrogen ausgelöste
Schäden.

Zur Befriedigung des ärztlichen Individualismus und in dem Be-
streben der Industrie, ein möglichst vollständiges Programm für
alle Eventualitäten anzubieten, sind im Laufe der Jahre auch eine ganze Anzahl unsinniger, überflüssiger oder sogar gefährli-
cher Lösungen auf den Markt gekommen.

Verwirrende Bezeichnungen, im Hinblick auf die Zusammensetzung
der jeweiligen Lösung unangebrachte oder falsche Indikations-
stellungen, fehlende Hinweise auf Kontraindikationen waren Anlaß für uns, die Problematik der Infusionstherapie, wie sie sich
uns heute darbietet, nochmals zu überdenken.

Die Vorteile einer Systematisierung der Infusionslösungen kommen sowohl dem Hersteller als auch dem anwendenden Arzt und nicht
zuletzt dem Patienten zugute. Den Interessen der Industrie entsprechen dabei der schnellere und erleichterte Registriervor-
gang sowie die Möglichkeit, ein eingeschränktes und auf tatsäch-
liche Indikationsbereiche konzentriertes und damit übersichtli-
cheres Infusionslösungsprogramm anzubieten - ein Faktor, der
auch bei den Herstellungs- und Anwendungskosten von nicht uner-
heblicher Bedeutung sein dürfte.

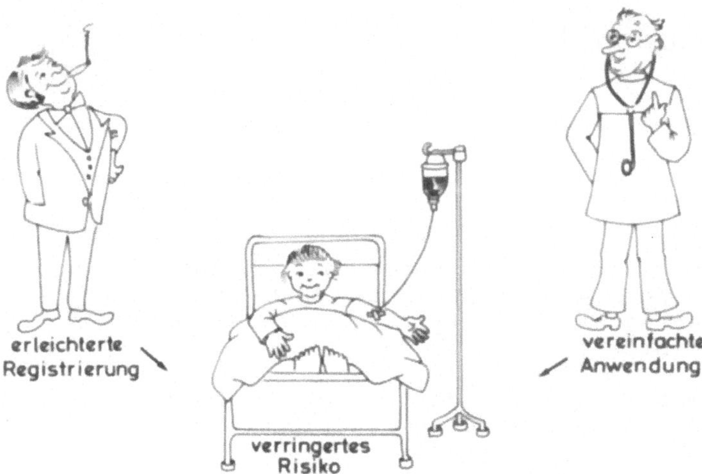

Abb. 1. Vorteile der Systematisierung der Infusionstherapie

Der Nutzen für den anwendenden Arzt liegt in der besseren Übersichtlichkeit als Grundlage für eine sichere Auswahl und gefahrlose Anwendung.

Unter diesen Aspekten haben wir in Zusammenarbeit mit Biochemikern, Pharmakologen und Klinikern ein Konzept mit Modellcharakter entwickelt, das dazu beitragen soll, die Infusionstherapie transparenter zu gestalten und die genannten Nachteile zu beseitigen.

Im Rahmen dieser Arbeit haben wir als erstes die auf dem deutschen Markt befindlichen Infusionslösungen in einer Gruppenauflistung zusammengefaßt und entsprechend zugeordnet.

Wir sind weiterhin davon ausgegangen, daß der erste Schritt zu einer sinnvollen Systematisierung bereits an der Basis, d. h. bei der Erfassung und Registrierung der Infusionslösungen erfolgen muß. Zu diesem Zweck wurden ein einheitlicher Erfassungsbogen und ein dazugehöriges Beiblatt entwickelt.

Im Anschluß daran haben wir versucht, die Infusionslösungen nach "Übergeordneten Anwendungsbereichen" aufzugliedern sowie einen auf die entsprechenden Gruppen- bzw. Untergruppen bezogenen Katalog für Anwendungsgebiete, Gegenanzeigen und Hinweise zu erstellen.

In Ergänzung dazu wurde ein "Gruppenunabhängiger Katalog" über allgemeine Richtlinien für Anwendungsgebiete, Gegenanzeigen, Hinweise und Dosierungen, bezogen auf Einzelbestandteile und andere Eigenschaften von Infusionslösungen, entwickelt.

Tabelle 1. Systematisierung der Infusionstherapie

1. Gruppenauflistung
2. Erfassungsbogen
3. Beiblatt
4. Hauptanwendungsbereiche
5. Katalog:
   A. Gruppenspezifische Richtlinien
   B. Gruppenunabhängige Richtlinien

I. Infusionslösungsgruppen

Tabelle 2. Infusionslösungsgruppen

Gruppe I	: Elektrolytfreie Kohlenhydratlösungen
Gruppe II	: Elektrolytlösungen mit ausschließlich Natrium als Kation
Gruppe III	: Elektrolytlösungen mit Kationenkombinationen
Gruppe IV	: Aminosäurenlösungen, Eiweißhydrolysate und Fettlösungen
Gruppe V	: Lösungen zur Osmotherapie
Gruppe VI	: Lösungen zur Korrektur des Säure-Basen-Haushaltes
Gruppe VII	: Volumensubstitutionslösungen (hämoproteinfrei)
Gruppe VIII	: Speziallösungen
Gruppe IX	: Infusionslösungen in der Pädiatrie
Gruppe X	: Blut und Blutderivate

Die heute auf dem deutschen Markt befindlichen Infusionslösungen wurden in zehn übergeordnete Gruppen eingeteilt. Dieser Auflistung nach Gruppen und Untergruppen haben wir die Zusammensetzung und/oder den Hauptanwendungsbereich zugrundegelegt. Um bereits innerhalb dieser Gruppeneinteilung eine klare Gliederung und gute Übersicht zu ermöglichen, wurden die Lösungen nach ihren wichtigsten Bestandteilen und gegebenenfalls nach entsprechenden Konzentrationen geordnet. Um diese Unterteilung jedoch nicht ins Uferlose und damit in erneute Unübersichtlichkeit ausweiten zu lassen, war es nicht möglich, in dieser Gruppensystematik alle Lösungsbestandteile zu erfassen. Das bedeutet, daß wir zwischen allgemeinen Indikationen, Kontraindikationen, Hinweisen und Dosierungsgrenzen unterscheiden müssen, die sich auf eine gesamte Gruppe bzw. Untergruppe beziehen (siehe Katalog: "Gruppenspezifische Richtlinien") und solchen, die sich zwangsläufig aus dem Gehalt und der Zusammensetzung der jeweiligen Einzelbestandteile einer Lösung ergeben (siehe Katalog: "Gruppenunabhängige Richtlinien").

II. Erhebungsbogen

Der zum Teil von den Firmen auszufüllende Erhebungsbogen stellt den Versuch dar, eine möglichst vollständige EDV-gerechte Dokumentation aller verfügbaren wichtigen Daten einer Infusionslö-

Tabelle 3. Inhalt: Erhebungsbogen

1. Allgemeine Angaben
2. Dosierung
3. Zusammensetzung
4. Anwendungskriterien
5. Herstellung und Galenik

sung hinsichtlich allgemeiner Eigenschaften, Zusammensetzung
und Konzentration von Lösungsbestandteilen, Anwendungsbereichen, Indikationen, Kontraindikationen, Hinweisen, Dosierungsgrenzen sowie Herstellungsverfahren und Galenik zu liefern.
Die so gewonnenen Daten können vom Bundesgesundheitsamt bearbeitet, von einem Gutachtergremium geprüft, kritisch beurteilt
und anschließend in die zentrale Datenverarbeitungsanlage des
Bundesverbandes der Pharmazeutischen Industrie aufgenommen werden.

III. Beiblatt

Zur Ergänzung des Erfassungsbogens soll bei der Registrierung
ein zusätzliches Beiblatt vorgelegt werden. Aufgabe dieses Bei-
blattes ist es, die wichtigsten Merkmale, die eine Infusionslösung in bezug auf Anwendungsbereiche, Indikationen, Kontraindikationen, Hinweise und Dosierungen charakterisieren, auf
einen Blick hin erfassen zu können.

IV. Übergeordnete Anwendungsbereiche

Um eine Lösung bestimmter Indikationen schnell und sicher aus
der großen Menge des Angebotes herausfinden zu können, haben
wir den Therapiebereich, der von Infusionslösungen abgedeckt
wird, in 14 übergeordnete Anwendungsgebiete aufgeteilt, die in
Zukunft bei Aufzählung der Indikationsangaben - so auch im Erhebungsbogen - immer an erster Stelle genannt werden sollen:

1. Zufuhr von (freiem) Wasser mit niedrigprozentigem Kohlenhydratanteil (Grenze 7,5 %).

2. Zufuhr von Wasser und Elektrolyten.

3. Zufuhr von Wasser und Elektrolyten mit niedrigprozentigem
   Kohlenhydratanteil (Grenze 7,5 %).

4. Zufuhr von Energie und Wasser (partielle parenterale Ernährung)
   a) Kohlenhydrate und Nicht-Glukose-Kohlenhydrate ab 7,5 %,
   b) Alkohol/Fettlösungen (auch Zufuhr essentieller Fettsäuren).

5. Zufuhr von Energie, Elektrolyten und Wasser (partielle parenterale Ernährung).

6. Zufuhr von Proteinbausteinen (Aminosäuren und Eiweißhydro-
   lysate), Elektrolyten und Wasser (partielle parenterale Ernährung).

7. Zufuhr von Proteinbausteinen (Aminosäuren und Eiweißhydro-
   lysate), Energie und Wasser (partielle parenterale Ernährung).

8. Zufuhr von Proteinbausteinen, Elektrolyten, Energie und Wasser (komplette parenterale Ernährung).

9. Osmo- und/Onkoosmotherapie.

10. Korrektur des Säure-Basen-Haushaltes (Azidosen/Alkalosen).

11. Korrektur des Elektrolythaushaltes (Konzentratlösungen).

12. Volumensubstitution (hämoproteinfrei).

13. Lösungen mit speziellem Indikationsbereich.

14. Zufuhr von Blut und Blutderivaten.

Über eine eventuell mögliche, an den Infusionsbehältern anzubrin-
gende Farbmarkierung muß mit den beteiligten Firmen noch auf der
Ebene des Bundesverbandes diskutiert werden. In gleicher Weise
steht die definitive Festlegung über die Verwendung von Zusatz-
bezeichnungen aus. Eine entsprechende Klärung müssen wir jedoch
als unabdingbar fordern, da zur Zeit ein und dieselbe Zusatzbe-
zeichnung willkürlich verschiedene Inhaltsstoffe, Indikationen
usw. kennzeichnen soll.

V. Katalog: Gruppenspezifische Richtlinien
   Katalog: Gruppenunabhängige Richtlinien

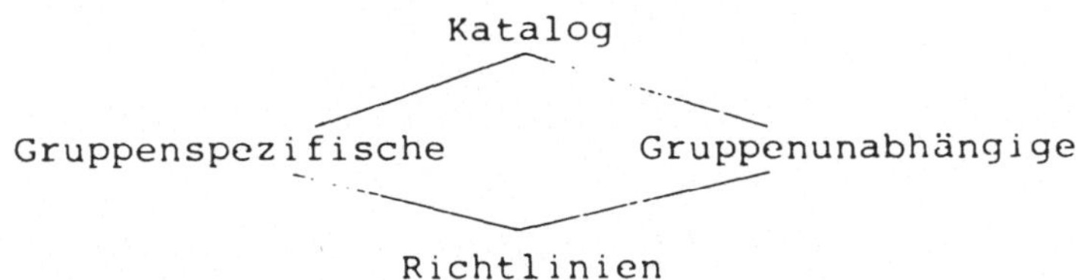

Abb. 2. Anwendungskriterien

Für die derzeit in der Bundesrepublik produzierten Infusionslösungen wurden, nach ihrer Auflistung in Gruppen und Untergruppen, auf dieses Schema bezogene spezifische Indikations- und
Kontraindikationsbereiche sowie entsprechende Hinweise erarbeitet.

Da, wie bereits erwähnt, durch die Gruppeneinteilung - aus Sy-
stematisierungs- und Übersichtlichkeitsgründen - nicht alle Lö-

sungsbestandteile und Lösungscharakteristika schematisch erfaßt werden können, mußte für Einzelbestandteile und andere Eigenschaften ein ergänzender Katalog für gruppenunabhängige Richtlinien erstellt werden.

Diese beiden Kataloge sollen sowohl die Grundlage für das Ausstellen der Beiblätter durch die Firmen im Rahmen des zukünftigen Registriervorganges sein als auch Orientierungshilfe und Leitlinie für den anwendenden Arzt, um aus der Menge des Angebotes die geeignetste Lösung für ein bestimmtes Anwendungsgebiet schnell und sicher herausfinden zu können.

Nach unseren Vorstellungen sollen dabei die Angaben zu den Anwendungsgebieten Vorschläge darstellen, die die Firmen entsprechend übernehmen und ergänzen können. Die aufgeführten Gegenanzeigen und Hinweise in den beiden Katalogen müssen jedoch als bindend angesehen werden; sollten sich zusätzliche Kontraindikationen und Hinweise ergeben, so sind diese selbstverständlich hinzuzufügen.

Bei einem Kurzreferat lassen sich der Themenkreis und die Problematik nur skizzieren. Das Ergebnis unserer Arbeit zeigt jedoch, daß trotz einer breit gefächerten Indikationsliste eine Systematisierung erreichbar ist. Diese Systematisierung der Infusionstherapie stellt aus unserer Sicht die Grundlage für die notwendige Vereinfachung der therapeutischen Konzepte dar, sie ermöglicht eine deutliche Reduzierung des Angebotes und die Beschränkung auf tatsächlich indizierte Lösungen, sie erleichtert Neuzulassungen und eine klare Beschreibung der Indikationen, Kontraindikationen und Hinweise und sie gibt uns die Möglichkeit, die Aufgaben der Aus-, Weiter- und Fortbildung in verständlicher Form zu erfüllen. Es wird jetzt darauf ankommen, daß die bisherige Zusammenarbeit zwischen dem Bundesgesundheitsamt, den Ärzten und der Industrie mit dem Ziele fortgesetzt wird, dieses Konzept in der Praxis zu realisieren.

Zusammenfassung der Diskussion zum Thema:
„Technische Probleme in der Herstellung und Anwendung von Infusionslösungen"

FRAGE:
Wie sind in der Bundesrepublik Deutschland Large Volume Parenterals definiert?

ANTWORT:
Hierunter sind Infusionslösungen in Einmalbehältnissen mit einem Rauminhalt ab 100 ml und mehr zu verstehen. Diese Definition stimmt mit den amerikanischen Angaben überein. In den bisherigen Richtlinien für die Prüfung von Arzneimitteln sind praktisch keine Angaben über Infusionslösungen in dem hier definierten Sinne gegeben. Es ist daher zu erwarten, daß mit Inkrafttreten des neuen Arzneimittelgesetzes zusätzliche Richtlinien erlassen werden, um eine ausreichende Prüfung von Infusionslösungen vor einer Neuzulassung sicherzustellen.

FRAGE:
Ergeben sich nach der Neufassung des Arzneimittelgesetzes neue Auflagen für die Endkontrollen beim Hersteller?

ANTWORT:
Das Europäische Arzneibuch regelt die Endproduktenkontrolle. Sie ist bezüglich der Sterilitätskontrolle festgelegt im Abschnitt Sterilitätsprüfung, die im Moment im zweiten Band niedergelegt ist. Es ist zur Zeit eine Neufassung als Zusammendruck der bisherigen Bände geplant.

Nach der europäischen Pharmakopoe müssen, wenn der Behälter mehr als 250 ml enthält und autoklaviert wurde, zur Zeit drei Flaschen pro Charge auf Sterilität geprüft werden. Statistisch gesehen müssen bei 99%iger Sicherheit von 1.000 Flaschen 650 auf Sterilität geprüft werden. Da ein solches Vorgehen nicht möglich ist, arbeitet man in der deutschen Pharmaindustrie nach einem GMP-gerechten Sterilitätssicherungssystem, das sich über die Gesamtproduktion erstreckt. Dies beinhaltet unter anderem die Bestimmung der Gesamtkeimzahl in der Lösung vor der Sterilisation und ganz besonders eine Kontrolle, daß keine thermoresistenten Keime im Produkt vorhanden sind. Sollten diese jedoch einmal im Verlauf einer Produktion auftreten, so muß der Grad der Thermostabilität der Keime bestimmt werden und der Autoklavierungsprozeß der höchsten gefundenen Thermostabilität angepaßt werden. Protokolle über Sterilitätsprüfungen des Endproduktes gemäß einer Pharmakopoe stellen keine absolute Garantie dar. Der Fabrikationsprozeß muß ebenfalls in seinem Ablauf bakteriologisch überprüft werden.

Eine wichtige Rolle kommt außerdem dem Verpackungsmaterial zu,
durch das bei einer Lagerung Keime von außen in die Lösung eindringen können. Für den Anwender ist also wichtig, daß ein Zertifikat über eine Sterilitätsprüfung alleine keine Gewähr dafür
bietet, daß ein Produkt tatsächlich steril ist. Hier liegen im
Augenblick für den Anwender Gefahren, die er praktisch nicht
erkennen kann. Hieraus ergibt sich eine entscheidende Funktion
des für den Einkauf verantwortlichen Klinikapothekers.

FRAGE:
Sollten im Herstellungsbereich - nach dem Verbot in den USA
durch die FDA - noch Asbestfilter zum Einsatz kommen?

ANTWORT:
Dieses Gebiet muß noch weiter bearbeitet werden. Geringe Pyro-
genmengen, die im Bereich biologischer Materialien enthalten
sind, kann man beim Filtrieren nur durch Asbestfilter zurückhalten. In diesem Bereich ist die FDA bereit, Ausnahmegenehmi-
gungen zu erteilen. Allerdings muß sicher verhindert werden,
daß Bestandteile des Asbestfilters in die Infusionslösungen
und damit in den Organismus gelangen.

FRAGE:
Wird man sich bei der Beurteilung der Infusionslösungen auf
Schwebeteilchen in Zukunft noch mit einer visuellen Kontrolle
unter Einbeziehung des Tyndall-Effektes begnügen können?

ANTWORT:
Es müssen auch die Verunreinigungen erfaßt werden, die einer
rein visuellen Kontrolle entgehen, nur so ist sicherzustellen,
daß ein ordnungsgemäßes Produkt ausgeliefert wird. Daher muß
für diese Qualitätskontrolle ein anderes Verfahren ausgewählt
werden. In der Phamakopoe Australiens, dem Land, wo dieses Problem sehr ausführlich bearbeitet wurde, liegt ein bestimmtes
Limit (Begrenzung der Teilchenzahl nach Größe und Zahl) als
Norm vor. Die vorgelegten Untersuchungen (siehe Beitrag KLAUS),
die die Infusionslösungen von 15 deutschen Herstellern erfaß-
ten, zeigten, daß die Partikelzahlen aller dieser Lösungen innerhalb der australischen Normgrenzen lagen. Das bedeutet, daß
sich ein solches Limit für die Infusionslösungen auch ohne zusätzliche Kosten erreichen und fordern läßt; eine darüber hinausgehende Forderung scheint unsinnig, da durch die späteren
Manipulationen eine wesentlich größere unkontrollierte Verunreinigung stattfindet.

FRAGE:
Welche Angaben müssen auf den Behältern gemacht werden im Hinblick auf Verfall- bzw. Gewährleistungszeiten? Ist in Zukunft
vorgesehen, diese Angaben auch auf den Einzelbehältern zu dokumentieren?

ANTWORT:
Liegt die Haltbarkeit der Lösungen unter drei Jahren, so muß
ein Verfalldatum auch auf den Einzelbehältnissen angebracht
werden, liegt die Haltbarkeitsdauer des Produktes über drei
Jahren, so ist kein Verfalldatum auf dem Behältnis erforderlich.

FRAGE:
Ist es nicht möglich, um die Anwendung in der Klinik zu erleichtern, freiwillig auf allen Behältnissen eine entsprechende Kennzeichnung anzubringen?

ANTWORT:
Ein Teil der Industrie hat ab 1.1.1977 alle Flaschen, unabhängig davon, wie lange sie verwendbar sind, mit einem Verwendbar-
keitsdatum gekennzeichnet.

FRAGE:
Wie erhält der Anwender Gewißheit, daß die GMP-Richtlinien bei
der Produktion in dem hier dargestellten Umfange eingehalten
worden sind?

ANTWORT:
Die Herstellungs- und Betriebserlaubnis erteilen die Länder,
ebenso wie diese die spätere Überwachung übernehmen. Auch die
Zertifikate bzw. das Einhalten der GMP-Vorschriften ist der
Kontrolle der Länder überlassen. Bei der Zulassung eines Fer-
tigarzneimittels und schon jetzt bei der Registrierung einer
Arzneimittelspezialität muß die Herstellungserlaubnis beim Bundesgesundheitsamt vorliegen. Die Anforderungen an die Qualität
eines Arzneimittels sind nicht festgeschrieben. Der Gesetzgeber läßt bewußt einen Ermessensspielraum entsprechend dem jeweiligen Stand der wissenschaftlichen Erkenntnis; dieser wird
jedoch eingegrenzt durch die als allgemeine Verwaltungsvorschriften zu erlassenden Arzneimittelprüfrichtlinien. Zur "Qualitätssicherung" muß der Antragsteller dem Antrag auf Zulassung
kurzgefaßte Angaben über die Herstellung beifügen. Der Hersteller selbst muß ferner die Kontrollmethoden mitteilen, wobei das
Bundesgesundheitsamt demnächst diese Methoden im eigenen Labor
überprüfen lassen kann. Diese Kontrollmethoden werden dann wiederum den Ländern mitgeteilt, die so die Möglichkeit haben,
selbst eine effiziente Kontrolle auszuüben.

Die Länderinspektoren gehen nach einer Checkliste vor, die nach
WHO-Richtlinien erarbeitet worden ist, so daß schon jetzt eine
gewisse Einheitlichkeit im Prüfsystem besteht. Eine Gefahr besteht lediglich darin, daß wir keine Kontrollmöglichkeiten für
die Produkte haben, die aus dem Ausland zu uns hereinkommen. Es
müßten mit anderen Ländern gegenseitige Abkommen getroffen werden - wie es z. B. zwischen den USA und Schweden der Fall ist -,
damit deutsche Inspektoren vor Erteilung einer Einfuhrgenehmi-
gung überprüfen können, ob die in der Bundesrepublik Deutschland

gültigen Vorschriften eingehalten werden. Dabei besteht jedoch die besondere Schwierigkeit darin, daß die Inspektoren bei uns der Länder- und nicht der Bundeshoheit unterstehen.

Auch importierte Arzneimittel müssen nach dem 1.1.1978 vom Herstellerland das Zertifikat mitbringen, daß die Herstellung gemäß den Richtlinien von GMP erfolgte. Die Gültigkeit eines solchen Zertifikates setzt gegenseitige Anerkennung oder Vergewisserung im Herstellungsland voraus; es sei denn, öffentliches Interesse kann für die Einfuhr geltend gemacht werden.

FRAGE:
Müssen die Grundforderungen an Infusionslösungen nicht in gleicher Weise auch für die Infusionsbestecke gelten?

ANTWORT:
Eine DIN-Vorschrift ist für den Anwender nicht rechtsverbindlich, sie muß daher weder vom Anwender noch vom ausländischen Hersteller eingehalten werden. Da der Patient die Infusionslösung so erhält, wie sie das Ende des Infusionssystems verläßt, und nicht so, wie sie sich in der Endkontrolle des Herstellers dargestellt hat, muß gefordert werden, daß alle Systeme, die am Transport der Infusionslösung zum Patienten beteiligt sind, die gleichen strengen Auflagen erfüllen, die bei der Herstellung und Verpackung von Infusionslösungen verlangt werden.

Es bestehen zur Zeit in der Bundesrepublik Deutschland Unklarheiten über die Bedeutung von GMP für medizinische Geräte. Weder besteht eine Rechtsverbindlichkeit, noch werden Überprüfungen, z. B. von aus dem Ausland eingeführten Infusionsbestecken, durchgeführt.

FRAGE:
1. Inwieweit sind Wechselwirkungen von extrahierbaren Stoffen aus Kunststoffbehältnissen bei einer Langzeitlagerung bekannt und eventuell zu prüfen?

2. Wie und in welchem Umfange wird damit die Lagerungsfähigkeit der Lösung beeinträchtigt?

3. Was kann in welchem Kunststoff abgefüllt und aufbewahrt werden?

ANTWORT:
Diese Frage läßt sich nicht generell beantworten. Sie muß für jede Lösung und für jeden Kunststoff separat geklärt werden. In ausgedehnten Lagerungsversuchen muß der verantwortliche Hersteller abklären, welches das richtige Packmittel respektive Verpackungsmaterial für ein bestimmtes Arzneimittel ist. Dieses Problem ist nur in enger Zusammenarbeit zwischen Galenik und Qualitätskontrolle zu lösen.

Das entscheidende Kriterium ist, daß es heute im wesentlichen
zwei Kunststoffarten gibt, die sich für die Verpackung von Infusionslösungen eignen:
1. Polyolefine, meist Polyäthylen, seltener Polypropylen.
2. Polyvinylchlorid mit Weichmacher (Weich-PVC).
Zwischen beiden gibt es allerdings deutliche Unterschiede, z. B.
im Hinblick auf Wasserdampfdurchlässigkeit und Herauslösen von
Weichmachern.

Es gibt bereits Hersteller, die ihr Gesamtprogramm in Kunststoffbehältern anbieten, obwohl bekannt ist, daß Aminosäurenlösungen nicht in Kunststoffbehältnissen aufbewahrt werden können. Eigene Untersuchungen ergaben, daß z. B. Tryptophan bei
Lagerung in Kunststoffbehältnissen zerstört werden kann.

Lösungen, die Aminosäuren, Vitamine oder Fette enthalten, dürfen nur in Glas aufbewahrt werden. Bei Kohlenhydrat- oder Elektrolytlösungen ist es egal, ob sie in Kunststoff- oder Glasbehältern abgefüllt werden. Angemessene Lagerungsbedingungen sind
jedoch zu beachten.

Die Lagerungsfähigkeit von Lösungen in Kunststoffbehältern ist
auch von der Außenverpackung abhängig. So kann z. B. durch eine luftdichte Blechdose das Entweichen von Wasserdampf aus PVC-
Behältnissen vermieden werden.

FRAGE:
Woher hat der Anwender die Sicherheit, daß zwischen Verpackung
und Lösung während der Lagerung keine Interaktionen stattfin-
den, die die Lösung in ihrer ursprünglichen Zusammensetzung ver-
ändern?

ANTWORT:
Es gibt für Behälter zur Zeit keine verbindlichen Vorschriften,
es sei denn, man bezieht sich auf die im Moment noch diskutierten Prüfvorschriften für Behälter in der europäischen Pharmakopoe. Letztlich ist der Hersteller verantwortlich, daß sich
sein Präparat in der angegebenen Verwendbarkeitsdauer nicht
verändert.

FRAGE:
Woher erfährt der Kliniker, ob es dem Hersteller möglich ist,
Alterungsprüfungen bei fertig verpackten Lösungen nach dem ge-
genwärtigen Stand der Wissenschaft durchzuführen?

ANTWORT:
Eine solche Möglichkeit besteht zur Zeit nicht, allerdings sind
für den deutschen Hersteller demnächst Prüfvorschriften vorgesehen. Für den ausländischen Hersteller wird hier jedoch auch
in Zukunft weiterhin eine Lücke bestehen bleiben.

Qualitätskontrollen mit Qualitätsnormen müssen für die Herstellerfirmen zur Auflage gemacht werden. Für den Anwender besteht heute keine Möglichkeit, "Qualität" von Qualität zu unterscheiden.

Bisher gibt es nur allgemeine Vorschriften über die Verwendung von Kunststoffen, die in der Medizin angewandt werden (USP 18 und USP 19 über Qualitätsanforderungen an Kunststoffbehälter).

FRAGE:
Müssen oder sollen Kunststoffbehälter für Infusionslösungen kollabieren oder können auch starre Behälter Verwendung finden?

ANTWORT:
Bei der Verwendung eines Universal-Infusionsbesteckes, das bereits auf dem Markt ist, ist es unerheblich, ob das Behältnis kollabiert oder nicht.

FRAGE:
Darf in Plastikbehältern Luft enthalten sein?

ANTWORT:
Die Forderung der Kliniker geht dahin, daß nicht mehr als 5 ml Luft in Kunststoffbeuteln enthalten sein dürfen, da sonst auch hier z. B. bei Druckinfusion die Gefahr einer Luftembolie gegeben ist.

Wenn bei der Herstellung von Kunststoffflaschen aus technischen Gründen eine darüber hinausgehende Luftmenge nicht vermieden werden kann, muß man fordern, daß Kunststoffflaschen bei der Anwendung wie Glasflaschen zu behandeln sind. Hierbei bedarf es jedoch klarer und übereinstimmender Regelungen.

FRAGE:
Erscheint eine Wiederverwendung großvolumiger Kunststoffbehältnisse (Spüllösungen, Peritoneal-, Hämodialyselösungen) sinnvoll?

ANTWORT:
Wegen der unkontrollierten Kontaminationsgefahren, nein.

FRAGE:
Bestehen im Hinblick auf den Umweltschutz und auf die weite Verbreitung von PVC-Produkten Bedenken, zusätzliche Mengen dieses Kunststoffes im Klinikbereich einzusetzen?

ANTWORT:
Die im Krankenhaus verbrauchten Mengen sind, gemessen am Gesamtverbrauch, minimal. Dennoch ist die Frage abschließend nicht zu beantworten, da der Anteil an PVC-Produkten im Entsorgungsmate-

rial eines Krankenhauses unvergleichlich höher liegt. Bei der
Beseitigung, z. B. in einer Müllverbrennungsanlage, können
durchaus doch Probleme auftreten.

FRAGE:
Welche anzuerkennenden Alternativen gibt es für die Sterilisation von Kunststoffbehältnissen, die sich nicht bei 121 °C sterilisieren lassen?

ANTWORT:
1. Äthylenoxyd,
2. Strahlensterilisation.
Beide Verfahren können jedoch nicht für gefüllte Behältnisse
verwendet werden.

Alle Präparate, die nicht im Endbehälter zu sterilisieren sind,
müssen unter aseptischen Bedingungen hergestellt werden, d. h.
der Inhalt muß steril sein und bleiben.

FRAGE:
Welche Transparenz ist für Kunststoffbehälter für Infusionslösungen zu fordern, zumal eine Forderung der Hersteller lautet:
nur klare Lösungen verwenden?

ANTWORT:
Bei der Überprüfung der Lösung am Krankenbett ist nicht entscheidend, ob 50 um große Partikel in der Lösung enthalten sind,
sondern die Erkennung einer deutlich sichtbaren Trübung, wie
sie z. B. beim Pilzwachstum entsteht.

Trübungen solcher Art sind in PVC-Behältnissen erkennbar. Selbstverständlich müssen die Infusionslösungen in Kunststoffbehältnissen visuell beurteilbar sein.

Eine sekundäre Kontamination - sofern sie zu Trübung oder Flocken-
bildung führt - ist auch in Kunststoffbehältnissen nach zwei bis
drei Tagen sichtbar.

FRAGE:
Wie werden Kunststoffbehältnisse auf ihre Dichtigkeit gegenüber
Mikroorganismen geprüft?

ANTWORT:
Zum einen erfolgt eine Druckprüfung, ob der Behälter dicht ist,
zum anderen muß das Produkt nach der Produktion mindestens drei
Wochen in Quarantäne gehen.

Es gibt eine DIN-Vorschrift für Dichtigkeitsprüfungen (Diapede-
setest), die allerdings nur in der Entwicklungsphase eines Präparates durchgeführt wird.

FRAGE:
1. Ist eine Normierung der Anschlüsse bei Plastikbehältern in
   Aussicht genommen?

2. Wie sind die Zuspritzstutzen an Plastikbehältern zu normie-
   ren?

ANTWORT:
Diese Anforderungen werden in die in Vorbereitung befindliche
Norm für Infusionslösungsbehälter aufgenommen.

FRAGE:
Wie weit sind die Qualitätsforderungen für Glas für den Hersteller verbindlich und wie sind sie für den Anwender überprüf-
bar?

ANTWORT:
Qualitätsnormen für Glas sind im Arzneibuch vorgeschrieben.

FRAGE:
Stellt die Zinnoxidbehandlung der Außenflächen von Glasflaschen
irgendeine Einschränkung der Sicherheit bei der Anwendung dar?

ANTWORT:
Diese Behandlung wird durchgeführt, um die Festigkeit insbesondere leichtgewichtiger Behälter zu erhalten. Bisherige Untersuchungen konnten Zinnoxid auf den Innenflächen bedampfter Glasbehälter nicht nachweisen. Nach dem Lebensmittelgesetz ist dieses Verfahren als unbedenklich akzeptiert. Bei der normalen Be-
anspruchung, wie sie Infusionsflaschen erfahren, genügt sicherlich die normal hergestellte Flasche.

FRAGE:
1. Was wird zur Innenbeschichtung von Glasflaschen üblicherweise verwendet?

2. Was kann davon in die Lösung gehen?

ANTWORT:
Eine Innenbeschichtung findet üblicherweise nicht statt. Es
wird lediglich eine sogenannte Innenvergütung durchgeführt, die
darin besteht, Alkaliionen gegen Wasserstoffionen auszutauschen.
Wenn Innenbeschichtungen vorgenommen werden, so handelt es sich
um geprüfte Verfahren, die keine Wirkungen auf die Lösungen aus-
üben. Im Hinblick auf eine Interaktion zwischen Glas und Lösung
ist die Alkaliabgabe durch das Glas wohl die wesentlichste.

FRAGE:
Kann man Glasflaschen wiederverwenden, bzw. was kann bei der
Wiederverwendung von Glasflaschen an Folgen entstehen?

ANTWORT:
Da nicht bekannt ist, wie oft eine Flasche wiederverwendet wird,
da Verletzungen des Behälters und zwischenzeitliche starke Kontaminationen nicht ausgeschlossen werden können, muß auf alle
Fälle auf eine Wiederverwendung verzichtet werden.

FRAGE:
Welche Unverträglichkeitsreaktionen können zwischen Verschlußstopfen und Lösungen auftreten?

ANTWORT:
Wenn z. B. in einer Lösung eine Quecksilberverbindung als Kon-
servans enthalten wäre, und der Butyl-Gummiverschlußstopfen
nach herkömmlicher Art mit Schwefel vulkanisiert worden ist,
dann könnte sich an der Oberfläche des Verschlußstopfens ein
Mercaptid bilden bzw. in die Lösung auswandern. Konsequenz daraus ist, daß auch hier jede Lösung mit jedem Stopfen zunächst
einmal auf Verträglichkeit hin getestet werden muß. Das Vorgehen ist im Arzneibuch und in den GMP-Richtlinien festgelegt.

FRAGE:
Spielt die unterschiedliche Materialqualität beim Produkt Gummi
eine Rolle, und wenn ja, wie trägt die Materialprüfung einer
möglichen Qualitätsänderung des Gummis Rechnung?

ANTWORT:
Eine Typenprüfung wird in jeder Entwicklungsphase gemacht. Dadurch ist eine Qualitätsgleichheit weitgehend gesichert, darüber
hinaus gibt es eine laufende Packmittelkontrolle (Qualitätssicherung). Die Auswahl eines richtigen Gummistopfens wird in der
Präparateentwicklung entschieden. Gummistopfen und -verschluß
sind Sache des Primärpackmittels, das den Stabilitätsprüfungen
unterliegt. Wird ein Teil des Primärpackmittels geändert, so
ist der Hersteller vom Gesetz her gezwungen, die gesamten Stabilitätsprüfungen zu wiederholen.

FRAGE:
Wie kommt es, daß Gummistopfen zum Teil nur mit sehr großem
Kraftaufwand mit den üblichen Infusionsbestecken zu perforie-
ren sind?

ANTWORT:
Ein DIN-Stopfen muß auf Durchstechkraft und Zugfestigkeit überprüft worden sein. Müssen bei einem Verschlußstopfen größere
Kräfte zur Perforation aufgewandt werden, so ist dieser sicher
nicht nach der DIN-Vorschrift hergestellt worden.

Ein als kompatibel getesteter langzeitig bewährter Gummistopfen
wird nur ungern vom Hersteller gewechselt. Was sich in der letzten Zeit geändert hat, sind die Infusionsbestecke (Stahldorn,
Kunststoffdorn) und damit die Perforationstechnik, so daß zumindest einige Schwierigkeiten in der klinischen Anwendung auf
dieses Problem zurückzuführen sind. Technisch wäre die Industrie
in der Lage, Gummiverschlüsse mit den hier geforderten Eigenschaften herzustellen.

Ein Vorschlag für eine mögliche Lösung dieses Problems sowie
zur Vermeidung sekundärer Kontaminationen bei der Manipulation
mit Infusionsbestecken beim Einbringen in die Infusionsbehälter ist ein geschlossenes Einmalsystem, das vom Behältnis bis
zum Patienten reicht. Dieses Prinzip konnte jedoch aus ökono-
mischen und anwendungstechnischen Gründen bisher nicht realisiert werden.

FRAGE:
Können Kanülen, mit deren Hilfe Schlauchsysteme zum Einbringen
von Medikamenten perforiert werden, so konstruiert werden, daß
beim Perforieren der Systeme keine Partikel mehr entstehen?

ANTWORT:
Die DIN-Vorschrift ist so festgelegt, daß beim Durchstechen keine Ausstanzeffekte auftreten dürfen. In Kürze wird dem Normen-
ausschuß ein neuer Vorschlag vorgelegt.

Ein Untersucher gibt an, bei Messungen eines bestimmten Stopfens
in Zusammenhang mit einer bestimmten Kanüle keine Partikel mehr
gefunden zu haben, somit einer Lösung nahegekommen zu sein. Die
Industrie hat im Hinblick auf die Konstruktion ausstanzarmer Kanülen mit verschiedenen Schliffen Versuche durchgeführt, wobei
ein ausländisches (japanisches) Erzeugnis diesen Vorstellungen
sehr nahekommt.

Sollte es gelingen, beim Durchstechen keine großen, d. h. sichtbaren Teilchen mehr zu erzeugen, so bestehen immerhin noch Bedenken gegen die große Zahl der Teilchen aus dem direkten Abrieb.

FRAGE:
Sollten die Kliniker im Hinblick auf die DIN, die "niemanden
zu gar nichts" verpflichtet, nicht Forderungen aufstellen, die
Anschlüsse einheitlich auf das Luer-System umzustellen?

ANTWORT:
Es besteht eine DIN-Vorschrift, die jedoch nur auf die Metall-
ausführung ausgelegt ist. Diese DIN 13 090 soll demnächst auch
für die Kunststoffkegelverbindung überarbeitet werden. Eine ASA-
Norm für Metallkegelverbindungen besteht seit 1954. Auch die
Industrie würde eine Vereinheitlichung der Anschlüsse sehr begrüßen. In der Bundesrepublik Deutschland verwendet das Rote

Kreuz, der Zivile Bevölkerungsschutz und die Bundeswehr bereits
das Luer-System.

Von den Pädiatern wird angeregt, das Innenvolumen im Luer-An-
satz zu verkleinern, da bei hochwirksamen Medikamenten gerade
in der Pädiatrie eine Dosierung kleiner Mengen sehr schwierig
ist.

Möglichkeiten materieller Verunreinigungen durch Zusatzinjektionen

H.-H. Mehrkens, E. Klaus und J. E. Schmitz

Partikel, die im Rahmen der Infusionstherapie in den Organismus gelangen, stammen einerseits aus dem Herstellungsprozeß, andererseits werden sie durch die Anwendungstechnik freigesetzt. Im folgenden sollen speziell die Probleme einer materiellen Kontamination durch Zusatzinjektionen angesprochen werden. Wir haben diese Fragestellung in zwei voneinander abgegrenzten Untersuchungsreihen bearbeitet, und zwar:

1. Welche zusätzliche Belastung mit Partikeln erhalten die infundierten Lösungen durch Zusatzinjektionen während einer Operation?

2. Welche Bedeutung hat diese Fragestellung im Rahmen einer Intensivtherapie?

Zur Anlage der Versuche und Methodik sind folgende Angaben zu machen:

Aus 30 nicht ausgewählten Protokollen eines Jahrganges von Intubationsnarkosen mit mindestens zweistündiger Dauer ermittelten wir den Durchschnitt der innerhalb von 2 h durch den Latexanteil des Infusionsschlauches applizierten Medikamente. Die errechneten Mittelwerte ergeben sich aus der Tabelle 1.

Tabelle 1. Auflistung der Medikamente unter Operationsbedingungen

Atropin	0,75 mg
Alloferin[R]	16,00 mg
Trapanal[R]	250,00 mg
Pantolax[R]	80,00 mg
Thalamonal[R]	1,00 mg
Mestinon[R]	3,00 mg

Der darauf basierende Simulationsversuch wurde damit eingeleitet, daß wir eine vorgereinigte 1.000 ml-Infusionsflasche mit hochgereinigtem entionisiertem und bidestilliertem Wasser unter Reinraumbedingungen füllten.

Der Flaschenverschluß wurde in der dargestellten Form angebracht, allerdings erst nachdem der Stopfen mit dem Dorn und dem Latexansatz vorgereinigt waren. Nach dieser Vorbereitung erfolgte als Nullserie eine Entnahme des hochgereinigten Wassers zur Be-

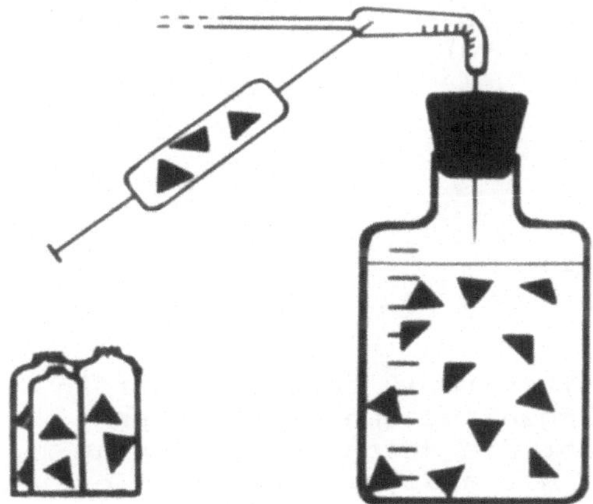

Abb. 1. Skizze des Versuchsaufbaues zur Medikamentenzuspritzung

stimmung der Restpartikelzahlen. Dieser Nullwert zeigte nur geringste materielle Kontaminationen. Die Meßflüssigkeit kam erst
dann zur Anwendung, wenn pro 50 ml weniger als 50 Schwebeteilchen gemessen wurden.

Nach diesem Vortest wurde die Injektionsnadel in den Latexansatz eingestochen. Die Medikamente bereiteten wir in der angegebenen Dosierung in üblicher Weise vor, d. h. Aufsägen der
Ampullen oder Durchstechen des Verschlußgummis, Aufziehen der
angegebenen Menge in eine handelsübliche Einmalinjektionsspritze
und Injektion der ermittelten durchschnittlichen Gesamtmenge
dieser Medikamente durch die im Latexansatz liegende Kanüle in
die vorbereitete Testlösung. Die Medikamente wurden also nicht,
dem Verlauf einer Anästhesie entsprechend, fraktioniert der
Testlösung zugeführt, auch wurde der Latexansatz nicht wiederholt durchstochen.

Der Simulationsversuch wurde, um Durchschnittsresultate zu erhalten, zehnmal wiederholt.

Die Aufarbeitung der mit den genannten Medikamenten angereicher-
ten Testlösung erfolgte wiederum mit dem Royco-Partikel-Zählge-
rät. Die Methodik ist im Beitrag KLAUS näher dargestellt. In
vier verschiedenen Kanälen war eine Unterteilung in die bereits
genannten vier Größenordnungen von 2 bis 50 um möglich.

Das Ergebnis dieses Versuches sollte uns Auskunft darüber geben, wieviel Partikel durch Zusatzinjektionen während einer
durchschnittlichen Narkosedauer von 2 h in den Organismus des
Patienten gelangen. Trotz gewisser Einschränkungen, die sich
aus der Tatsache eines Simulationsversuches ergeben, glauben
wir, daß die ermittelten Durchschnittszahlen uns ein repräsen-
tatives Bild für die Beurteilung der aufgeworfenen Fragestellung liefern.

Als Basis für die zweite Untersuchungsreihe, die die gleiche

Tabelle 2. Partikelbelastung durch Zusatzinjektion von Medikamenten (entsprechend 2 h Narkose) (n = 10)

Größe I	$\bar{x}$	=	12.702 Teilchen
Größe II	$\bar{x}$	=	9.424 Teilchen
Größe III	$\bar{x}$	=	2.966 Teilchen
Größe IV	$\bar{x}$	=	1.042 Teilchen

Fragestellung im Bereich der Intensivtherapie betrifft, wurden
wiederum 30 Verordnungsbogen von Langzeitbeatmungspatienten
herangezogen und für jedes Medikament die durchschnittlich ap-
plizierte Menge pro 24 h errechnet. Wir analysierten auf diese
Weise 15 Gruppen von Medikamenten, die innerhalb von 24 h unterschiedlich häufig als Zusatzinjektionen zur Anwendung kamen.

Die Versuchsanordnung mußte wegen der Vielzahl der Medikamente,
die untereinander Inkompatibilitäten aufweisen, im Vergleich
zur ersten Gruppe geändert werden: Vorgereinigte 1.000 ml-In-
fusionsflaschen wurden mit 800 ml hochgereinigtem, entionisiertem und bidestilliertem Wasser gefüllt. Der Flaschenverschluß
wurde in gleicher Weise vorbereitet und für die jeweilige Zusatzinjektion verwendet wie in der ersten Versuchsreihe.

Tabelle 3. Auflistung der Medikamente und Dosierung unter In-
tensivtherapiebedingungen

Novodigal[R]	2 x	0,2	mg
Bisolvon[R]	6 x	4,0	mg
Euphyllin[R]	4 x	0,12	g
Ozothin[R]	6 x	5,0	mg
Sulmycin[R]	6 x	40	mg
Cephalotin[R]	3 x	4,0	mg
Imbretil[R]	24 x	2,0	mg
Valium[R]	24 x	10	mg
Thalamonal[R]	24 x	1,0	mg
Natriumbikarbonat		100	mval
Kaliumchlorid		40	mval
Natriumchlorid		40	mval
Heparin	2 x	5.000	I.E.
Insulin	2 x	30	I.E.
Multibionta[R]		1	Ampulle

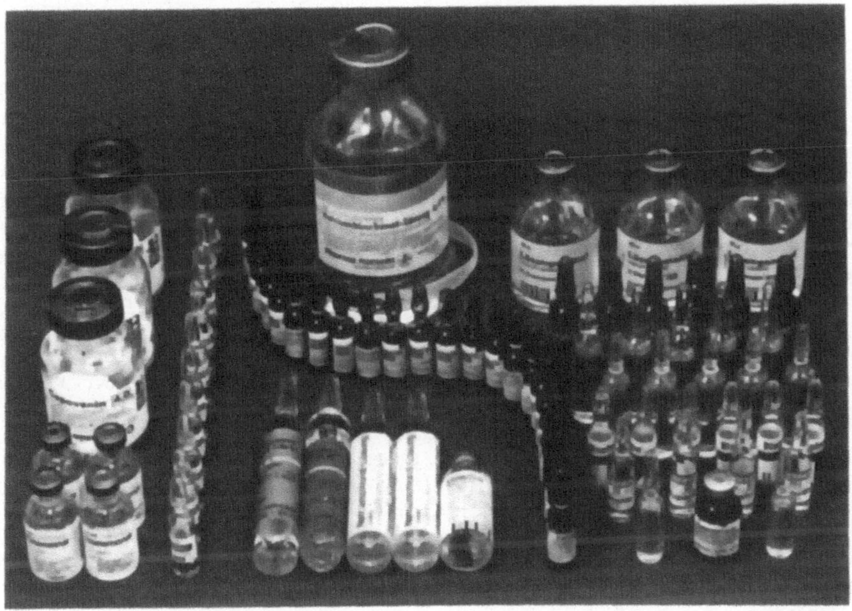

Abb. 2. Foto der verwandten Medikamente

Wir haben die Partikelzählung der 15 unterschiedlichen Medikamente in der üblichen Weise und unter Beibehaltung der gleichen Klassifizierung durchgeführt, den Mittelwert aus den zehn Versuchsansätzen für jedes Medikament berechnet und anschließend die Gesamtzahl aller Partikel aus den Durchschnittswerten addiert. In Abzug kamen dabei die Partikelbelastungen, die wir im folgenden aus gesonderten Ermittlungen mit Ampullen und Spritzen gewonnen haben.

Das in der Tabelle 4 dargestellte und auf die einzelnen Partikelgrößen aufgeteilte Ergebnis zeigt die Partikelbelastung, die im Simulationsversuch durch Zusatzinjektionen, wie sie im Bereich der Intensivtherapie üblich sind, innerhalb von 24 h erwartet werden kann.

Tabelle 4. Partikelbelastung durch Zusatzinjektion von Medikamenten (entsprechend 24 h Intensivtherapie) (n = 10)

Größe I	$\bar{x}$ =	35.949 Teilchen
Größe II	$\bar{x}$ =	958.264 Teilchen
Größe III	$\bar{x}$ =	448.108 Teilchen
Größe IV	$\bar{x}$ =	100.218 Teilchen

Neben den Globalwerten, die wir auf diese Weise ermittelten und die wir aus unserer Sicht benötigen, um überhaupt Vorstellungen über die Problematik der Partikel durch Zusatzinjektionen zu vermitteln, interessierte uns eine weitere Analyse über die Herkunft der Partikel. Bereits aus Voruntersuchungen war uns bekannt, daß das Durchstechen der Latexansätze an den Infusionsschläuchen zur Freisetzung von Partikeln führt. Für diese Versuchsanordnungen wurden folgende Vorbereitungen getroffen:

Eine 500 ml-Infusionsflasche wurde unter den bereits beschriebenen Bedingungen vorbereitet, mit hochgereinigtem Wasser gewaschen, gefüllt und mit einem vorgereinigtem, bereits vorher mit dem Dorn des Infusionsbesteckes durchstoßenen Pfropfen verschlossen. Auch das Infusionsbesteck wurde zuvor mit 1.000 ml hochgereinigtem Wasser durchströmt, die Reinigungsflüssigkeit verworfen. Über dieses vorgereinigte Besteck floß das hochgereinigte und auf Partikel vorgetestete Wasser aus der Infusionsflasche in eine ebenfalls vorgereinigte und mit dem Stopfen in gleicher Weise vorbereitete zweite Infusionsflasche. Daraufhin haben wir im Abstand von 30 s den Latexansatz des Infusionsschlauches mit einer an einer leeren, sterilen Einmalspritze aufgesetzten Kanüle 50mal durchstoßen und damit jeweils eine Zusatzinjektion simuliert. Die durch den Einstich freigesetzten Latexteile konnten durch die ständig von der ersten in die zweite Infusionsflasche fließende Flüssigkeit ausgewaschen und in der zweiten Infusionsflasche gemeinsam mit der Flüssigkeit aufgefangen werden.

Dieser Simulationsversuch gibt uns eine Vorstellung von dem Anteil der Latexpartikel, die durch Zusatzinjektionen innerhalb von 24 h in den Patienten gelangen. Die Messungen erfolgten im übrigen nach dem mehrfach dargestellten Prinzip.

Tabelle 5. Durch Einstechen freigesetzte Latexpartikel (entsprechend 24 h Intensivtherapie) (n = 3)

Größe I	$\bar{x}$ =	10.360 Teilchen
Größe II	$\bar{x}$ =	10.050 Teilchen
Größe III	$\bar{x}$ =	3.100 Teilchen
Größe IV	$\bar{x}$ =	1.260 Teilchen

Ein weiterer Herkunftsort von Partikeln wurde mit folgender Versuchsanordnung ermittelt: Wir sägten von 20 ml-Glasampullen (Aqua bidestillata) die oberste Spitze des Ampullenkopfes ab und spülten anschließend die Ampulle fünffach mit hochgereinigtem Wasser aus. Unter Reinraumbedingungen wurde eine so vorbehandelte Ampulle mit hochgereinigtem Wasser wieder aufgefüllt und anschließend am Ampullenhals mit einer Ampullensäge eröffnet, der Inhalt in eine Meßflasche übertragen und die Ampulle zweifach mit hochgereinigtem Wasser nachgewaschen. Nunmehr erfolgte die Messung der Glaspartikelsuspension mit dem gleichen Gerät und unter den genannten Bedingungen.

Infolge der häufig notwendigen Anwendung von Einmalspritzen verschiedener Größe interessierten wir uns auch für deren durchschnittlich abgegebenen Partikelgehalt.

Tabelle 6. Glaspartikelmessungen pro 20 ml-Ampulle (n = 10)

Größe I	$\bar{x}$	=	1.875 Teilchen
Größe II	$\bar{x}$	=	1.767 Teilchen
Größe III	$\bar{x}$	=	471 Teilchen
Größe IV	$\bar{x}$	=	214 Teilchen

Tabelle 7. Gesamtzahlen der Glaspartikelbelastung (Umrechnung der ermittelten Werte auf ca. 50 Ampullen/Tag) (n = 10)

Größe I	$\bar{x}$	=	93.750 Teilchen
Größe II	$\bar{x}$	=	88.350 Teilchen
Größe III	$\bar{x}$	=	23.550 Teilchen
Größe IV	$\bar{x}$	=	10.700 Teilchen

Einer in üblicher Weise vorbereiteten Infusionsmeßflasche mit hochgereinigtem Wasser fügten wir den Inhalt von mit hochgereinigtem Wasser aufgezogenen Spritzen zu. Unsere Ergebnisse sind die Durchschnittswerte dreier Meßreihen von je zehn Spritzen mit 2 ml, 10 ml und 20 ml Fassungsvermögen.

Tabelle 8. Freigegebene Schwebeteilchen aus Plastikeinmalspritzen (n = 30)

Größe I	$\bar{x}$	=	376 Teilchen
Größe II	$\bar{x}$	=	214 Teilchen
Größe III	$\bar{x}$	=	134 Teilchen
Größe IV	$\bar{x}$	=	96 Teilchen

Da in einem weiteren Beitrag auf die Frage der Verwendung von Mikrofiltern eingegangen wird, ist schließlich in einer letzten Untersuchungsreihe versucht worden, Ergebnisse über den Partikelgehalt der Mikrofilter zu ermitteln. Handelsübliche 0,22 um-Filter wurden in fünf Portionen mit jeweils 100 ml hochgereinigtem Wasser durchspült. Auch hier beobachteten wir, wie bei den Infusionsbestecken, einen deutlichen Auswascheffekt. Insgesamt gesehen ist der ermittelte Partikelgehalt dieser Filter jedoch gering und im Vergleich zu den bisher demonstrierten Zahlen sowie unter der Voraussetzung, daß ein Mikrofilter mindestens für 24 h verwendet wird, zu vernachlässigen.

Wenn wir die bisher vorgetragenen Ergebnisse zusammenfassen, so ist uns klar, daß wir hier Simulationsversuche durchführten, diese jedoch unter den heute möglichen optimalen Bedingungen.

Tabelle 9. Freigesetzte Schwebeteilchen aus Mikrofiltern (n = 3)

Größe I	$\bar{x}$ =	155 Teilchen
Größe II	$\bar{x}$ =	95 Teilchen
Größe III	$\bar{x}$ =	25 Teilchen
Größe IV	$\bar{x}$ =	8 Teilchen

Selbst unter Berücksichtigung einer entsprechenden Streubreite,
wie wir sie in den Infusionslösungen, bei den unterschiedlichen
Stopfen, bei den Infusionsbestecken etc. fanden, läßt sich durch
Addition ein Gesamtbild über die Partikelbelastung vermitteln,
da wir eine Infusions- und Injektionstechnik wählten, wie sie
heute sowohl bei der Durchführung einer Narkose als auch in der
Intensivtherapie üblich ist. Wir wollen bei der hier abschließend
angestellten Hochrechnung nur eine Zusammenstellung über die Partikelbelastung durchführen, wie sie sich im Bereich der Intensivtherapie ergibt.

Bei einer durchschnittlichen Gesamtflüssigkeitszufuhr von 3.000 ml
pro Intensivpatient und Tag und Verwendung von 500 ml-Infusions-
flaschen müssen wir sechs Infusionsbestecke auswechseln und ein
sechsfaches Durchstechen des Gummistopfens berücksichtigen. Dazu ist dann die Menge an ermittelten Partikeln zu addieren, die
im Rahmen einer Intensivtherapie durch Zusatzinjektionen innerhalb von 24 h anfallen.

Tabelle 10. Hochrechnung Gesamtpartikelbelastung (entsprechend
24 h Intensivtherapie) (n = 10)

Infusionslösungen (3.000 ml)	$\bar{x}$ =	353.310 Teilchen
Medikamentenzusatz	$\bar{x}$ =	1.285.189 Teilchen
Ampullen	$\bar{x}$ =	216.350 Teilchen
Latexansatz	$\bar{x}$ =	24.776 Teilchen
Spritzen	$\bar{x}$ =	41.000 Teilchen
Gesamtsumme:		1.920.625 Teilchen

Wir sind uns bewußt, daß unsere Untersuchungen nur Zahlen vermitteln, die noch dazu eine deutliche Streubreite aufweisen.
Die Gesamtzahl der Untersuchungen liegt jedoch so hoch, daß
sich ein repräsentativer Mittelwert ergibt. Unsere Untersuchungen erlauben keine Rückschlüsse auf die Bedeutung dieser Partikel; legen wir jedoch die von Herrn KLAUS in seinem Beitrag dargestellten Untersuchungsergebnisse zugrunde und gehen wir davon
aus, daß im Rahmen der Intensivtherapie ein Patient über Wochen
große Mengen von Infusionslösungen erhält, häufig unter stark
eingeschränkten hämodynamischen und zirkulatorischen Bedingungen, dann ergeben sich zumindest zwei Schlußfolgerungen:

1. Auch bei einer optimalen Herstellung der Infusionslösungen
   ist die Anzahl von Partikeln, die mit den Lösungen und durch
   die Infusions- bzw. Injektionstechnik in den Patienten gelangen, erstaunlich groß. Für einen Intensivtherapiepatienten kann eine solche zusätzliche Belastung sicher nicht
   gleichgültig sein.

2. Die vorgestellten Untersuchungsergebnisse beleuchten nur einen Teilaspekt, nämlich den der Partikelbelastung, die sich
   im wesentlichen aus der heute angewendeten Technik ergibt.
   Diese Technik birgt aber nicht nur die Gefahren, die aus der
   Infusion großer Partikelmengen resultieren, in sich; bakte-
   riologische Probleme dürften von mindestens gleicher, wenn
   nicht größerer Bedeutung sein. Auch die in diesem Beitrag
   vermittelten Untersuchungsergebnisse können und sollen nicht
   mehr als eine Diskussionsgrundlage bilden. Unsere Untersuchungen weisen eindrücklich darauf hin, daß es nicht bei einer Diskussion bleiben darf, sondern daß wir auch speziell
   für den Bereich der Intensivtherapie Folgerungen zu ziehen
   haben.

Die Literatur ist ausführlich im Beitrag von Herrn KLAUS dargestellt.

Möglichkeiten materieller Verunreinigung durch Zusatzinjektionen

A. Müller-Stock

Ziel dieser Arbeit war es, Hinweise zu erhalten, welche Gesamt-
partikelmenge einem Patienten durch eine Infusion oder Mischinfusion zugeführt werden kann. Erfaßt werden sollte also die Partikelkontaminierung einer Infusionslösung, wenn sie durch das
Infusionsgerät geleitet wird bzw. bei Mischinfusionen durch das
Zufügen der Injektionslösung.

Um noch zusätzlich eine Aussage über eventuell unterschiedliche
Kontaminierung bei verschiedenen Behältermaterialien zu erhalten, wurden alle Versuche parallel mit Infusionslösungen einer
handelsüblichen Charge Plasco und Glasflaschen durchgeführt. Als
Infusionsgeräte, Spritzen und Kanülen wurden jeweils handelsübliche Typen in den Versuchen eingesetzt. Der Partikelgehalt wurde mit einem Partoscope F der Firma Kratel, allerdings mit dem
Original-Royco-Zufuhrgerät bestimmt. Alle Arbeiten erfolgten unter aseptischen Bedingungen und unter Laminar air flow.

Im ersten Versuchsschritt (siehe Tabelle 1, I) wird die Infusionslösung direkt aus dem Infusionsbehälter gemessen. Im zweiten Schritt (siehe Tabelle 1, II) wird der Behälterverschluß
von dem Einstichdorn des Infusionsgerätes durchstochen, die Infusionslösung durch das Gerät bei offener Rollenklemme in eine
offene, mit partikelarmem Wasser mehrmals ausgespülte Glasflasche übergeleitet und wegen der Entgasung erst nach 15stündigem
Stehen unter Laminar air flow gemessen, wobei die Flaschen zusätzlich abgedeckt werden.

Bei den Versuchsschritten III und IV (siehe Tabelle 1) prüften
wir Mischinfusionen. Zur Herstellung der Mischinfusion mit Ampullenlösungen wird die Injektionslösung der Glasampulle mit
einer Einmalspritze entnommen und mit derselben Spritze in den
verschlossenen Infusionsbehälter gespritzt. Nach anschließendem
kräftigem Schütteln wird die Mischung, wie bei Schritt II beschrieben, durch ein Infusionsgerät in eine saubere Glasflasche
übergeleitet und gemessen. Bei Versuchsschritt IV, Mischinfusion
mit Trockensubstanz aus Injektionsflaschen, kommt noch die Kontaminierung durch das Lösen der Substanz hinzu. Das Lösungsmit-
tel wird einer Glasampulle mit einer Einmalspritze entnommen,
durch den Verschluß der Injektionsflasche zugespritzt und wieder aufgezogen. Die restlichen Handhabungen entsprechen denen
der Mischinfusion mit Ampullenlösungen.

In der Tabelle 1 sind die durchschnittlichen Partikelgehalte
pro 400 ml Infusionslösung in Glasflaschen und Plasco der Größen-
bereiche 2 - <5, 5 - <20, 20 - <50 und >50 um gegenübergestellt.
Bei Versuch III beziehen sich die Mittelwerte auf sieben verschiedene Ampullenlösungen mit insgesamt 70 Versuchen, woraus
sich eine durchschnittliche Ampullenzahl von 2,1 Ampullen zu

Tabelle 1. Gegenuberstellung der Partikelkontaminierung von Infusionslosungen in Glasflaschen und Plasco durch Infusionsgerate und durch Zuspritzen von Ampullenlosungen oder gelosten Trockensubstanzen aus Injektionsflaschen

Manipulationsschritt	Proben-zahl (G/P)*	mittlerer Partikelgehalt pro 400 ml Pruflösung							
		$= 2 - < 5\ \mu m$		$= 5 - < 20\ \mu m$		$= 20 - < 50\ \mu m$		$\cdot\ 50\ \mu m$	
		Glasfl.	Plasco	Glasfl.	Plasco	Glasfl.	Plasco	Glasfl.	Plasco
I Infusionslosung	15/15	2346	133	969	60	53	3	0,5	0,5
II Infusionslosung · Infusionsgerat	29/28	3551	863	1356	317	46	16	2,6	2,9
III Infusionslosung · Infusionsgerat · Ampullenlosung (2,1 Amp a 7,4 ml/Fl.)	70/70	6973	5230	3099	2620	87	77	3,0	40
IV Infusionslosung · Infusionsgerat · geloste Substanz aus Inj Fl (1 Inj Fl. a 0.43 g in 4 ml/Fl.)	29/28	18177	11137	6569	3183	140	41	5,8	3,5

* G Glasflasche. P: Plasco

7,4 ml pro Infusionsflasche ergibt. Bei Versuch IV ergab sich aus den drei eingesetzten verschiedenen Präparaten eine Mischinfusion mit dem durchschnittlichen Zusatz von 0,43 g Substanz, gelöst in 4 ml, pro Infusionslösung.

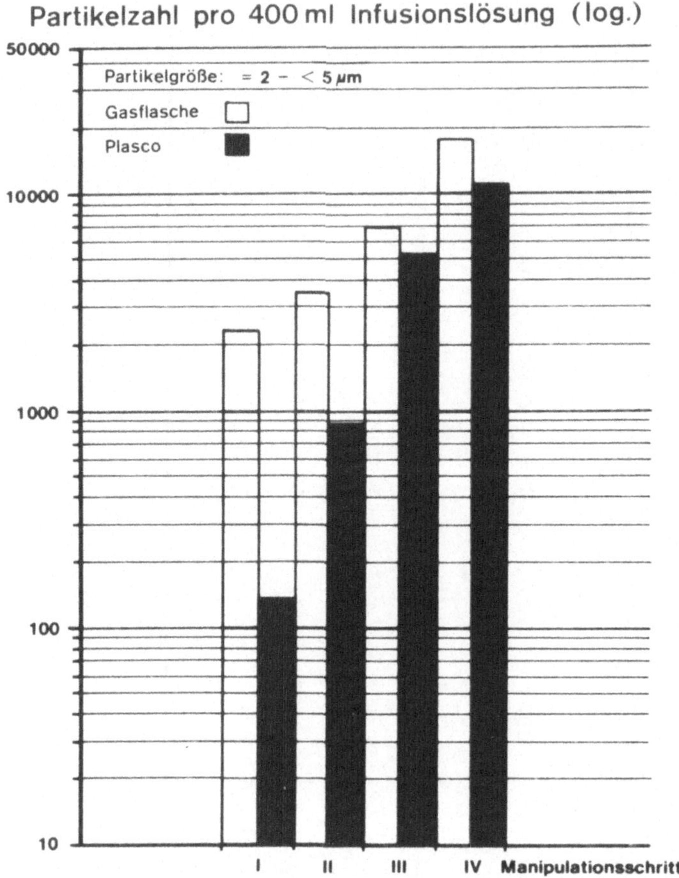

Abb. 1. Vergleich der Partikelkontaminierung von Infusionslösungen in Glasflaschen und Plasco durch Partikel der Größe 2 - <5 um nach den Manipulationsschritten I, II, III und IV.
I   Infusionslösung
II   Infusionslösung + Infusionsgerät
III   Mischinfusion mit Ampullenlösung + Infusionsgerät
IV   Mischinfusion mit gelöster Trockensubstanz + Infusionsgerät

Ein Anstieg des Partikelgehaltes bei Erweiterung der Manipulationen war zu erwarten. Auffallend ist jedoch der sehr starke Anstieg der Partikelzahl bei Mischinfusionen mit Trockensubstanzen zum einen und zum anderen der im Vergleich zur Glasflasche niedrigere Gehalt der Plasco. Klarer werden diese Aussagen durch die grafischen Darstellungen (siehe Abb. 1 - 4). Die durch-

Partikelzahl pro 400 ml Infusionslösung (log.)

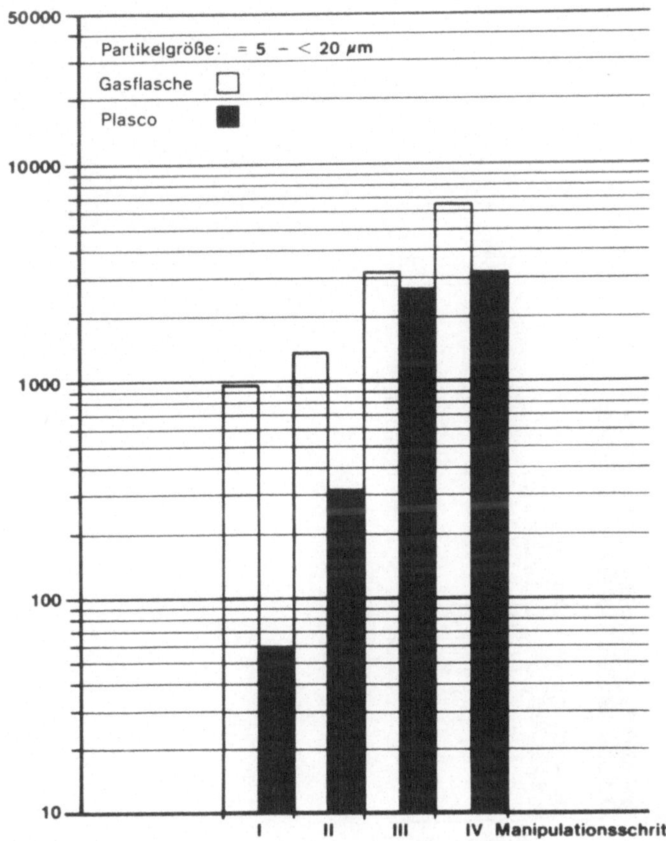

Abb. 2. Vergleich der Partikelkontaminierung von Infusionslösun-
gen in Glasflaschen und Plasco durch Partikel der Größe 5 - <20 um
nach den Manipulationsschritten I, II, III und IV.
I   Infusionslösung
II   Infusionslösung + Infusionsgerät
III   Mischinfusion mit Ampullenlösung + Infusionsgerät
IV   Mischinfusion mit gelöster Trockensubstanz + Infusionsgerät

schnittliche Kontaminierung einer Infusionslösung durch Partikel der Größe 2 - <20 um beträgt bei Glasflaschen durch die Manipulationen allein das 1 1/2fache, bei Mischinfusionen mit Ampullenlösungen das 3- und bei Mischinfusionen mit Trockensubstanzen das 8fache der Partikelzahl in der Ausgangslösung. Bei Plasco steigt die Partikelzahl entsprechend durchschnittlich auf das
6-, 40- und 68fache, wobei selbst die Zahlen mit diesen hohen
Faktoren noch wesentlich unter den entsprechenden Zahlenwerten
der Glasflaschen liegen. Bei den Größen 2 - <50 um und >50 um
ist bei beiden Behältermaterialien keine einheitliche Zunahme
der Partikel zu beobachten: Die Faktoren bewegen sich zwischen
1 und 25. Im Größenbereich >50 um haben sich die Werte bei Glasflaschen und Plasco ungefähr angeglichen.

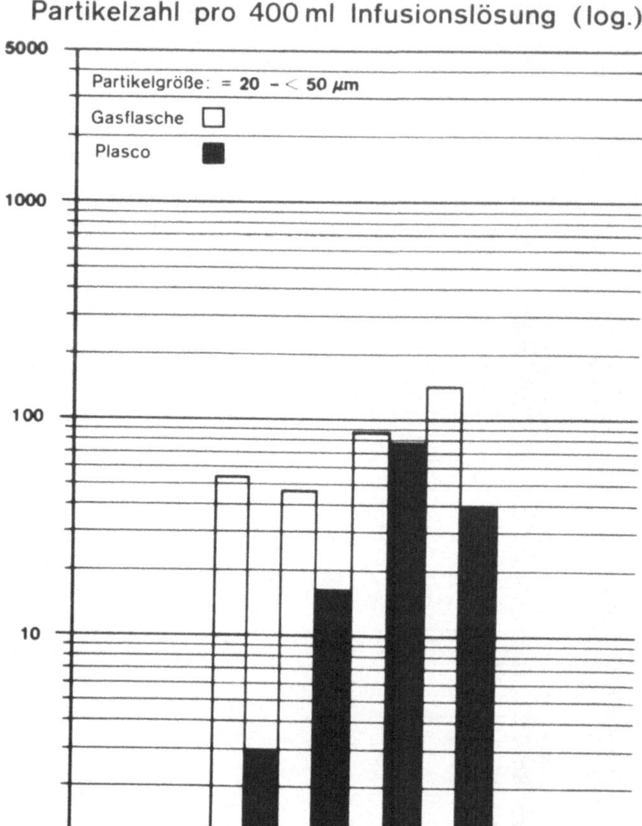

Abb. 3. Vergleich der Partikelkontaminierung von Infusionslösun-
gen in Glasflaschen und Plasco durch Partikel der Größe 20 -
‹50 um nach den Manipulationsschritten I, II, III und IV.
I   Infusionslösung
II   Infusionslösung + Infusionsgerät
III   Mischinfusion mit Ampullenlösung + Infusionsgerät
IV   Mischinfusion mit gelöster Trockensubstanz + Infusionsgerät

Inzwischen weisen weitere, zur Zeit noch nicht abgeschlossene
Versuche darauf hin, daß sich das Zwischenschalten eines Filters auf die Partikelzahl sehr günstig auswirkt, wie die Ergebnisse der Versuche in Tabelle 2 zeigen. Verglichen wurden völlig identische Mischinfusionen aus einer einfachen Elektrolytlösung und Ampullenlösungen, von denen ein Teil vor der Parti-
kelmessung durch ein Membranfilter der Porenweite 0,45 um lief.
Bei den beiden unteren Größenbereichen konnte die Partikelzahl
auf 1/23, bei den größeren Bereichen auf 1/7 bzw. 1/3 der unfil-
trierten Lösung reduziert werden.

Zusammenfassend kann gesagt werden, daß durch das vorliegende
Zahlenmaterial die Vermutung bestätigt wird, daß eine Infusions-

Partikelzahl pro 400 ml Infusionslösung (log.)

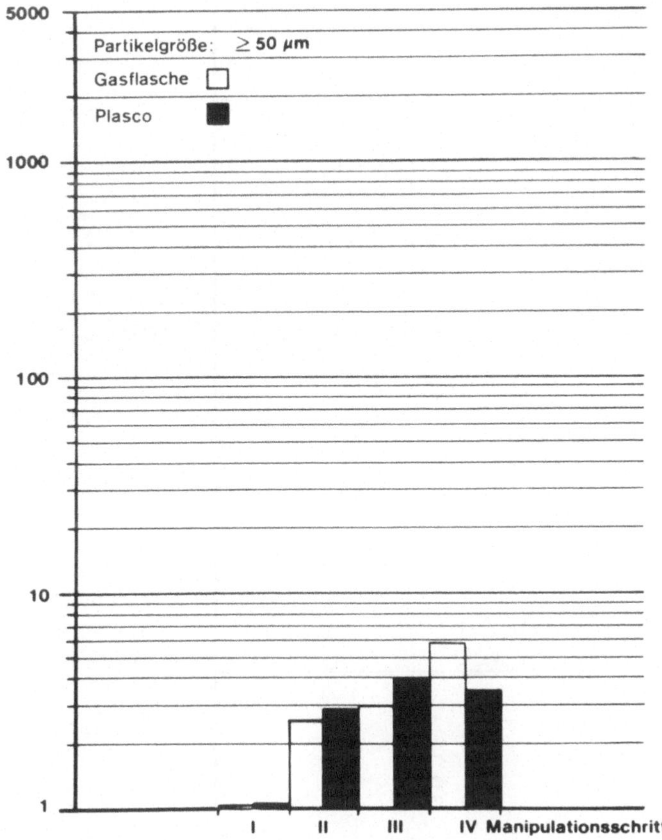

Abb. 4. Vergleich der Partikelkontaminierung von Infusionslösungen in Glasflaschen und Plasco durch Partikel der Größe ≥50 um nach den Manipulationsschritten I, II, III und IV.
I   Infusionslösung
II   Infusionslösung + Infusionsgerät
III Mischinfusion mit Ampullenlösung + Infusionsgerät
IV Mischinfusion mit gelöster Trockensubstanz + Infusionsgerät

lösung bei zunehmenden Manipulationsschritten trotz größter Vorsichtsmaßnahmen um ein Vielfaches des Ausgangswertes kontaminiert wird. Es kann aber gleichzeitig auch ausgesagt werden, daß die Zahlenwerte bei Plasco gegenüber Glasflaschen durchweg viel niedriger liegen. Unter gewissen Voraussetzungen ließen sich die Partikelzahlen wahrscheinlich erheblich verringern, wenn vor Eintritt der Infusionslösung in die Blutbahn ein Membranfilter vorgeschaltet wird.

Tabelle 2. Durchschnittlicher Partikelgehalt von Mischinfusionen mit Ampullenlösungen vor und nach Filtration durch Membranfilter der Porenweite 0,45 µm

Manipulation	Proben-zahl	mittlerer Partikelgehalt pro 400ml Prüflösung			
		= 2 – < 5 µm	= 5 – < 20 µm	= 20 – < 50 µm	· 50 µm
A Infusionslosung + Infusionsgerat + Ampullenlosung (2,3 Amp. a 8 ml/Fl.*)	30	7342	3297	86	3,2
B Infusionslosung + Infusionsgerat + Ampullenlosung + Membranfilter (2,3 Amp a 8,5 ml/Fl.*)	27	316	141	13	1,3

* Glasflasche

Infektiöse Komplikationen bei Infusionstherapie

F. Daschner

Bereits kurz nach Einführung des Plastikvenenkatheters erschienen Berichte über schwerwiegende infektiöse Komplikationen, vor allem Thrombophlebitis und Sepsis, in der Literatur (2). Erst seit 1970 jedoch, als es in den USA zu einer Sepsiswelle mit über 400 Sepsisfällen durch kontaminierte Infusionsverschlüsse gekommen war, wurde der Infektionsgefährdung von Patienten im Zusammenhang mit Infusionstherapie mehr Bedeutung beigemessen (4, 8, 10).

Im folgenden soll kurz zusammenfassend über das Ausmaß dieser Gefährdung berichtet werden.

In Tabelle 1 sind die wichtigsten Möglichkeiten der Kontamination von Infusionssystemen zusammengestellt.

Tabelle 1. Kontaminationsmöglichkeiten bei Infusionstherapie

Kontamination	
Vor Verwendung	**Während Verwendung**
Sprünge bzw. Risse (Glasflaschen/Plastikcontainer)	Durch Infusionszusätze
Infusionsflüssigkeit	Durch Mischen verschiedener Lösungen
Verschlüsse von Infusionsflaschen	Durch Luft
Schlauchsysteme (Dreiwegehähne, Zwischenstücke usw.)	Durch Injektionen in die Schläuche
Venenkatheter	Durch Dreiwegehähne bzw. Bypass-Systeme (Venendruckmessungen! usw.)
Salben bzw. Antiseptika	Durch Manipulation am Plastikvenenkatheter bzw. an der Nadel
Pflaster, Verbände	Retrograde Kontamination des Infusionssystems bei Sepsis

Infektionen am intravenösen Zugang

Plastikvenenkatheter werden häufig zum Ausgangspunkt schwerer, lebensbedrohlicher Infektionen. Die sogenannte Kathetersepsis gehört heute zu den häufigsten Sepsisformen in der Klinik.

Die Angaben über die Häufigkeit der Kathetersepsis schwanken
zwischen O und 8 % (11). Alle Autoren, die Katheterspitzen bakteriologisch untersuchten, fanden diese mit verschiedenen Bakterien bzw. Sproßpilzen in 3,8 - 57 % kontaminiert.

In einer eigenen Untersuchung kam es bei Säuglingen und älteren
Kindern in 3,2 % bzw. 5,8 %, ausgehend von einer Nabelvenen-
katheter- bzw. peripheren Venenkatheterspitze, zu einer Sepsis
(6).

Die die Insertionsstelle des Katheters umgebende Hautflora
scheint der Ausgangspunkt für die Kontamination entlang des
Katheters zu sein. Seltener wird die Katheterspitze aus dem
strömenden Blut kontaminiert. Thromben, die sich häufig in der
Katheterspitze bilden, sind ein idealer Nährboden für Bakterien
und Pilze aller Art.

Die Häufigkeit einer Kathetersepsis nimmt mit zunehmender Verweildauer des Katheters zu. Unter 48 h Liegedauer ist die Gefahr wesentlich geringer (6). Häufigste Erreger einer Kathetersepsis sind Staphylococcus aureus, Staphylococcus epidermidis,
Enterokokken, Sproßpilze und gramnegative Bakterien. Parenteral
zugeführte Antibiotika vermindern das Risiko einer katheterin-
duzierten Sepsis nicht.

Bei Verwendung von Nadeln anstelle von Plastikvenenkathetern
ist sowohl das Risiko einer Kontamination der Nadelspitze ver-
ringert als auch die Sepsisrate signifikant niedriger (nur ein
Fall unter 535 prospektiv untersuchten Patienten mit Infusionstherapie durch Stahlnadeln) (5, 11).

Thrombophlebitis

Die Entwicklung einer Thrombophlebitis an der Infusionsstelle
signalisiert die Gefahr einer Kathetersepsis. Patienten mit einer Phlebitis haben ein nahezu 20fach höheres Risiko, eine Kathetersepsis zu entwickeln als solche ohne Phlebitis. Es muß
als Kunstfehler bezeichnet werden, ohne vitale Indikation bei
Thrombophlebitis den Katheter oder auch die Nadel in situ zu belassen. Die Faktoren, die zu einer Thrombophlebitis prädisponieren, sind in Tabelle 2 zusammengestellt.

Mikrofilter scheinen weder die Sepsisrate noch die Häufigkeit
einer Infusionsthrombophlebitis zu reduzieren.

Kontamination intravenös zugeführter Flüssigkeiten

Bereits seit 1953 wurde vereinzelt über Sepsisfälle berichtet,
die auf kontaminierte Infusionen zurückzuführen waren; 1970 kam
es dann in den USA zu einer Sepsiswelle, wobei innerhalb von etwa 9 Monaten in 25 verschiedenen Krankenhäusern rund 400 Sepsisfälle auftraten, als deren Ursache kontaminierte Verschlüsse neu
auf den Markt gebrachter Infusionslösungen entdeckt wurden. Erreger waren vorwiegend Enterobacter-Spezies und Klebsiellen.

Tabelle 2. Prädisponierende Faktoren für die Entwicklung einer Katheterthrombophlebitis

1. **Lokalisation**
   Untere Extremitäten neigen eher zu Phlebitis.

2. **Position der Katheterspitze**
   Katheterspitze in der oberen Hohlvene neigt weniger zu Thrombophlebitis als Katheterspitze in peripherer Vene.

3. **Verweildauer**
   Risiko nach 48 h signifikant erhöht.

4. **Material**
   Stahlnadeln besser als Plastikmaterial.

5. **Kathetermaterial**
   Verschiedene Materialien neigen weniger zur Thrombosebildung (z. B. Fluoroethylenpropylen).

6. **Kathetergröße**
   Gefäßschädigung nimmt mit zunehmendem Katheterdurchmesser zu.

7. **Art der Infusionsflüssigkeit**
   Saure Lösungen, speziell wenn hyperton, erhöhen das Thromboserisiko.

8. **Intravenöse Medikation**
   Elektrolytlösungen, verschiedene Antibiotika, Zytostatika usw. schädigen das Gefäßendothel.

Erst durch Einziehen aller Infusionsflaschen dieser Produktion konnte die Sepsiswelle unterbrochen werden (11).

Trotz des Aufsehens, das diese Sepsiswelle weltweit erregt hat, wurden auch in der Folgezeit in anderen Ländern noch mindestens 50 Sepsisfälle und etwa 100 während des Herstellungsprozesses kontaminierte Infusionslösungen entdeckt (11). Die Gefahr einer Kontamination während des Herstellungsprozesses oder in der Klinikapotheke ist allerdings wesentlich geringer als diejenige, die beim Zumischen verschiedener Medikamente, bei Manipulation am Infusionsbesteck, an der Nadel, bei Verwendung von offenen Systemen ("Luftnadel") und bei Verwendung von sogenannten Bypass-Systemen entsteht. Besonders Systeme zur Messung des Zentralvenendrucks stellen eine besondere Gefahr dar. Wir untersuchten kürzlich acht Venendruckmeßsysteme einer einzigen Station und fanden sie ausnahmslos alle mit Bakterien verschiedener Spezies kontaminiert, zum Teil in Keimzahlen von über 10^5/ml, z. B. mit Enterobacter cloacae.

Sogenannte Hyperalimentationslösungen stellen einen idealen Nährboden für Bakterien und Pilze dar, gerade sie neigen besonders zur Kontamination. DEEB und NATSIOS untersuchten 121 Infusionslösungen während der Applikation und fanden 3,8 ? der üb-

lichen Infusionen und 38 % der sogenannten Hyperalimentationslösungen kontaminiert (9).

Verschiedene Autoren konnten jeweils vor Applikation, aber unmittelbar nach dem Zumischen von Medikamenten in 3,0 % - 17,7 %
der Infusionen Keime isolieren. Wir selbst fanden eine Kontami-
nationsrate von 10 % unmittelbar nach dem Mischen verschiedener
Infusionsbestandteile und 14 % nach einer 12stündigen Laufzeit
(3, 7).

Kürzlich berichteten wir über 25 Serratia marcescens-Sepsisfälle,
deren Hauptquelle kontaminierte Infusionen waren (7).

Wir fanden in bis zu 35 % der Infusionen, die entweder angestochen gelagert oder unmittelbar nach Auftreten der ersten Sepsis-
symptome des entsprechenden Patienten untersucht worden waren,
verschiedenste grampositive und gramnegative Erreger (am häufigsten Serratia marcescens, Klebsiella pneumoniae, Sproßpilze, E.
coli und Enterobacter cloacae).

Infusionslösungen bieten vor allem für Serratia marcescens und
andere gramnegative Keime außerordentlich günstige Wachstumsbedingungen. Bei sehr geringer Kontamination liegen bereits nach
24 h bei Zimmertemperatur Keimzahlen von z. B. Serratia marcescens bis zu 10^5/ml Flüssigkeit vor (11).

Durch die Verwendung von Mikrofiltern glaubte man, das Risiko
einer infusionsbedingten Sepsis auf ein Minimum reduzieren zu
können. Bisher gibt es allerdings keine prospektiven klinischen
Untersuchungen, die den positiven Wert dieser Filter bestätigen
würden. Wir sehen im Gegenteil folgende Gefahrenmomente bei der
Verwendung solcher Filter (Tabelle 3).

Tabelle 3. Gefahren bei Verwendung von Filtern

Blockierung

Zerreißung
(Eiweiß, Kristalle, Infusionspumpe)

Auflösung durch verschiedene Bakterien
(z. B. Pseudomonas aeruginosa)

Passage zellwanddefekter Bakterien
(bei Zusatz von zellwandaktiven Antibiotika zur Infusion:
Penicillin, Ampicillin, Cephalotin)

Endotoxinschock

Falsches Gefühl von Sicherheit (!!)

Filter sind zwar in der Lage, korpuskuläre Elemente einer Infusion zurückzuhalten, nicht aber z. B. Endotoxin, welches beim

Zerfall von Bakterien entsteht. Endotoxin ist in großer Menge
in kontaminierten Infusionen gefunden worden.

Totale parenterale Ernährung

Bei der totalen parenteralen Ernährung kommen mehrere Risiko-
faktoren zusammen, die zu einer extrem hohen Infektionsgefahr
des Patienten beitragen: Überdurchschnittlich lange Verweildauer der Katheter, optimale Wachstumsbedingungen in den häufig
aminosäuren- bzw. eiweißhaltigen Lösungen, hohe Infektionsan-
fälligkeit der schwerkranken Patienten. In der Literatur sind
Sepsisraten bis zu 27 % bei totaler parenteraler Ernährung angegeben worden, wobei Candida albicans einer der häufigsten
Sepsiserreger ist (1). Candida albicans wächst ausgezeichnet
in Hyperalimentationslösungen, die Verwendung von antibiotika-
haltigen Salben an der Insertionsstelle der Katheter prädispo-
niert zur Kolonisierung der Haut mit Candida albicans, die Patienten unter Hyperalimentationstherapie werden häufig zusätzlich antibiotisch behandelt bzw. erhalten immunsuppressive oder
zytostatische Therapie.

Tabelle 4. Maßnahmen zur Verminderung des Infektionsrisikos bei
Infusionstherapie

---

1. Vorzugsweise Verwendung von Metallkanülen.

2. Liegedauer von peripheren Plastikvenenkathetern und Nabel-
   venen-/Arterienkathetern, wenn möglich, nicht länger als 48 h.

3. Wechsel der Infusionen und des Infusionsbesteckes alle 24 h.

4. Täglicher steriler Verbandwechsel mit Inspektion der Insertionsstelle.

5. Medikamente, wenn möglich, nicht zur Infusion zumischen, sondern im Bypass verabreichen.

6. Zeitpunkt des Katheterlegens notieren.

7. Insertion eines Plastikvenenkatheters mit sterilen Handschuhen
   nach vorheriger gründlicher Desinfektion der Haut; Herstellen
   von Hyperalimentationslösungen unter sterilen Bedingungen mit
   Laminar air flow.

Schlußbetrachtungen

In den USA erhalten ca. ein Viertel aller hospitalisierten Patienten parenterale Flüssigkeitstherapie. Bei 10 Millionen sta-
tionärer Patienten in Deutschland würden ca. 2,5 Millionen Patienten intravenös verschiedene Flüssigkeiten zugeführt bekommen. In der Literatur wird die durchschnittliche Häufigkeit der
sogenannten Kathetersepsis bei totaler parenteraler Ernährung

mit 5 %, bei normaler Flüssigkeitstherapie mit 2 ? angegeben
(Auswertung von insgesamt 54 Literaturstellen). Dies würde be-
deuten, daß in Deutschland jährlich durchschnittlich 50.000 Patienten an einer Kathetersepsis erkranken. Obwohl diese Zahl
natürlich fiktiv ist, da wir nicht wissen, wieviele Patienten
über Plastikvenenkatheter bzw. über Nadeln infundiert werden,
sollte sie Anlaß genug für uns sein, neben der Notwendigkeit
der Zufuhr von Flüssigkeit, Elektrolyten und Kalorien auch die
Infektionsgefährdung des Patienten im Auge zu behalten. Durch
entsprechende Maßnahmen sollte es möglich sein, das Risiko einer Kathetersepsis wesentlich zu vermindern (Tabelle 4).

Literatur

1. ASHCRAFT, K. W., LEAPE, L. L.: Candida sepsis complicating
   parenteral feeding. JAMA 212, 454 (1970).

2. BOLTON-CARTER, J. F., MILNE, E. H., WHITTET, T. D.: Further
   investigation into causes of thrombophlebitis following intravenous infusions. Lancet II, 660 (1952).

3. BREMER, H. J., DASCHNER, F., HÖPNER, F., RIEGEL, K., SCHAUB,
   J., STALDER, G. A.: Parenterale Ernährung beim Neugeborenen.
   Mschr. Kinderheilk. 123, 161 (1975).

4. CENTER FOR DISEASE CONTROL: Nosocomial bacteremias associated
   with intravenous fluid therapy - USA. Morbid Mortal Weekly
   Rep. 20, Suppl. 9, (1971).

5. CROSSLEY, K., MATSEN, J. M.: The scalp vein needle: a pro-
   spective study of associated complications. JAMA 220, 985
   (1972).

6. DASCHNER, F., ADAM, D., MARGET, W.: Sepsis und Kontamination
   bei Nabel- und Venenkathetern. Mschr. Kinderheilk. 122, 49
   (1974).

7. DASCHNER, F., SENSKA-EURINGER, Ch.: Kontaminierte Infusionen
   als Ursache nosokomialer Serratia marcescens-Sepsis bei Kindern. Dtsch. med. Wschr. 100, 2324 (1975).

8. DASCHNER, F.: Nosokomiale Infektionen - der sogenannte infektiöse Hospitalismus. Med. Klin. 70, 1065 (1975).

9. DEEB, E. N., NATSIOS, G. A.: Contamination of intravenous
   fluids by bacteria and fungi during preparation and administration. Amer. J. Hosp. Pharm. 28, 764 (1971).

10. DUMA, R. J., WARNER, J. F., DALTON, H. P.: Septicemia from
    intravenous infusions. New Engl. J. Med. 284, 257 (1971).

11. MAKI, G. D., GOLDMAN, D. A., RHAME, F. S.: Infection control
    in intravenous therapy. Ann. intern. Med. 79, 867 (1973).

Anforderungen an Infusionsgeräte nach DIN 58362

E. Schlaak

Der Arbeitsausschuß B 5 des Medizinischen Normenausschusses im Deutschen Institut für Normung hat sich mit der Überarbeitung der Norm 58 362, Teil 1 beschäftigt. Sie enthält Festlegungen von Benennungen, Anforderungen und Prüfung von Infusionsgeräten, die für den einmaligen Gebrauch bestimmt sind.

In einem Muster, das in seinen Konstruktionsmerkmalen nicht verbindlich ist, werden die Benennungen der Einzelteile dargestellt: Schutzkappe, Einstechteil, Belüftungsteil mit Filter, Flüssigkeitskanal, Tropfrohr, Tropfkammer, Flüssigkeitsfilter, Schlauch, Durchflußregler, elastisches Verbindungsstück, Anschlußstück mit Außenkegel, Schutzkappe (Abb. 1).

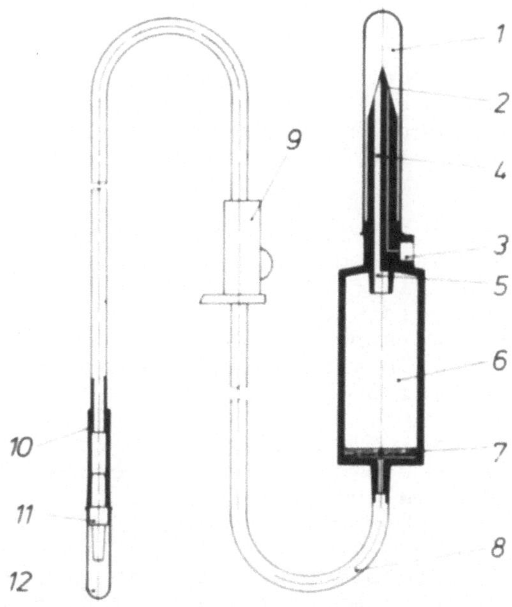

1 Schutzkappe
2 Einstechteil
3 Belüftungsteil mit Filter
4 Flüssigkeitskanal
5 Tropfrohr
6 Tropfkammer
7 Flüssigkeitsfilter
8 Schlauch
9 Durchflußregler
10 Elastisches Verbindungsstück
11 Anschlußstück mit Außenkegel
12 Schutzkappe

Abb. 1. Schematische Zeichnung eines Infusionsgerätes nach DIN 58 362

An jedes der gezeigten Einzelteile werden bestimmte physikalische Anforderungen gestellt, die hier im einzelnen nicht aufgezählt werden sollen; ferner muß der verwendete Werkstoff selbst bestimmten Anforderungen genügen und das Gerät an seinen Verbindungsstellen keim- und flüssigkeitsdicht sein.

Die chemischen Anforderungen beziehen sich auf reduzierende Substanzen, Schwermetallionen, Ammoniumionen, Chloridionen und auf extrahierbare Substanzen.

Die biologischen Anforderungen betreffen Pyrogene, Verträglichkeit, Hämolyse und Sterilität.

In weiteren Abschnitten werden die Verfahren der den Anforderungen entsprechenden Prüfungen festgelegt und schließlich werden die Vorschriften für Verpackung und Kennzeichnung angegeben.

Der Ausschuß hat sich bemüht, internationalen Standards dort mindestens zu entsprechen, wo diese den bisherigen Normen überlegen waren.

So schreibt die ISO/R 1135-1969 die Anbringung eines Grobfilters vor, falls das Gerät einmal irrtümlicherweise zur Blutübertragung benutzt wird.

Der Ausschuß ist in den Anforderungen über diese Vorschrift hinausgegangen in Kenntnis über Gummipartikel, die beim Durchstechen eines Stopfens entstehen und beträchtliche Größe erreichen können. Die Abriebpartikel haben eine Länge bis zu 200 um bei einem Querdurchmesser von 10 - 20 um.

Die Norm 58 362 verlangt daher unter 4.5. Flüssigkeitsfilter: "Da beim Durchstechen des Einstichteils in den Stopfen nach DIN 58 363 Blatt 2, Blatt 6, Blatt 10 und Blatt 11 Fragmente und Abrieb nicht völlig auszuschließen sind, ist das Infusionsgerät mit einem Filter zu versehen, dessen Wirkung dem mit einer Maschenweite von 15 um und einer Fläche von mindestens 100 mm^2 bei einer freien Filterfläche von mindestens 5 % entspricht".

Diese Forderung ist naturgemäß ein Kompromiß zwischen dem vorbestehenden Zustand filterloser Geräte und dem wünschenswerten Ziel einer möglichst weitgehenden Rückhaltung korpuskulärer Elemente, der zudem wirtschaftlich vertretbar bleiben sollte.

Erst bei einer Filterfläche von mindestens 100 mm^2 erreicht man Durchströmungszeiten, die klinisch vertretbar bleiben. Bei Durchflußgeschwindigkeitsprüfungen zeigt sich, daß das Luftfilter - durch das die Luft keimfrei einströmen soll - und die verwendete Kanülengröße weitere limitierende Faktoren sein können. So verlängert sich z. B. die Durchflußzeit von 1.000 ml Aqua dest. von etwa 4 min bei Verwendung des Systems ohne Kanüle auf ca. 10 min bei Verwendung einer Kanüle von 1,1 mm Innendurchmesser.

Obwohl in der unbefriedigenden Vergleichbarkeit angewandter Meßverfahren bei der Partikelbestimmung eine gewisse Schwierigkeit liegt, zeigt doch die Tatsache, daß auch bei einem Flüssigkeits-

filter von 100 mm^2 Fläche die Durchflußraten bei Mehrfachver-
wendung desselben Systems deutlich abnehmen, daß das Filter eine gewisse Effektivität hat.

Schließlich spielte bei den Überlegungen auch eine Rolle, daß
im Falle einer Schädigung von Patienten nach einem Urteil des
Bundesgerichtshofs dem Hersteller die Beweislast aufgebürdet
werden kann. Freilich sollte auch der Anwender Möglichkeiten
und Grenzen der benutzten Geräte kennen.

Zwar ist im Zusammenhang mit Bluttransfusionen die Ansicht vertreten worden, daß Partikel, die kleiner als 30 - 40 um sind,
für den Körper uninteressant seien. Wenn überhaupt, dürfte diese Feststellung nur bei abbaufähigen Aggregaten aus Blut oder
Blutbestandteilen bei einmaligen Transfusionen zutreffen. Je-
denfalls haben elektronenmikroskopische Untersuchungen gezeigt,
daß Plättchen-Mikroemboli von 60 um zur Verstopfung von Lungen-
kapillaren führen können.

Inzwischen mehren sich pathologische, klinische und experimentelle Arbeiten, in denen auf die Gefahren und Häufigkeit von
Fremdkörperinvasionen hingewiesen wird, die zum Teil nicht ab-
baufähig oder schwer phagozytierbar sind.

Wir würden als entscheidenden Fortschritt betrachten, wenn es
gelingt eine Konstruktion anzubieten, bei der unter vertretbaren Kosten ohne wesentliche Verschlechterung der Durchstrom-
größen ein Filter eingebaut ist, das mit Sicherheit solche Partikel zurückzuhalten in der Lage ist, die möglicherweise die
kapilläre Strombahn nicht mehr passieren.

In Analogie zur Massivtransfusion wird man daher besonders bei
Langzeitinfusionen von Massivinfusionen sprechen müssen. Partikelfreie Infusionslösungen gibt es nicht. Das Problem der Gefährdung durch Langzeitinfusion ist offensichtlich mit dem Ein-
malgerät allein nicht zu lösen. Zu seiner Beherrschung wird wohl
die Infusion über zusätzliche Filter unter 0,5 um Porengröße und
Infusionspumpen notwendig werden. Mit Filtern dieser Größe könnten auch bakterielle Invasionen wirksam unterdrückt werden.

Ein weiteres Problem, das bei Einmalinfusionsgeräten bisher kon-
struktiv nicht gelöst ist, stellt das Zuspritzen von Medikamenten dar. Hier besteht einmal die Möglichkeit, durch den Stopfen
in die Infusionslösung zu injizieren, was die Zahl der Abriebpartikel mit jedem Durchstich vergrößert; zum anderen können solche Medikamente, die schneller zur Wirkung kommen sollen, durch
das elastische Verbindungsstück injiziert werden, wobei Abriebpartikel ungefiltert in die venöse Strombahn gelangen. So könnte z. B. das elastische Verbindungsstück an anderer Stelle plaziert werden; es ist auch nicht festgelegt, daß ein Filter in
der Tropfkammer lokalisiert sein soll. Die in der Norm angegebene Skizze ist lediglich eine schematische Zeichnung und die
jetzt veröffentlichte Ausgabe der Norm spezifiziert die entsprechenden Umstände in unmißverständlicher Form.

In den Erläuterungen wird ausdrücklich festgehalten, daß nach
Vorliegen neuer Erkenntnisse nicht auszuschließen ist, daß auf
eine andere Filterfläche und Maschenweite übergegangen werden
kann.

Die Normen werden in der Regel alle vier bis fünf Jahre überarbeitet, bei bestehender Notwendigkeit auch in kürzeren Abständen.

Normen enthalten sicherheitstechnische Festlegungen über technische Arbeitsmittel. Deshalb sollten sie dem Anwender bekannt
sein. Es soll in dem Zusammenhang auch auf die Anforderungen an
das Anschlußstück mit Außenkegel kurz hingewiesen werden. Dort
heißt es: "Das Anschlußstück muß einen Außenkegel N 6 nach
DIN 13 090 haben." Darunter ist ein Luer-Kegel zu verstehen. Die
sogenannte Rekord-Verbindung ist nur noch für eine Übergangs-
zeit zugelassen. Abgesehen von der größeren Sicherheit der Luer-
Verbindungen durch das größere Kegelverhältnis sollte diese Verbindung - und entsprechend natürlich auch bei Spritzen und Kanülen - wegen seiner Austauschbarkeit in Katastrophenfällen nur
noch benutzt werden. Die Luer-Fassung hat internationale Verbreitung gefunden und auch bei uns ist der Luer-Kegel beim Roten
Kreuz, beim Zivilen Bevölkerungsschutz und bei der Bundeswehr
seit langem in Gebrauch. Durch die größere Festigkeit seiner
Verbindungen vermindert sich auch die Kontaminationsgefahr. Im
Interesse der Kompatibilität von Systemen sollten daher auch in
der Klinik nur noch genormte Geräte Verwendung finden.

Der Fachnormenausschuß würde sehr begrüßen, wenn das Interesse
auf seiten der Anwender frühzeitig erkennbar wird.

Unter der Voraussetzung, daß eine rechtzeitige redaktionelle
Aufnahme ermöglicht wird, ist die Bekanntgabe des Vorliegens
der noch einspruchsfähigen Normenentwürfe in einschlägigen Zeit-
schriften vielleicht ein gangbarer Weg.

Dieser Beitrag sollte in einigen wichtigen Aspekten Auskunft
über den Stand der Normungsarbeiten für Infusionsgeräte geben.
Es ist sehr zu bedauern, daß es noch immer Anwender gibt, die
filterlose Geräte aus Unkenntnis oder aus Kostengründen bevor-
zugen. Aus Referaten und Diskussionen hoffen wir weitere Anre-
gungen für künftige Arbeiten im Interesse der Sicherheit der Patienten zu erhalten.

Filtersysteme zur Vermeidung materieller und bakterieller Verunreinigungen

F. W. Ahnefeld und W. Dick

Die Begründung für eine kritische Auseinandersetzung über die
Frage der Einführung von Filtersystemen zur Vermeidung materieller und bakterieller Verunreinigungen ergibt sich zwangsläufig
aus den vorausgegangenen Beiträgen. Die primären Ansatzpunkte
für die Erstellung entsprechender Forderungen oder Empfehlungen sind unterschiedlich. Bei der Neugestaltung der DIN 58 362
wurde ein Flüssigkeitsfilter mit einer Maschenweite von 15 um
vorgesehen, weil "beim Durchstechen des Einstechteils in den
Stopfen Fragmente und Abrieb nicht völlig auszuschließen sind"
(DIN 58 362, Ziffer 4.5. Flüssigkeitsfilter). Die in der DIN
festgelegte Maschenweite stellt einen Kompromiß dar, der gewählt wurde, um den größten Teil des Gummiabriebs abzufangen,
aber gleichzeitig die Einflußgeschwindigkeit der unterschiedlichen Infusionslösungen nicht zu reduzieren. Die Entscheidung
war, das ist aufgrund der vorgelegten Untersuchungsergebnisse
klar geworden, ausschließlich auf ein Teilproblem ausgerichtet.
Wir befinden uns, bleiben wir zunächst bei dieser speziellen
Frage, in dem Dilemma feststellen zu müssen, daß
- keine überzeugende Begründung für eine Maschenweite von aus-
  gerechnet 15 um vorliegt,
- zwar die DIN ein solches Filter mit guter Begründung fordert,
- bisher nur in einem verschwindend geringen Prozentsatz Infusionssysteme mit diesem Filter Verwendung finden,
- dieses Filter ausschließlich wegen einer unzureichenden technischen Lösung empfohlen werden muß,
- es bei den heute dargestellten Bestecken zudem im Bereich der
  Tropfkammer an der falschen Stelle sitzt, da auch, wie nachgewiesen, ein entsprechender Abrieb im Bereich des Latexan-
  satzes, nicht zuletzt wiederum wegen einer unzureichenden technischen Lösung eintritt und
- die darüber hinausgehenden, hier dargestellten Probleme der
  materiellen Kontamination mit einem solchen Filter weder angesprochen noch gelöst sind.

Den meisten Anwendern ist nicht einmal dieser Teilaspekt des
Gummiabriebs bekannt, ganz sicher fehlen entsprechende Kenntnisse bei denjenigen, die die Infusionsbestecke beschaffen. Der
Arzt vertraut darauf, daß sowohl die Lösungen als auch das technische Zubehör den heute üblichen Anforderungen entsprechen,
ihm ist nicht bewußt, daß die DIN keine Verbindlichkeit besitzt
und ihm ist noch weniger bewußt, daß inzwischen wegen des auf
diesem Gebiet herrschenden harten Konkurrenzkampfes in zunehmendem Umfange Infusionsbestecke ausländischer Herkunft zur Anwendung kommen, die in wesentlichen Bereichen den Materialprü-
fungsbestimmungen, die in der DIN niedergelegt sind, nicht entsprechen. Die Arzneimittelsicherheit, die die Hersteller der
Lösungen garantieren, wird durch die Verwendung einer unzureichenden Technik und eines ungeeigneten Materials in Frage ge-

stellt, da ja der Patient die Infusionslösung in dem Zustande
erhält, in dem sie das Ende des Infusionssystems verläßt. Die
Spezialisierung und die Zuständigkeiten haben hier Lücken ge-
lassen, die sowohl für den Anwender als auch für den Patienten
gefährlich sind, und die unbedingt und kurzfristig geschlossen
werden müssen. Diese generelle Aussage erschien uns als Grundlage für die weitere Diskussion von entscheidender Bedeutung,
nicht zuletzt, weil hier wirtschaftliche Erwägungen in unver-
antwortlicher Weise, meistens dazu noch durch Unwissenheit, der
Sicherheit der Anwendung vorangestellt werden.

Betrachten wir zunächst nur die materiellen Verunreinigungen,
dann glauben wir im Bereich des Machbaren und Notwendigen zu
bleiben, wenn wir für eine Kurzzeitanwendung einer Infusionstherapie, z. B. während einer Anästhesie, der Anwendung des in
der DIN vorgesehenen 15 um-Filters zustimmen, allerdings unter
der Voraussetzung, daß ein solches Filter patientennah, also
distal vom Latexansatz angebracht wird. Wir begründen diese
Empfehlung, beschränkt auf die materiellen Verunreinigungen,
mit eigenen Untersuchungen, aus denen hervorgeht, daß tatsächlich eine, wenn auch nicht optimale, Filterwirkung mit einer
erheblichen Reduzierung der Partikelzahlen nachgewiesen werden
konnte.

Für den Bereich der Langzeittherapie mit Infusionslösungen, wie
sie insbesondere in der Intensivmedizin zur Anwendung kommt,
bestehen jedoch andere, in den vorausgegangenen Beiträgen bereits dargestellte Probleme, die mit Filtern einer Maschenweite von 15 um nicht gelöst werden können. Aus der von Herrn KLAUS
zitierten Literatur geht einwandfrei hervor, daß auch kleinere
Partikel, in entsprechender Massierung in die Blutbahn eingebracht, imstande sind, schwere pathologische Veränderungen hervorzurufen.

Tabelle 1 a. Materialien verschiedener Schwebeteilchen

Gummipartikel
Elastomere
Holzstückchen
Zellulose
Papierfasern
Stärkeähnliche Partikel
Lacküberzug
Plastikbestandteile
Glasfasern
Gelatine
Salze
Pilze
Diatomeen
Krustazeen

Wir möchten diese Tatsache hier zunächst nur vormerken und einen weiteren, vielleicht noch wichtigeren Ansatzpunkt für die

Tabelle 1 b. Herkunft der Schwebeteilchen

1. Rohsubstanz   (Hersteller)
2. Produktionsverfahren   (Hersteller)
3. Lagerung   (Vertrieb)
4. Verabreichungsmodus   (Klinik)

Notwendigkeit der Einführung von Filtersystemen besprechen, der
sich aus dem Beitrag von Herrn DASCHNER ergibt, der insbesondere in der neueren amerikanischen Literatur herausgestellt wird
und die bakteriellen Verunreinigungen betrifft.

Tabelle 2. Wichtige Problemkeime der Klinik

Staphylococcus aureus
Staphylococcus epidermidis
Pseudomonas aeruginosa
Klebsiella
Proteus
Escherichia coli
Serratia
Mima polymorpha
Pilze

Aus Untersuchungen von RAPP und RYAN geht hervor, daß Kontaminationen von Infusionslösungen analog der Zunahme des Hospitalismus in immer größerem Umfange angetroffen werden. Die Autoren untersuchten an 100 randomisierten Patienten die Wirksamkeit von 0,45 um-Filtern, insbesondere in bezug auf die Phle-
bitisrate. Sie konnten mit Mikrofiltern dieser Maschenweite die
mit der Infusion verbundenen Komplikationen deutlich senken.
RAPP und De LUCA wandten ebenfalls in einer klinischen Studie
Mikrofilter mit Maschenweiten von 0,45 und 0,22 um an. Auch sie
erreichten eine Reduktion der bis dahin üblichen Infektionsrate von ca. 50 % auf ca. 10 %. Die Autoren weisen auf die Nachteile eines 0,45 um-Filters hin, da nach ihren Angaben bei dieser Maschenweite sowohl Koli- als auch Pseudomonasbakterien
dieses Filter passieren können. Ohne hier auf weitere Einzelheiten eingehen zu wollen, legen die Autoren überzeugende Befunde für die Wirksamkeit der Mikrofilter vor, sie empfehlen
aus den eben genannten Gründen und wegen der hohen Kontaminationsgefahr, die insbesondere bei Lösungen vorliegt, die für
die parenterale Ernährung vorgesehen sind, grundsätzlich die
Verwendung von 0,22 um-Filter.

RUSMIN und De LUCA beleuchten in einer anderen Studie ein spe-
zielles Problem, und zwar die Frage, ob unter bestimmten Umständen aus dem "Filterkuchen" Endotoxine freigesetzt und in
den Organismus eingeschwemmt werden könnten. Selbstverständlich
halten auch die 0,22 um-Filter weder Endotoxine noch Viren zurück. Es ist nicht sicher auszuschließen, daß unter bestimmten

Umständen, z. B. bei einer starken Anreicherung von Bakterien
im Filtersystem und einer gleichzeitigen Anwendung von Antibiotika, Endotoxine freigesetzt werden. Bei einem täglichen Filterwechsel sind diese Gefahren jedoch allem Anschein nach gering.

Geht man von der Tatsache der nicht unbeträchtlichen Kontamination der Lösungen aus, die verständlicherweise besonders groß
bei Nährlösungen ist, und läßt man zunächst dahingestellt, ob
diese Kontamination überwiegend durch eine nicht ausgereifte
Infusions- und Zusatzinjektionstechnik, durch einen Mangel an
Asepsis oder eine mangelhafte oder unwirksame Krankenhaushygiene
bedingt ist, so dürfte sich generell gesehen aus den nachgewiesenen Kontaminationen und den daraus resultierenden Folgen beim
Patienten die Indikation für die Anwendung von Mikrofiltern im
Bereich der Intensivtherapie ergeben.

Die mit einer Mikrofilteranwendung verbundenen physikalischen
Probleme sind inzwischen ebenfalls in ausreichender Weise bearbeitet worden. Die von TURCO und DAVIS aufgestellte Forderung,
daß es auch bei Gebrauch eines Mikrofilters möglich sein müsse,
innerhalb von 8 h einen Liter der bei der intravenösen Ernäh-
rungstherapie verwandten Lösungen zu infundieren, läßt sich auch
bei Anwendung der 0,22 um-Filter selbst ohne Einsatz von Infusionspumpen erfüllen. Technische Schwierigkeiten anderer Art,
die sich zunächst aus der Notwendigkeit ergaben, die Mikrofilter in ausreichender Weise zu entlüften, können, legt man die
Berichte in der Literatur zugrunde, ebenfalls als weitgehend
gelöst angesehen werden.

Tabelle 3. Problemlösungen der Membranfiltrationstechnik

Blut   (Frischblut, Erythrozytenkonzentrate)
Blutderivate   (Serum- und Plasmaderivate)
Blutersatzmittel   (Dextrane, Gelatine)
Fettemulsionen
Hochprozentige Kohlenhydratlösungen

Schwierigkeiten unterschiedlicher Art entstehen jedoch aus anderen Gründen:

1. Bei Anwendung von 0,22 um-Filtern ergibt sich eine Gruppe von
   Infusionslösungen, die wegen ihrer Beschaffenheit und Zusammensetzung als Problemlösungen bezeichnet werden, da sie die
   Filter nicht passieren. Auch diese Lösungen kommen in der Intensivtherapie zur Anwendung. Sie müssen über einen besonderen Zugang des Infusionssystems zwischen Filter und dem beim
   Patienten vorhandenen Zugangsweg, also der Kanüle oder dem
   Kavakatheter, zugeführt werden. Im allgemeinen ist davon auszugehen, daß gerade bei diesen Lösungen keine Zusatzinjektionen erfolgen und damit bei Einhaltung der aseptischen
   Grundsätze die <u>bakterielle</u> Kontamination relativ gering an-
   zusetzen ist.

2. Ein bisher zuwenig bearbeitetes Problem ist das der Inkompatibilität zwischen Infusionslösungen und zusätzlich injizierten Medikamenten. Selbstverständlich müssen, um die Filterschranke ausnutzen zu können, die Zuspritzungen proximal
   des Filters erfolgen. Ausfällungen könnten die Mikrofilter
   frühzeitig verstopfen und einen Wechsel erforderlich machen.
   Auch bei der bisher üblichen Technik sind Auswirkungen dieser Inkompatibilitäten nicht zu beseitigen. Die Industrie
   bemüht sich zwar, Inkompatibilitätslisten zu erstellen, diese Versuche werden jedoch immer unvollständig bleiben, da
   es unmöglich ist, alle z. B. in der Intensivtherapie möglichen Kombinationen gegeneinander zu untersuchen. Heute werden ganz sicher Medikamente in den Latexansatz injiziert,
   die sich mit der jeweils laufenden Infusionslösung mischen
   und zu Ausfällungen führen. Solche Inkompatibilitäten werden jedoch in den meisten Fällen gar nicht wahrgenommen, da
   sich die Ausfällungen für den Injizierenden unsichtbar in
   der Kanüle oder im Kavakatheter abspielen.

3. In eigenen Untersuchungen haben wir jeweils 30 Mikrofilter
   mit einer Maschenweite von O,22 um während einer Dauerinfusionstherapie auf der Intensiveinheit eingesetzt und sie für
   jeweils 24 h, 48 h und 72 h patientennah angebracht belassen.
   Die Filter bleiben, das kann hier zusammenfassend festgestellt werden, unter gleichzeitiger Anwendung einer Infusionspumpe, die wir heute bei der Durchführung einer vollständigen parenteralen Ernährung voraussetzen, funktionstüchtig. Dennoch sind die Anwendungsprobleme noch nicht restlos gelöst, da zum Teil gleichzeitig zwei oder drei unterschiedliche Lösungen mit unterschiedlicher Dosierung, also
   Fließgeschwindigkeit, zugeführt werden, und es unmöglich ist,
   an jedem Infusionssystem gesondert eine die gewünschte Dosierung garantierende Infusionspumpe anzubringen. Inzwischen
   gibt es aber technische Möglichkeiten, z. B. Aminosäuren-
   und Kohlenhydratlösungen in einem Sammelbehälter in der gewünschten Dosierung zu mischen und über ein System zuzuführen. Auch diese Möglichkeit beinhaltet nur eine Teillösung.

4. Schwierigkeiten bereitet indes die bei Intensivpatienten erforderliche Messung des zentralen Venendruckes. Es handelt
   sich hierbei jedoch um Probleme, die durch eine Verbesserung
   der Technik lösbar erscheinen.

In zusätzlichen Untersuchungen konnten wir mit O,22 um-Filtern
folgende Ergebnisse erzielen:

1. Die aus den verschiedenen Bereichen stammenden und in den
   vorausgehenden Beiträgen näher definierten Partikel können
   im Durchschnitt um 99 % reduziert werden, d. h. es ist praktisch möglich, partikelfreie Infusionslösungen bei Einschaltung eines solchen Filters zu infundieren. Eine Ausnahme bilden die bereits genannten Problemlösungen.

2. Die reinen Filtrationszeiten für unterschiedliche, im Rahmen
   der parenteralen Ernährung verwendeten Infusionslösungen ergeben sich aus der Tabelle 4.

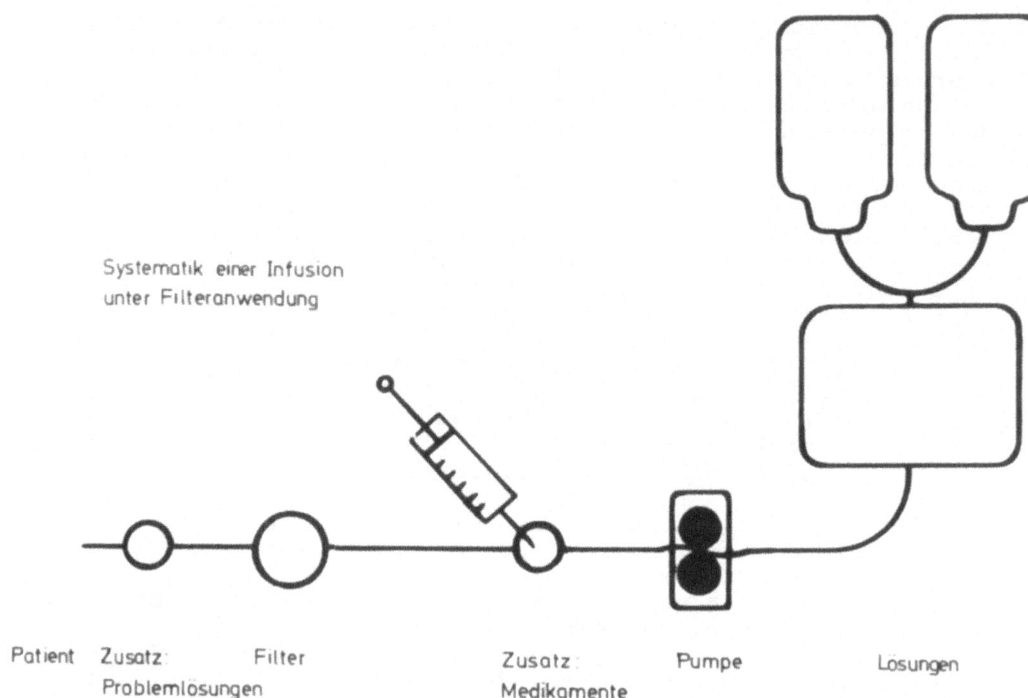

Abb. 1. Infusionssystem unter Verwendung eines Membranfilters

Tabelle 4. Durchflußzeiten verschiedener Infusionslösungen beim
0,22 um-Filter (Durchflußmenge 3.000 ml)

Elektrolyt-Kohlenhydrat-Lösung	4 h 30 min
Aminosäurenlösung	4 h 50 min
Aminosäuren-Kohlenhydrat-Lösung	4 h 55 min
TPE	5 h 20 min
Glukose 40 %	5 h 20 min
Kohlenhydratlösung 24 %	6 h 10 min

Für die aufgeführten Lösungen wurden bei einer Gesamtmenge
von 3.000 ml (Tagesportion) im Simulationsversuch die im einzelnen angegebenen Durchflußzeiten gemessen. Daraus ergibt
sich, daß die Filterleistungen als solche auch bei der Durchführung einer parenteralen Ernährung, selbst ohne Einsatz
einer Infusionspumpe, ausreichten.

3. Für die Filtrationsleistung gegenüber extrem stark angerei-
   cherten "Hauskeimen" stellten wir ebenfalls eigene Testun-
   tersuchungen an, die in Zusammenarbeit mit dem Krankenhaus-
   hygieniker (Dr. THIMM) und dem Bakteriologen (Priv. Doz. Dr.
   VANEK) durchgeführt wurden. Ohne hier die Einzelheiten des
   Versuchsaufbaues und -ablaufes darstellen zu können, läßt

sich voraussetzen, daß die Untersucher absolute Extrembedingungen schufen und in einzelnen Untersuchungsgruppen die Wirksamkeit der Filter für 24 h, 48 h und 72 h testeten. Zusammengefaßt ist folgende Aussage möglich: Bis zu einer Gesamtdauer von 48 h werden sämtliche Bakterienarten vollständig zurückgehalten. Zwischen der 48. und 72. Stunde kam es in den angelegten Kulturen jedoch zum Teil zu einem massiven Wachstum. Nach Ansicht unseres Bakteriologen handelte es sich hierbei jedoch nicht primär um einen Leistungsverlust, sondern wahrscheinlich hatten die Bakterien die Filter bis zu diesem Zeitpunkt durchwachsen.

Fassen wir nun in der abschließenden Betrachtung die unterschiedlichen Ansatzpunkte zusammen, die den Einsatz leistungsfähiger Filter zur Beseitigung materieller und bakterieller Verunreinigungen gerechtfertigt erscheinen lassen, so können wir ohne jede Einschränkung feststellen, daß die Filterleistung bei einem 0,22 um-Filter ausreicht, um beide Gefahren praktisch vollständig zu beseitigen, läßt man die Problemlösungen zunächst außer Betracht.

Aus den eigenen Untersuchungsergebnissen, in gleicher Weise aus den hier zitierten Literaturberichten, läßt sich unseres Erachtens zumindest für den Bereich der Langzeitinfusionstherapie die Forderung erheben, die Sicherheit bei der Anwendung von Infusionslösungen durch ein patientennah angebrachtes Mikrofilter zu verbessern. Eine zusätzliche Kostenbelastung muß daraus nicht resultieren, da es möglich erscheint, unter gleichzeitiger Filteranwendung die heute üblichen Infusionsbestecke für einen Zeitraum von 24 h einzusetzen, d. h. auf den mehrfachen täglichen Wechsel zu verzichten.

Unabhängig von den positiven Ergebnissen müssen aber zunächst noch einige der hier dargestellten technischen Probleme gelöst werden. Wir nennen in diesem Zusammenhang nur die gleichzeitige Infusion mehrerer Lösungen, die Probleme des Zuspritzens von Medikamenten und schließlich die geeignete und gefahrlose Zufuhr der Problemlösungen. Da wir zumindest im Augenblick keine anderen Ansatzpunkte für eine Verbesserung der Infusionstechnik, eine damit verbundene Reduzierung der nachgewiesenen Partikelzahlen und eine Reduzierung der Kontaminationsmöglichkeiten sehen, müssen wir die Möglichkeiten, die uns die Mikrofilter eröffnen, nutzen, um das häufig kaum noch kalkulierbare Risiko, das für den Patienten, aber auch wohl doch in gleicher Weise für den Anwender besteht, zu reduzieren.

<u>Literatur</u>

1. RAPP, R., BIVINS, B., De LUCA, P.: In-line filtration of i.v. fluids and drugs. Amer. J. of i.v. Therapy, 18, May 1975.

2. RYAN, P., RAPP, R., De LUCA, P., GRIFFEN, W., CLARK, J., CLOYS, D.: In-line-final-filter - a method of minimizing contamination in i.v. therapy. Bull. Par. Drug Assoc. <u>27</u>, 1 (1973).

3. RUSMIN, S., ALTHAUSER, M., De LUCA, P.: Consequences of microbial contamination during extended i.v. therapy using inline filter. Amer. J. Hosp. Pharm. $\underline{32}$, 373 (1975).

4. TURCO, S., DAVIS, N.: A comparison of commercial final filtration devices. Hosp. Pharm. $\underline{8}$, 141 (1973).

Anforderungen an Infusionspumpen

J. Kilian

Zweck einer Infusionstherapie ist es, aus den verschiedensten
Gründen nicht enteral applizierbare Medikamente oder Flüssigkeiten auf parenteralem Weg zuzuführen. An die dabei verwendeten Infusionssysteme werden bestimmte Anforderungen gestellt,
über die an anderer Stelle berichtet wird. Trotz mancher Fortschritte auf dem Gebiet der Infusionstechnik stellt das Erzielen und Aufrechterhalten einer konstanten Infusionsrate das
zeitraubendste Problem bei der Infusionstherapie dar, da es
häufig geradezu mathematische Berechnungen vom medizinischen
Personal erfordert. Diese Probleme entstehen dann, wenn die
Ärzte die gewünschte Dosierung in ml pro Stunde oder pro Tag
angeben, die Schwestern diese Angaben dann jedoch in Tropfenzahl pro Minute umrechnen müssen. Die fehlende Standardisierung
der Infusionsbestecke bringt weitere Schwierigkeiten bei der
Berechnung der Infusionsrate mit sich. Einige Infusionsbestecke
liefern 10 Tropfen/ml, andere 15 oder gar 20/ml, ganz zu schwei-
gen von den Kinderinfusionsbestecken, bei denen ca. 60 Tropfen
1 ml ergeben. Es ist eine ganze Reihe von Faktoren bekannt,
die die Infusionsgeschwindigkeit beeinflussen:

1. Änderungen der Höhe der Infusionsflasche in bezug auf den
   Patienten (7).

2. Herabfließen der Infusionsflüssigkeit an der Wand der Tropfenzählkammer (8).

3. Die Zusammensetzung der zu infundierenden Flüssigkeit (spe-
   zifisches Gewicht) (6, 8).

   Die Untersuchungen von FERENCHAK et al. ergaben, daß sowohl
   das spezifische Gewicht als auch die Oberflächenspannung der
   Lösungen über das Tropfenvolumen die Infusionsrate bestimmen.
   Hochkonzentrierte Lösungen formen danach kleinere Tropfen als
   z. B. destilliertes Wasser.

4. Druckänderungen in der Infusionsflasche (8).

5. Störungen der Belüftung der Infusionsflasche.

6. Temperaturänderungen der Flüssigkeit (7).

7. Änderungen des venösen Druckes (7).

   Die Tropfenzahl ist bei Schwerkraftinfusion wesentlich beeinflußt vom venösen Druck. Messungen von FLACK und WHYTE zeigen, daß durch Aufsetzen des Patienten und damit Anstieg des
   venösen Druckes die Tropfenzahl/min um 50 % abnehmen kann.
   Ähnlich wirken sich Hustenstöße und Preßatmung aus.

8. Bildung von Thromben in oder vor der Kanüle.

9. Unkontrolliertes Öffnen der Rollenklemme am Infusionsbesteck.

10. Änderungen des Durchmessers des Infusionsbesteckes im Bereich der Rollenklemme nach Einstellen der Infusionsgeschwindigkeit (7, 8).

Eine anfangs eingestellte Tropfenzahl von 30/min fiel innerhalb von 2 1/2 h auf 15 Tropfen/min ab. Auf mögliche Ursachen ist STRACKHARN in seiner Dissertation ausführlich eingegangen (24).

11. Verstopfen des Infusionsfilters.

12. Durchmesser der Kanüle.

13. Variationen im Aufbau des Einlaufstutzens (6, 14, 25).

14. Tropfgeschwindigkeit (14).

Mit zunehmender Geschwindigkeit wird das einzelne Tropfenvolumen abnehmen, die Infusionsmenge steigt also nicht direkt proportional der Tropfenrate an.

Tabelle 1. Häufigkeit der Abweichungen der Infusionsdauer vom Richtwert (5)

Abweichung (in %)	Prozentsatz von der untersuchten Gesamtzahl	
	zu schnell	zu langsam
<20	8,58	16,58
20 - 40	6,64	8,06
40 - 60	2,00	4,43
60 - 80	0,68	1,74
>80	0,58	2,26
keine Abweichung in 48,42 %		

Klinische Erfahrungen, aber auch genaue Untersuchungen haben aufgezeigt, daß bei der Verwendung normaler Infusionssysteme mit einer Rollenklemme eine exakte Dosierung kaum oder nur unter großem personellem Aufwand möglich ist.

Standen noch bis vor wenigen Jahren die Kurzzeitinfusionen ganz im Vordergrund, so müssen wir uns heute zunehmend mit den Problemen der langfristigen Infusionstherapie und den daraus entstandenen speziellen Fragen befassen. Daneben hat die Entwicklung hochpotenter Medikamente, durch deren Applikation z. B. in der Geburtshilfe Organfunktionen maximal beeinflußt werden können, eine exakte, über die Wirkung gesteuerte Applikationsform notwendig gemacht. Die Zufuhr hochprozentiger Lösungen bei der totalen parenteralen Ernährung und die Erkenntnis, daß die Verwertung der Nährstoffe nur bei gleichzeitiger Zufuhr der verschiedenen Bestandteile optimal möglich ist, machte auch im Bereich der Intensivtherapie die zeitgesteuerte Zufuhr bestimmter Infusionsmengen immer notwendiger. Es verwundert daher nicht, daß inzwischen auf dem Markt verschiedene Arten von Infusionsreglern und -pumpen angeboten werden. Es soll nicht Aufgabe dieses Beitrages sein, die verschiedenen Modelle auf klinische Brauchbarkeit zu testen, sondern es sollen die prinzipiellen Forderungen diskutiert werden, die an einen Infusionsregler gestellt werden und mit welchen Komplikationen wir rechnen müssen. Ausgehend von der Tatsache, daß eine gleichmäßige Zufuhrrate bei der Verwendung üblicher Infusionssysteme nicht gewährleistet ist, wird die Einstellung einer Infusionsmenge pro Zeiteinheit eine der Aufgaben sein müssen. Es zeigt sich jedoch, daß dies nicht in allen Fällen notwendigerweise erforderlich ist. So wird in manchen Fällen, z. B. bei der medikamentös eingeleiteten Entbindung (9), nicht die zeit-, sondern die dosisgerechte Applikation eines Medikamentes entscheidend sein. Es wird in diesen Fällen nicht nach Dosis pro Zeit, sondern nach Wirkung appliziert. Daraus ergibt sich, daß durchaus zwei Arten von Infusionsreglern wünschenswert sind.

<u>Anforderungen:</u>
1. Zeitgerechte Zufuhr verschiedener Infusionsmengen, stufenlos oder in bestimmten Schritten veränderlich zwischen sehr niederen Infusionsmengen (0,1 ml/min), um ein Infusionssystem offenzuhalten, und hohen Infusionsmengen (18 - 20 ml/min), um z. B. bei Schockzuständen eine rasche Flüssigkeitszufuhr zu ermöglichen.

2. Anzeige des Infusionsvolumens pro Zeiteinheit.

3. Alarm und Infusionsstopp bei Überschreiten der Alarmgrenzen.

4. Die Sterilität der Infusionsflüssigkeit muß sicher erhalten bleiben.

5. Netzunabhängiger Betrieb.

6. Adaptation der Infusionsgeschwindigkeit an den vorgegebenen Wert.

7. Leichte und sichere Inbetriebnahme und rasche Überprüfbarkeit der Betriebsbereitschaft und -sicherheit.

8. Leichte und sichere Bedienbarkeit.

9. Große Robustheit.

10. Leichte Reinigung und eventuell Sterilisierbarkeit.

11. Niedrige Anschaffungs- und laufende Kosten.

Betrachtet man die auf dem Markt befindlichen Systeme, so lassen sich vier Gruppen unterscheiden:

I.   Zeitgesteuerte Zufuhr kleiner Infusionsmengen durch motorgetriebene Kolbenpumpen.

II.   Infusionsregler durch Tropfenzählung.

III. Elektromechanische Rollenpumpen mit zeitgesteuerter Applikation bestimmter Infusionsmengen.

IV.   Elektronisch geregelte, tropfenzahlgesteuerte Peristaltikpumpen.

Zu I.: Motorgetriebene Kolbenpumpen (z. B. Perfusor[R], Vario-Infusor[R])

Das Gerät stellt über einen elektrisch betriebenen Motor und verschiedene Schaltstufen die Applikation von verschiedenen Infusionsmengen pro Zeiteinheit sicher. Die Infusionsmengen liegen dabei zwischen 0,12 ml/h und 600 ml/h, wobei eine Limitierung der Infusionsmenge durch die Verwendung von Spritzen gegeben ist. Es können 5-, 10-, 20- und 50 ml-Spritzen verwendet werden. Die Infusionsgeschwindigkeit ist abhängig von der Kolbengeschwindigkeit und vom Durchmesser der verwendeten Spritzen. Der Einsatz einer Kolbenpumpe wird dann angezeigt sein, wenn kleine Infusionsmengen möglichst exakt über einen längeren Zeitraum infundiert werden müssen. Wegen der hohen Druckwerte, die erreicht werden können, eignet sich das Gerät auch für intraarterielle Infusionen. Diese hohen Druckreserven führen andererseits dazu, daß bei extravasaler Lage der Kanüle ein paravasales Ödem große Ausmaße annehmen kann, ehe über den Gewebsdruck die Pumpe abgeschaltet wird. Als weiterer Nachteil muß die Möglichkeit einer Kontamination der Infusionslösung durch unsteriles Arbeiten beim Füllen der Spritze angesehen werden. Bei den teilweise langen Infusionszeiten kann es zu einer hochgradigen bakteriellen Verunreinigung der Lösung kommen. Werden Spezialspritzen verwendet, muß außerdem der Zeitaufwand für Reinigung und Sterilisation bedacht werden. Die gleichzeitige Verwendung von maximal drei Spritzen ist möglich.

Zu II.: Infusionsregler (z. B. IVAC 231[R], Dropmeter[R])

Der Infusionsregler ist ein Steuergerät. Er steuert jede normale Schwerkraftinfusion. Eine oszillierende Ventilvorrichtung, in die der Infusionsschlauch eingelegt wird, öffnet und schließt sich in dem Maße, wie es zur Erzielung der genauen Tropfenrate notwendig ist. Die Klemmvorrichtung ist elektronisch gesteuert. Die Überwachungseinheit vergleicht ständig die vorgewählte Tropfenrate (Soll-Wert) mit der tatsächlich verabreichten Tropfenrate (Ist-Wert), die über einen fotoelektrischen Tropfenfühler in Höhe der Tropfenzählkammer des Infusionssystems festgestellt wird. Stimmt der Ist-Wert mit dem verlangten Soll-Wert nicht überein, so wird durch die eingebaute Elektronik eine höhere bzw. niedrigere Durchflußgeschwindigkeit eingestellt. Abweichungen der Tropfenzahl vom eingestellten Soll-Wert, z. B. durch Bewegungen des Patienten, werden dadurch im Rahmen der

vorhandenen Schwerkraft automatisch ausgeglichen. Die Grenzen
dieser Regelung liegen relativ eng, da ein Ausgleich über den
durch die Schwerkraft erzielten Druck nicht möglich ist. Wird
trotz maximal geöffneter Infusion der eingestellte Soll-Wert
nicht erreicht, wird Alarm ausgelöst. Entscheidend für die Inbetriebnahme des Gerätes und eine ausreichende Funktion ist daher die Höhe des hydrostatischen Druckes. Der Infusionsregler
gibt Alarm und schaltet automatisch ab, sobald die Tropfenrate
nicht gewährleistet ist, so daß am Ende einer Infusion das Infusionsbesteck nicht leerläuft. Ein Alarm wird optisch und
akustisch angezeigt.

Zu III.: Schlauchrollenpumpe (z. B. Infusomat[R], Vario-Infusor[R])

Hier handelt es sich um eine durch einen Schrittmotor angetrie-
bene Schlauchrollenpumpe. Die Rollenpumpe wirkt durch äußere
Einwirkung der Druckrollen auf einen Silikonschlauch. Die Infusionslösung kommt mit den Pumpenteilen nicht in Berührung.
Ein Flüssigkeitskontrollsystem schaltet den Pumpenmotor aus,
wenn im lichtdurchlässigen Wächterteil keine Flüssigkeit mehr
vorhanden ist (Eintritt von Luftblasen in das Schlauchsystem
oder bei leergelaufenem Infusionsbehälter). Eine Alarmleuchte
und ein akustisches Signal weist auf den Stopp der Infusion hin.
Die Infusionsgeschwindigkeit ist stufenlos zwischen 7 ml/h und
1.000 ml/h an einer Wählscheibe einstellbar. Um Verschmutzungen
zu vermeiden, ist die Wählscheibe durch eine Plastikhaube ab-
deckbar. Bei Verwendung einer Zeitschaltautomatik kann die Infusionszeit und damit auch die Infusionsmenge vorgewählt werden. Nach Ablauf der vorgewählten Zeit schaltet die Infusionspumpe automatisch ab. Um eine definierte Infusionsmenge garantieren zu können, müssen spezielle Infusionssysteme verwendet
werden, in denen erstens ein lichtdurchlässiger Wächterteil und
zweitens ein genau kalibrierter Silikonschlauch eingebaut ist.

Zu IV.: Peristaltikpumpe (z. B. IVAC 531[R])

Diese Infusionspumpe arbeitet nach dem peristaltischen Prinzip.
Sie kann mit jedem beliebigen Infusionssystem betrieben werden.
Die Lamellen des Pumpwerkes pressen den Infusionsschlauch kontinuierlich gegen eine Platte und bestimmen so die Förderleistung. Bedingt durch dieses peristaltische System wird die Infusionsflüssigkeit in kleinen Schüben vorwärts gepumpt.

Die Pumpe erzeugt einen Druck von 850 mm Hg. Die Elektronik vergleicht ständig die vorgewählte Tropfenrate (Soll-Wert) mit der
tatsächlich verabreichten Tropfenrate (Ist-Wert). Weichen die
beiden Werte voneinander ab, veranlaßt die Steuerelektronik das
Pumpwerk zu einer Anpassung der Pumpgeschwindigkeit. Durch dieses Prinzip der elektronischen Steuerung werden sämtliche Abweichungen automatisch ausgeglichen, die durch Störungen von
außen (z. B. Erhöhung des Gegendruckes) auftreten können. Die
Einstellung der Tropfenrate erfolgt digital, der Einstellbe-
reich liegt zwischen 1 und 99 Tropfen/min, das bedeutet 1 ml/h
als Minimum und 200 ml/h als Maximum. Die Tropfenrate wird optisch, ein Alarm optisch und akustisch angezeigt.

Die Infusionspumpe ist mit einer aufladbaren Nickel-Kadmium-
Batterie ausgerüstet. Ist das Gerät ans Stromnetz angeschlossen, so wird die Batterie automatisch aufgeladen, gleichgültig,
ob die Infusionspumpe in Betrieb ist oder nicht. Fällt die Ener-
gieversorgung aus dem Stromnetz aus, übernimmt die Batterie sofort die Stromversorgung des Gerätes.

Eine wichtige Frage ist die notwendige Genauigkeit bei der Applikation von Infusionen. Es kann kein Zweifel daran bestehen,
daß diese Frage besonders bedeutsam im Zusammenhang mit Infusionspumpen ist, die nach dem Prinzip der Tropfenzählung arbeiten. Die Tropfenzahl kann nur einen ungefähren Anhalt über die
tatsächlich infundierte Flüssigkeitsmenge geben. Mehrere Faktoren beeinflussen dabei die Beziehung von Tropfenzahl zu Flüssigkeitsmenge. Bezogen auf die Flüssigkeit sind hier die Viskosität und die Temperatur der Flüssigkeit zu nennen, bezogen
auf das Infusionsgerät hat die Form des Einlaufstutzens in der
Tropfenzählkammer die größte Bedeutung. Solange durch technische Unzulänglichkeit die Tropfengröße um 30 % und mehr variieren kann (6), wird das Prinzip der Infusionssteuerung durch
Einstellen der gewünschten Tropfenzahl ebenfalls unzulänglich
bleiben müssen, wenn es um die Frage der Infusion bestimmter
Flüssigkeitsmengen pro Zeiteinheit geht. Die über die Tropfenrate gesteuerten Geräte haben dann Vorteile, wenn ein Medikament nach Wirkung appliziert werden soll. Hier ist speziell bei
Verwendung hochpotenter Lösungen eine exakte Dosierung durch
die sehr kleinen Änderungsschritte ($\pm$ 1 Tropfen/min) möglich.
In diesen Fällen ist die durch die elektronische Steuerung er-
reichte Genauigkeit von $\pm$ 2 % Abweichung vom eingestellten Wert
von großem Vorteil.

Betrachtet man die Rollenpumpen unter dem Gesichtswinkel der
Genauigkeit der Zufuhrrate, so fällt zunächst auf, daß eine
Rückkopplung nicht stattfindet, d. h. daß eine Messung des tatsächlich zugeführten Volumens und ein Vergleich mit dem eingestellten Soll-Wert und einer eventuell notwendigen Korrektur
nicht erfolgt. Das muß kein Nachteil sein, wenn die Rollenpumpen so genau justiert sind, daß eine Abweichung von den eingestellten Werten bei allen möglichen Infusionsgeschwindigkeiten
nicht zu erwarten ist. Um das zu überprüfen, haben wir fünf Infusomaten aus dem laufenden Betrieb herausgezogen und überprüft,
inwieweit sich bei verschiedenen Infusionsgeschwindigkeiten Abweichungen vom eingestellten Soll-Wert ergeben.

Es zeigte sich, daß in allen Meßbereichen Schwankungen von 5 -
10 % auftraten, in einem Fall sogar eine Abweichung von 15 %.
Nehmen wir als Beispiel an, daß 480 ml über 24 h infundiert
werden sollen, so blieben bei einer Einstellung von 20 ml/h
bei Verwendung des Gerätes Nr. 3 72 ml der Infusion übrig.

Bei der Suche nach der Ursache dieser Abweichungen überprüften
wir die eingesetzten Zeitschaltautomaten; die eingestellten Zeiten stimmten exakt. Die Einstellung der Wählscheibe auf die gewünschte Infusionsmenge kann ebenfalls als problemlos und genau
angesehen werden. Abweichungen fanden wir jedoch, als wir die
Spezialinfusionssysteme überprüften. Wir testeten mit einem Ge-

Tabelle 2. Messung der Infusionsvolumina bei verschiedenen Infusionsgeschwindigkeiten
(Infusomat^R)

	20 ml/h	50 ml/h	100 ml/h	400 ml/h	Maximale prozentuale Abweichung	
Gerät 1	20,0	50,0	105	410	–	+ 5 %
Gerät 2	19,0	50,0	100	400	– 5 %	–
Gerät 3	17,0	55,0	100	430	– 15 %	+ 10 ?
Gerät 4	18,5	50,0	95	440	– 7,5 %	+ 10 ?
Gerät 5	20,0	50,0	100	370	– 7,5 %	–

Tabelle 3. Untersuchung von zehn Infusionssystemen unter Verwendung einer Infusionspumpe
(Infusomat^R)

Versuch	1	2	3	4	5	6	7	8	9	10
50 ml/h	50	55	50	52	55	50	55	53	50	52
100 ml/h	100	112	100	110	115	98	110	110	100	108

rät zehn Infusionsbestecke bei gleicher Infusionsgeschwindigkeit und fanden Abweichungen ebenfalls bis 15 %. Eine offene Frage blieb, inwieweit die Schrittmotoren selbst in allen Bereichen exakt die eingestellten Drehzahlen lieferten.

Aus diesen Ergebnissen kann nur geschlossen werden, daß auch bei Verwendung von Infusionspumpen eine Kontrolle der applizierten Infusionsmenge in bestimmten Zeitabschnitten notwendig ist. Daß eine Überprüfung des Schrittmotors in regelmäßigen Intervallen unabdingbar ist, sollte selbstverständlich sein.

Es drängt sich hier die Frage auf, inwieweit medizinische Notwendigkeit und technische Möglichkeiten bestehen, Infusionsregler zu schaffen, die über einen körpereigenen physiologischen oder biochemischen Parameter gesteuert werden.

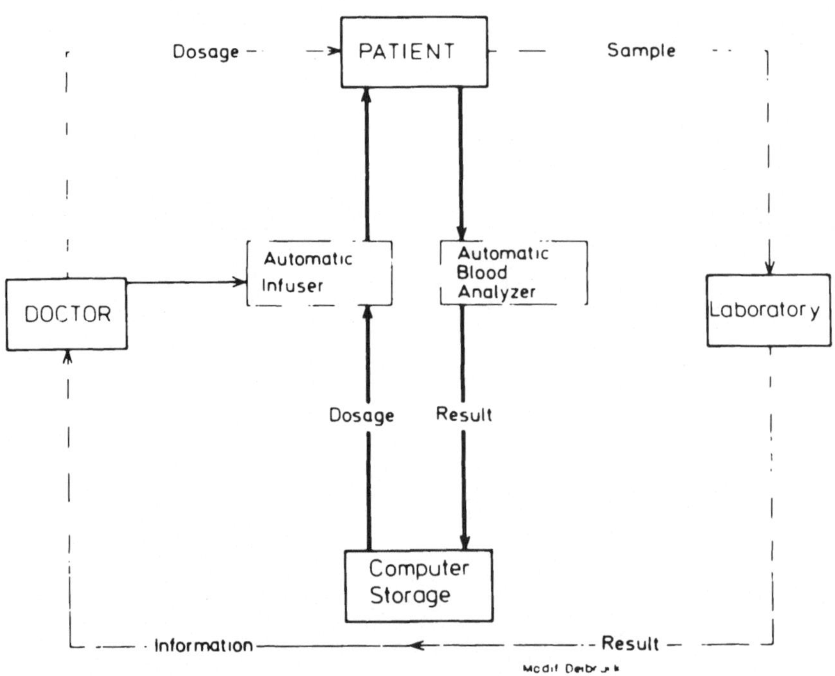

Abb. 1. Computergesteuerte Infusionspumpe

Über einen automatischen Analysator wird laufend der überwachte Parameter bestimmt, der ermittelte Wert einem Regler eingegeben, der dann die Infusionsgeschwindigkeit mit einer Infusionspumpe errechnet und entsprechend steuert. Dieses Prinzip ist bereits realisiert in Form des künstlichen Pankreas (Insulinapplikation) und wird z. B. eingesetzt bei der kontrollierten Blutdrucksenkung (27) oder -steigerung (19).

So bestechend diese Idee primär ist, erwachsen bei der klinischen Verwendung eine Unzahl von Schwierigkeiten, die einen
routinemäßigen Einsatz über längere Zeitabschnitte kaum zulassen werden. Zur kurzfristigen Kontrolle und Therapie vital be-
drohlicher Zustände - z. B. Steuerung sympathikomimetisch wir-
kender Medikamente im kardiogenen Schock - wird die sich selbst
steuernde Infusionspumpe jedoch durchaus zu diskutieren sein.

Neben der Genauigkeit der Applikation muß die Sicherheit des
Betriebes gewährleistet sein. Auf den ersten Blick scheint mit
den in den Geräten vorhandenen Alarmeinrichtungen und dem damit verbundenen Infusionsstopp ein Höchstmaß an Sicherheit erreicht. Dennoch müssen Berichte in der Literatur über Zwischenfälle bei der Verwendung von Infusionspumpen mit großer Sorgfalt studiert werden; sie sind zum Teil technisch bedingt, zum
Teil wurden sie durch falsche Bedienung ausgelöst. So berichteten CROKE et al. über EKG-Artefakte, die ein Vorhofflattern bei
einem Patienten vortäuschten. Als Ursache fanden sie Leckströme
bei der Infusionspumpe und Fehler im EKG-Monitor (3). Auf eine
schwerwiegende Komplikationsmöglichkeit weisen KROIDL et al.
bei der Anwendung des Perfusors[R] hin (13). Durch eine fehlende
Fixierung des Spritzenkonus gegen Bewegungen nach hinten hatte
sich der Spritzenzylinder nach hinten gesaugt, damit war es zu
einer unkontrolliert schnellen Zufuhr einer hochprozentigen Lösung gekommen. Möglich war das durch die niedrige Reibung des
Spritzenkolbens am Spritzenzylinder, durch eine fehlende Fixierung des Zylinders gegen Rückwärtszug und durch das Auftreten
eines negativen Druckes im Infusionssystem, bedingt durch den
in diesem Fall 75 cm betragenden Niveauunterschied zwischen Patienten und dem höherstehenden Perfusor[R]. Diese Komplikation
kann verhindert werden durch Verwendung neuer Perfusionsspritzen,
an deren Konus ein Kragen ausgebildet ist, der ein Verrutschen
unmöglich macht.

Eine mögliche Komplikation stellt die Verletzung des Silikonschlauches dar, wenn Silikonschlauch und Infusionsbesteck nicht
als Einheit verwendet werden. Beim Anschließen der Konnektoren
kam es in einem Fall zu einer unbemerkten Läsion des Pumpschlau-
ches mit der Folge einer Luftembolie (29).

Schwerwiegend erscheinen Untersuchungen von HANNEMANN et al.,
wonach es aufgrund der hohen Permeabilität von silikonisiertem
Gummi für Sauerstoff und Luft bei Unterdruck zu Auftreten von
Gasbläschen im Silikonschlauch kommt. Bedingt durch die enge
Zuordnung des Silikonschlauches zur Rollenpumpe spielt dieses
Problem bei Infusomaten offensichtlich keine Rolle. Bei der in
Amerika weit verbreiteten Holterpumpe wird dagegen ein Silikonschlauch von zwei außerhalb der Drehscheibe angeordneten Fixie-
rungspunkten über drei Rollen gespannt, die auf einer Scheibe
so angeordnet sind, daß sie ein gleichseitiges Dreieck bilden.
Dadurch wird der Schlauch im Bereich der Rollen zusammengedrückt
und außerdem gedehnt. Die Untersuchungen von HANNEMANN et al.
haben gezeigt, daß durch den entsprechenden Unterdruck neben
der Infusionslösung auch Luft durch die Schlauchwand angesaugt
wird (10). Speziell bei Anwendung in der Pädiatrie kann es dadurch zu klinisch relevanten Luftembolien kommen.

Sowohl der Infusomat[R] als auch der Vario-Infusor[R] besitzen eine Lichtschranke zur Erkennung von Luftblasen. Wir glauben, daß
die Anordnung der Lichtschranke nach der Rollenpumpe größere
Sicherheit gegen eine Luftembolie bietet als die Anordnung vor
der Pumpe. Kommt es aus irgendeinem Grund zu einer Läsion des
Silikonschlauches, kann eine Luftembolie bei Anordnung der Lichtschranke nach der Pumpe nicht eintreten.

Die Gefahr einer Luftembolie trotz völlig intaktem System droht
bei allen Tropfenzählsystemen bei Anschluß eines neuen Infusionssystems. Das Gerät geht auch bei noch völlig lufthaltigem Infusionssystem nicht in Alarm, da der Tropfenfühler ja Tropfen
zählt - ähnliches gilt im übrigen auch bei fehlendem Flüssig-
keitsspiegel in der Tropfenkammer während einer Infusion. Das
Vorhandensein von Luft im Infusionssystem führt also nicht zum
Alarm.

Ein weiteres Problem stellt die Gefahr der paravasalen Infusion
bei Infusionspumpen dar. Aus Sicherheitsgründen bietet sich folgendes Vorgehen an: Bei peripher liegenden kurzen Kanülen sollte den Infusionsreglern der Vorzug gegeben werden. Störungen
durch Lagewechsel des Patienten durch Verlegen des Kanülenlu-
mens lösen sofort Alarm aus und können beseitigt werden. Die Indikation zur Verwendung von Kolbenpumpen stellt sich nur dann,
wenn kleine Infusionsmengen in nicht zu hoher Konzentration infundiert werden müssen. Infusionspumpen sollten vorwiegend bei
zentralvenös liegenden Kathetern zur Anwendung kommen, um die
Gefahren der Gewebsschäden durch paravenöse Infusion zu vermeiden.

Speziell in der Intensivtherapie ist diese Forderung unschwer
zu erfüllen, da die hier infundierten Lösungen wegen ihrer meist
hohen Konzentration sowieso nicht periphervenös infundiert werden können.

Leider haben sich alle Systeme zur Vermeidung unkontrollierter
Druckanstiege (28) klinisch nicht bewährt.

Um eine optimale Betriebssicherheit zu gewährleisten, ist ein
netzunabhängiger Betrieb der Infusionspumpe zu fordern. Abgesehen von der Notwendigkeit einer ununterbrochenen Zufuhr po-
tenter Medikamente (z. B. Dopamin), bietet ein batteriebetrie-
benes Gerät auch große Vorteile bei einem notwendigen Transport
eines Intensivpatienten. Selbstverständlich ist dann auch eine
Alarmeinrichtung notwendig, um die nachlassende Leistung einer
Batterie rechtzeitig zu erkennen.

Schwerwiegende Komplikationen können bei Geräten mit Licht-
schranken auftreten, wenn Blut oder gefärbte Lösungen (z. B.
Fettemulsionen) appliziert werden, da hier das Alarmsystem aus-
fällt. Das Auftreten einer Luftembolie nach Auslaufen der Infusion ist damit durchaus möglich. Der gefärbte Flüssigkeitsbe-
lag an der Lichtschranke verhindert einen Alarm. Es wird meiner
Meinung auf diese einschneidende Minderung der Betriebssicherheit nicht eindrücklich genug hingewiesen.

Lassen Sie mich zum Abschluß noch einige Fragen aus einem Bereich stellen, der nicht mein Metier ist, deren Beantwortung aber entscheidend für die Sicherheit in der Anwendung ist.

Der Fall einer tödlichen Luftembolie, als deren Ursache eine defekte Infusionspumpe gefunden wurde, führte im September 1975 zumindest in Ansätzen dazu, daß über die Sicherheit von Infusionspumpen gesprochen wurde. Bisher betrachten wir diese Geräte als Packesel, die Tag und Nacht ohne Überwachung ihren Dienst tun, und denken nicht daran, daß sie auch einmal bocken können.

Wer oder was warnt uns z. B. vor Kriechströmen? Immerhin infundieren wir über zentralvenöse Katheter, d. h. die Katheterspitze liegt kurz vor dem Herzen.

Wie merken wir, wenn die Infusionsgeschwindigkeit nicht mit dem eingestellten Wert übereinstimmt?

Wer alarmiert uns über einen eventuellen Ausfall der Warnanlage?

Gibt es Richtlinien über Art und Häufigkeit routinemäßig durchzuführender Kontrollen in bezug auf die Intaktheit aller Systeme?

Wie können wir als Benützer überhaupt sicher sein, daß bestimmte, vom Gesetz vorgeschriebene Sicherheitsvorschriften bei der Konstruktion der Geräte beachtet und eingehalten wurden?

Werden die Geräte von einer offiziellen Stelle geprüft und, wenn ja, nach welchen Richtlinien?

Wir benützen Infusionspumpen im blinden Vertrauen auf ihre technische Perfektion. Wir können die Hersteller hier nur dringend auffordern, uns Informationen darüber zu geben, daß dieses blinde Vertrauen erlaubt und gerechtfertigt ist und es nicht plötzlich ein böses Erwachen für beide Seiten gibt.

Literatur

1. BISERA, J., WEIL, M. H., CARRINGTON, J. H., PALLEY, N., SHUBIN, H.: Automated infusion pump. Med. Biol. Eng. 14, 25 (1976).

2. COGGIN, S.: Device regulates the flow of i.v. solutions for critical patients. Mod. Hosp. 121, 92 (1973).

3. CROKE, R. P., BULCHANDANI, K. V., JACOBS, W. R., LOEB, H. S.: Pseudoarrhythmia due to defective infusion pump and ECG monitor. JAMA 235, 705 (1976).

4. DEMORUELLE, J. L., HARRISON, W. L., FLORA, R. E.: Flow rate maintenance and output of intravenous fluid administration sets. Amer. J. Hosp. Pharm. 32, 117 (1975).

5. De SAINTONGE, D. M. Ch., DIXON, J., NEWMAN, M. S.: Variation in intravenous infusion rates. Brit. med. J. $\underline{I}$, 532 (1974).

6. FERENCHAK, P., COLLINS, J. J., MORGAN, A.: Drop size and rate in parenteral infusion. Surgery $\underline{70}$, 674 (1971).

7. FLACK, F. C., WHYTE, T. D.: Behaviour of standard gravity-fed administration sets used for intravenous infusion. Brit. med. J. $\underline{I}$, 439 (1974).

8. GUNDERSEN, J.: Pitfalls in drip-infusion technique. A new device for automatic control of infusion rates. Acta anaesth. scand. $\underline{16}$, 117 (1972).

9. HAMLETT, J. D.: A new electronic pump for oxytocin infusion. Brit. J. clin. Pract. $\underline{26}$, Nr. 2 (1972).

10. HANNEMANN, R. E., BARILE, R. G.: Bubble formation in the roller infusion pump. Amer. J. Dis. Child. $\underline{125}$, 706 (1973).

11. HENRY, R. H., HARRISON, W. L.: Problems in the use of volume control sets for intravenous fluids. Amer. J. Hosp. Pharm. $\underline{29}$, 485 (1972).

12. HOUGHTON, I. T.: A constant pressure infusor. Anaesthesia $\underline{31}$, 73 (1976).

13. KROIDL, R. F., NERN, R. D., SAYEGH, A., SCHADE, C., SCHERF, H., SCHULZ, F., BUSSMANN, W. D.: Zwischenfall bei der Infusionstherapie mit dem Perfusor^R. Dtsch. med. Wschr. $\underline{101}$, 427 (1976).

14. La COUR, D.: Drop size in disposable sets for intravenous infusion. Acta anaesth. scand. $\underline{9}$, 145 (1965).

15. LUTZ, J.: Eine linear-proportional regelbare Dauerinfusionspumpe zur stetig abstufbaren Applikation von Pharmaka. Arch. exp. Path. Pharmakol. $\underline{275}$, 24 (1972).

16. Mac VICAR, J., HOWIE, P. W.: Oxytocin administration by a variable-speed infusion pump. Lancet $\underline{II}$, 1339 (1967).

17. METZ, G.: Vorrichtung zur Dosierung von Infusionen. Bruns Beitr. klin. Chir. $\underline{219}$, 674 (1972).

18. MONAHAN, J. J., WEBB, J. W.: Intravenous infusion pumps - an added dimension to parenteral therapy. Amer. J. Hosp. Pharm. $\underline{29}$, 54 (1972).

19. MÜLLER, H., STAUCH, M.: Eine blutdruckgesteuerte Infusionsmaschine: technischer Aufbau und tierexperimentelle Erprobung. Z. Biol. $\underline{116}$, 288 (1969).

20. NELLER, K.: Fortschritte auf dem Gebiet der Infusionstechnik. Technik Med. $\underline{2}$, 121 (1972).

21. SALZMAN, E. W., DEYKIN, D., SHAPIRO, R. M., ROSENBERG, R.:
    Management of heparin therapy. New Engl. J. Med. 292, 1046
    (1975).

22. SLAMA, G., HAUTECOUVERTURE, M., ASSAN, R., TCHOBROUTSKY, G.:
    One to five days of continous intravenous insulin infusion
    on seven diabetic patients. Diabetes 23, 732 (1974).

23. SONNTAG, H.: Peristaltische Infusionspumpe IVAC 501. Anaes-
    thesist 20, 265 (1971).

24. STRACKHARN, K.: Probleme der intravenösen Infusionstechnik.
    Dissertation, Erlangen 1972.

25. STRACKHARN, K.: Infusionssysteme und Dosiervorrichtungen.
    Mels. Med. Mitt. 48, 189 (1974).

26. VAISRUB, S.: Low-dose intravenous infusion of insulin in
    diabetic coma. JAMA 230, 1178 (1974).

27. WEISMANN, H.: Hypertensive Krisen lassen sich jetzt sicher
    und schnell beherrschen. Praxis-Kurier 4 (1976).

28. WESEMANN, W.: Volumenkonstante Dauerinfusion durch Roller-
    pumpe mit Unterbrecherautomatik. Infusionstherapie 1, 491
    (1973/74).

29. YOUNES, R. P.: Holter intravenous pump. J. Ped. 79, 344
    (1971).

Probleme der Anwendungstechnik in der Anästhesie

K. Strackharn und E. Rügheimer

Der Beitrag aus dem Fachgebiet Anästhesie wird sich sicherlich
von den nachfolgenden nur in der Akzentuierung unterscheiden.
Wir wollen nicht den Versuch unternehmen, an dieser Stelle über
den Rahmen der vorhergehenden Beiträge, die sich eingehend mit
den jeweiligen Problemen beschäftigt haben, hinauszugehen, sondern uns vor allem auf die praktischen Aspekte der Anwendungstechnik konzentrieren. Die Durchführung und Überwachung einer
Narkose stellt immer gleichzeitig auch das Bemühen um eine optimale Anpassung an das jeweilige Operationsgeschehen dar. Wir
befinden uns daher in einem stetigen Wechsel zwischen Phasen
scheinbarer Ruhe und extremer Anspannung bzw. Hektik. Die Anwendungstechnik muß daher aus unserer Sicht soweit entwickelt
werden, daß sie auch in der Zeit äußerster Konzentration Arzt
und Schwester die Möglichkeit gibt, sich den entscheidenden
Dingen widmen zu können, ohne mit technischen Unzulänglichkei-
ten kämpfen und bei dem Gedanken an die Sicherheit ein schlech-
tes Gewissen haben zu müssen.

Wir wollen uns zunächst mit den Infusionsbehältern beschäftigen
und dazu folgendes feststellen: Glasflaschen haben ein hohes
Eigengewicht, sind zerbrechlich, aber formstabil, so daß eine
relativ sichere Abschätzung der jeweils zugeführten Flüssigkeitsmengen anhand der angebrachten Kalibrierung möglich ist.
Mit der Einführung von Plastikflaschen haben wir Eigenschaften
genau gegenteiliger Qualität erworben. Abb. 1 zeigt einen Teilaspekt des Problems, das dadurch noch betont wird, daß die Etikettierung der Flasche auf die Eichmarken aufgeklebt wurde. Ob
die Luftzufuhr in eine solche Flasche offengehalten oder unter-
bunden werden sollte, hängt unter anderem von der Einlaufgeschwindigkeit ab. Bei hoher Flußrate ist es sinnvoll, die Luftzufuhr
aufrechtzuerhalten, bei kleiner Tropfgeschwindigkeit dagegen
kommt es unter Einwirkung des atmosphärischen Drucks zum Aus-
tritt von Infusionsflüssigkeit aus dem Belüftungsstutzen der
Tropfkammer. Eine Druckinfusion mit der Plastikflasche ist hinsichtlich der Luftembolie ebenso gefährlich wie mit der Glasflasche. Wir lehnen daher die Plastikflasche ab, da sie im klinischen Gebrauch mehr Nachteile aufweist, als Vorteile erkennbar sind.

Wir haben mit Infusionsbeuteln bisher noch keine ausreichende
Erfahrung. Doch ist uns der Umgang mit Beuteln aus der Trans-
fusionspraxis bekannt. Im Vergleich mit den beiden vorgenann-
ten Behältern muß dem Beutel aus anwendungstechnischer Sicht
der Vorzug eingeräumt werden, jedoch mit der Einschränkung, daß
eine Druckinfusion mit dem derzeitigen Hilfsmittel, der Druck-
manschette, nicht rasch genug in Gang gebracht werden kann.
Außerdem schwanken die aufzuwendenden Drücke in praxi häufig,
die Druckspitzen liegen dabei über 300 mm Hg, dem Grenzwert,

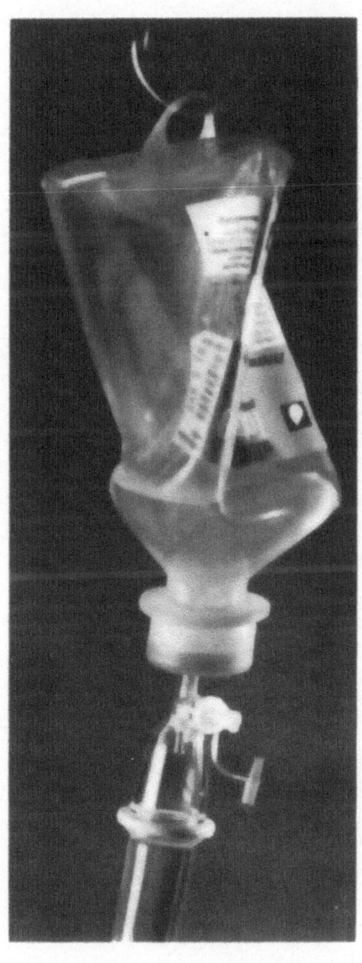

Abb. 1. Form einer Plastikflasche gegen Ende der Infusion

oberhalb dessen die mechanische Schädigung von Erythrozyten
nicht ausgeschlossen werden kann. Die Gefahr der Luftembolie
ist aber damit, wie wir alle wissen, auszuschließen. Die Abhängigkeit der Flexibilität von Kunststoffen von der Umgebungs-
temperatur läßt die Frage offen, wie weit man sich auf die Kalibrierung des Beutels verlassen kann.

Es ist zu begrüßen, daß bereits viele Infusionstropfkammern -
wie in der DIN-Vorschrift festgelegt - mit einem horizontal eingebauten Filter versehen sind. Denn der Einstechdorn kann bei
der Perforation aus dem Gummistopfen von Infusionsbehältern
verschieden große Gummipartikel herausstanzen bzw. abreiben.
Das Teilchen in der Abb. 2 hatte eine Größe von 1,5 x 2,5 mm.
Ohne Filter wäre es zu einer Verlegung der Kanüle und damit zum
Sistieren der Infusion aus nicht erkennbarem Grund gekommen.

Der Einlaufkanal im Dorn darf nicht geradlinig verlaufen. Das
distale Ende muß vom Kunststoff abgedeckt sein und daher der
Kanal in seinem obersten Abschnitt zumindest horizontal verlau-

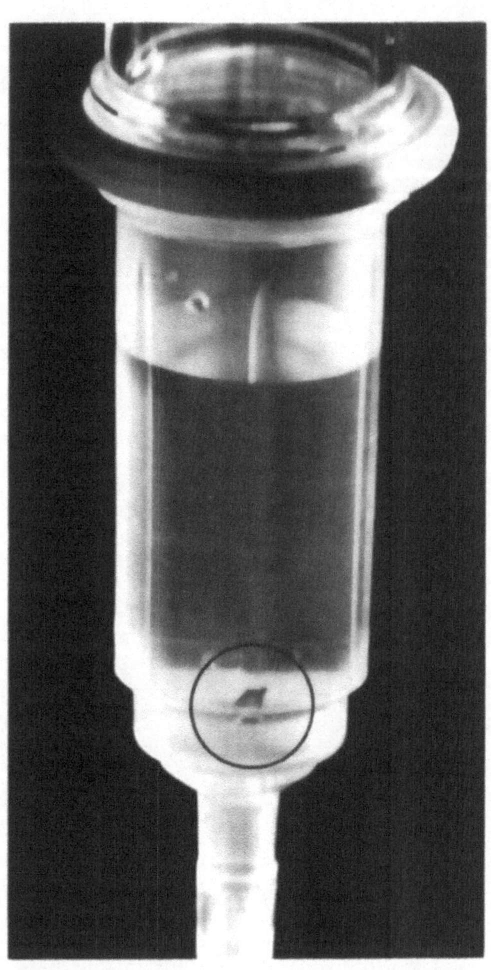

Abb. 2. Gummiteilchen, das
bei Perforation eines Fla-
schenstopfens herausgestanzt
wurde

fen (Abb. 3). Bei der Perforation mit großkalibrigen Kanülen
zum Zweck der Zusatzinjektion wird aus dem Gummistopfen ebenfalls Material herausgestanzt. Sollen vergleichsweise große Volumina von Medikamenten der Infusion zugefügt werden, so geht
dies einfacher und vor allen Dingen schneller, wenn man sie mit
einer großkalibrigen Spritze nach Entfernung der Tropfkammer
direkt in die Perforationsstelle des Einstechdorns spritzt.

Die Kontamination von Infusionslösungen durch Verwendung ver-
unreinigter Einstechdorne erfährt eine weitere Bereicherung
durch den Umstand, daß es Tropfkammern gibt, die in dem äußerst
flachen Stopfen von Plastikflaschen kaum Halt finden. Oft genügt eine geringe Zugbelastung, um die Tropfkammer herausrut-
schen zu lassen. Sie ist dann unsteril. Abb. 4 zeigt einen Not-
behelf, der für den Augenblick zwar zweckmäßig, jedoch im Hinblick auf einen schnellen Wechsel von einer zur nächsten Infusionsflasche, wie er vor allen Dingen in Notfallsituationen unbedingt erforderlich ist, unmöglich macht. Abgesehen von der
Oberflächenbeschaffenheit des Kunststoffmaterials ist die Form-

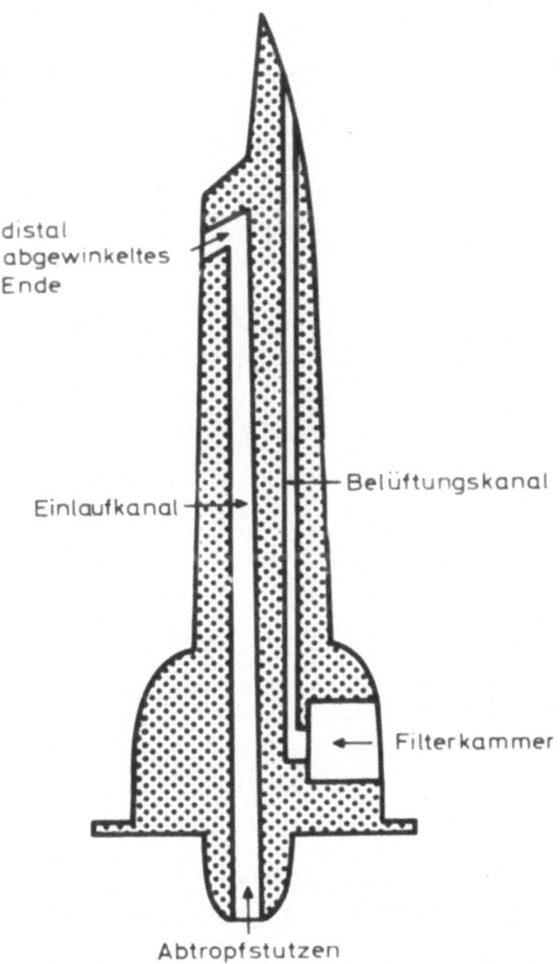

Abb. 3. Längsschnitt durch einen Einstechdorn mit schräg angesetzter Öffnung des Einlaufkanals

gebung des Einstechdorns einer Tropfkammer mit ausschlaggebend für die Bereitschaft des Systems, aus dem Flaschenstopfen herauszugleiten. Die Abstufung des Dorns, wie sie der linke Teil der Abb. 5 zeigt, ist unzweckmäßig und mitverantwortlich für das leichte Herausgleiten. Die gleichbleibend flach-konische Form wird vom Gummi wesentlich besser festgehalten.

Gewissermaßen als Ausweg aus dieser Situation - Gefahr der bakteriellen und materiellen Kontamination sowie unsichere Verbindung von Bestecken zu Behältern - bietet sich ein komplettes Einmalgebinde an bestehend aus einem Plastikbeutel mit integrierter Tropfkammer und Überleitungssystem. Da wegen der chemisch-physikalischen Eigenschaften der beteiligten Kunststoffe ein Abklemmen von außen kaum in Betracht kommt, müßte die Inbetriebnahme der Einheit, d. h. die Eröffnung des Flüssigkeits-

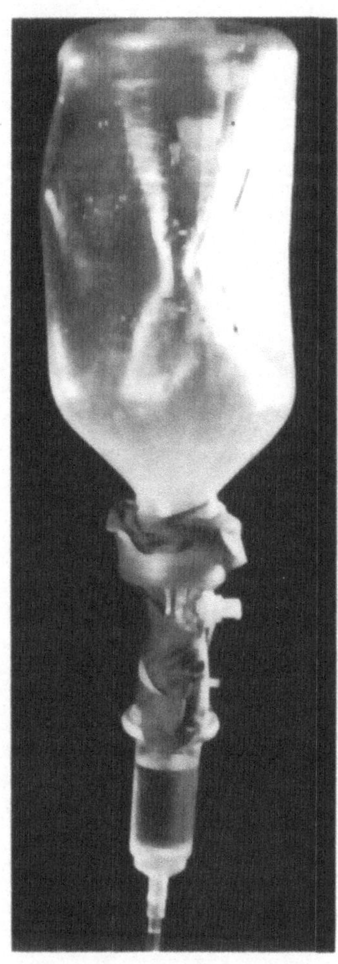

Abb. 4. Plastikflasche mit Tropfkammer
durch Pflasterstreifen miteinander
verbunden

stroms in die Tropfkammer, z. B. durch Perforation einer dünnen
gespannten Gummimembrane im Beutel erfolgen. Wegen der hohen
Elastizität und besonderen Oberflächenbeschaffenheit dieses Materials ist dann mit materieller Verunreinigung in einer vergleichbaren Größenordnung kaum noch zu rechnen. Wir halten es
für möglich, daß ein solches Gebinde unter den Gesamtherstel-
lungskosten der herkömmlichen Einzelprodukte liegen könnte. Bei
Glasflaschen müßte analog verfahren werden.

Wir wissen, daß man bei Verwendung von Tropfkammern mit Dosier-
fehlern in einer Größenordnung von über 10 % zu rechnen hat.
Denn wir bedienen uns einer indirekten Meßmethode, die durch
eine Reihe von Faktoren beeinflußt wird, die wir nur grob abschätzen können. Zu nennen sind unter anderem Form und Öffnungs-
fläche der Abtropfstutzen, die Oberflächenspannung der verwendeten Infusionslösung, welche ihrerseits durch Zusammensetzung
und Konzentration beeinflußt wird, sowie die Tropfgeschwindigkeit. Bei einem Durchflußmesser (Abb. 6) wird der Flüssigkeits-
strom direkt gemessen, so daß der Meßfehler im wesentlichen nur

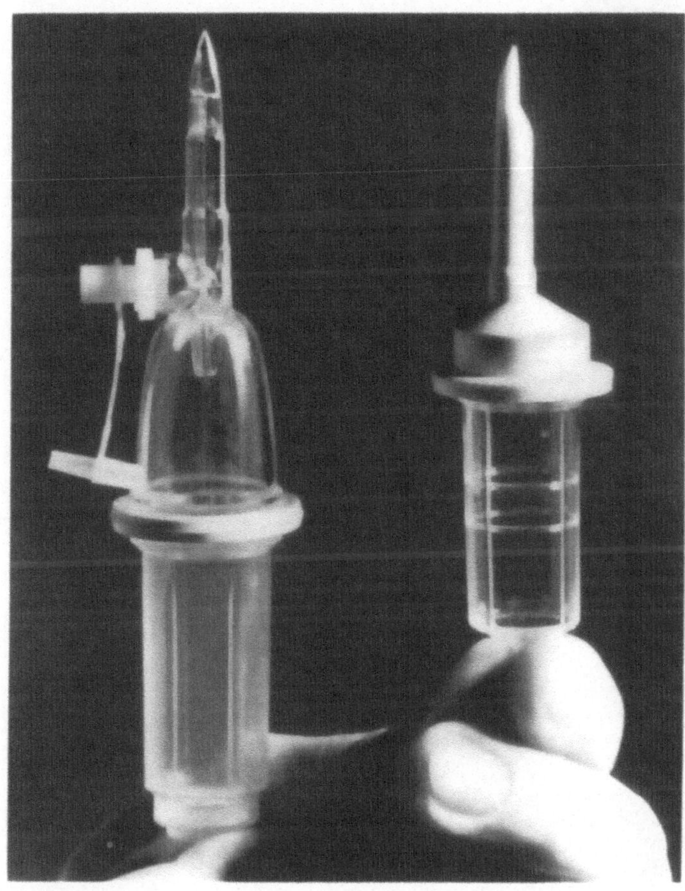

Abb. 5. Die unterschiedliche Formgebung von Einstechdornen

noch von der Toleranz des Meßkonus und des Anzeigeelementes abhängt; weitere Vorzüge sind die rasche Ablesbarkeit, eine Umrechnung von Tropfen/min auf ml/h ist nicht notwendig. Sie stellen in gewisser Hinsicht eine Alternative dar zu den herkömmlichen Tropfkammersystemen.

Durch plastische Verformung des Infusionsschlauches unter dem
Druck der Dosierklemme wird die Inkonstanz der Tropfgeschwindigkeit hervorgerufen, die in vielen Fällen auf eine deutliche
Reduktion um 50 - 300 % des ursprünglich eingestellten Wertes
hinausläuft. Es werden Zusatzgeräte angeboten (Abb. 7), mit deren Hilfe man die Stromstärke kontinuierlich variabel einstellen kann. Die Kontinuität der Flußrate bleibt erhalten, so lange sich die Parameter Potentialhöhe und Gesamtwiderstand des
Leitungssystems nicht ändern. Diese Voraussetzungen können allerdings unter Operationsbedingungen kaum und bei Intensivpfle-
gepatienten nicht sicher eingehalten werden, so daß die dies-
bezüglichen Resultate leider unbefriedigend sind.

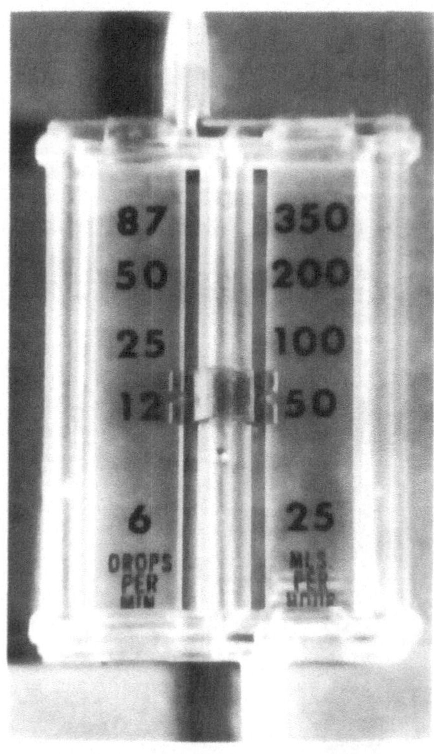

Abb. 6. Durchflußmesser mit einem
Meßbereich von 25 - 300 ml/h

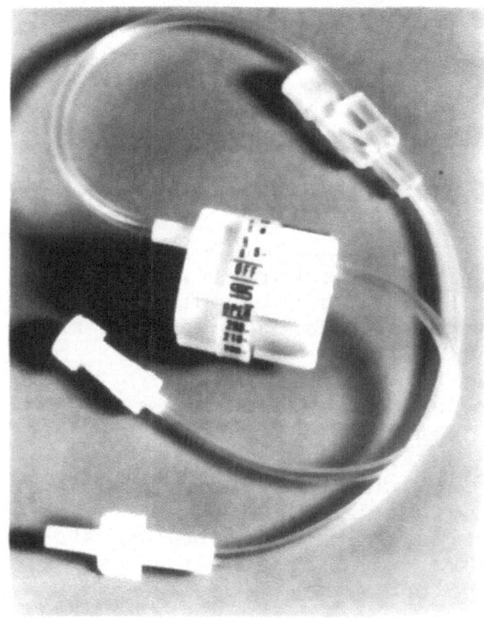

Abb. 7. Zusatzgerät für die Schwerkraftinfusion. Durch Drehen
an der Einstellrändel können bei definierter Potentialhöhe kon-
stante Flußraten von 5 - 250 ml/h eingestellt werden

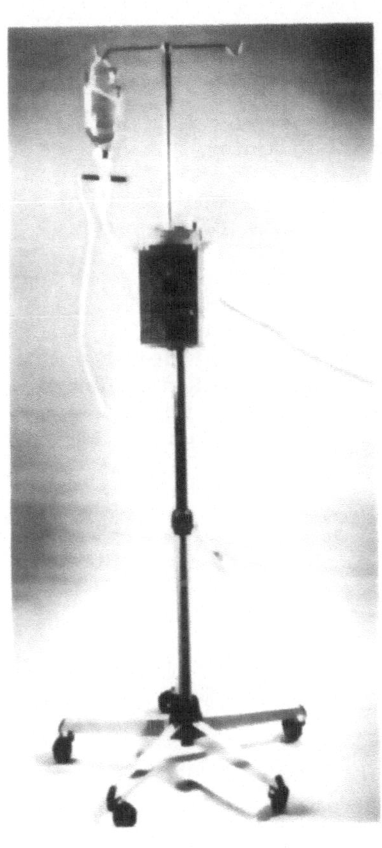

Abb. 8. Gesamtansicht der Infusionspumpe Erlanger Modell. Funktionsein-
heit fest montiert auf 5beinigem Sta-
tiv, höhenverstellbar

Aus diesen Überlegungen und Beobachtungen ergibt sich für uns
die zwingende Notwendigkeit, für bestimmte Einsatzbereiche In-
fusionsüberwachungsgeräte einzusetzen, z. B. zur kontrollierten
Hypotension in Neurochirurgie und Herzanästhesie oder auf der
Intensivstation, wenn Akrinor[R], Alupent[R] oder Dopamin[R] appliziert
werden müssen. Die Verwendung von Kontrollgeräten für die reine
Schwerkraftinfusion erscheint uns nicht sicher genug. Die Stör-
anfälligkeit im besonderen gegenüber veränderten Druck- und Wi-
derstandsverhältnissen im Patienten ist selbst bei geregelten
Apparaten groß, gesteuerte können, da ihnen die Rückkoppelung
zum Vergleich des Ist- mit dem Soll-Wert fehlt, bereits hydro-
statische Potentialverschiebungen nicht mehr sicher korrigieren.
Wir haben uns daher auf Infusionspumpen festgelegt, die über einen Feed back-Mechanismus im angesprochenen Sinn verfügen. Sich
selbst steuernde Pumpen, die etwa an Druckparameter gekoppelt
sind, halten wir solange für gefährlich, als die Druckmessung
selbst nicht völlig störunanfällig ist. Dies läßt sich auch durch
Mehrfachkoppelung nicht umgehen. Die Dosiergenauigkeit der Pumpen ist dem Stand der Technik entsprechend im allgemeinen ausreichend hoch. Jedoch erfolgt die Reaktion auf Soll-Wertverän-
derungen, d. h. die Nachregelung auf einen neu eingestellten
Soll-Wert, zu langsam. Dies gilt es zu verbessern.

Inwieweit parenterale Ernährung beim Erwachsenen, insbesondere
die langsam kontinuierliche Zufuhr von Aminosäuren und Fetten,
über eine Dosierpumpe zu erfolgen hat, mag noch zu diskutieren
sein; beim Kleinkind und Säugling dagegen scheint es aus Sicherheitsgründen angezeigt, sich einer Pumpe zu bedienen, um der Gefahr einer temporären Überlastung zu begegnen, in deren Gefolge
wir mit einem hyperosmolaren Syndrom, einer Fehlverwertung von
Aminosäuren, der Anschoppung von Fett in der Lunge oder dem sogenannten renalen Overflow rechnen müssen.

Die Pumpleistung der meisten Geräte ist auf knapp 300 ml/h beschränkt. Wir glauben, daß man den Förderbereich vergrößern sollte, und denken dabei an eine drastische Heraufsetzung der Förderleistung, um im Notfall auch eine Druckinfusion oder Drucktransfusion automatisch vornehmen zu können. Wir möchten an dieser Stelle das Ergebnis eigener Bemühungen kurz vorstellen:

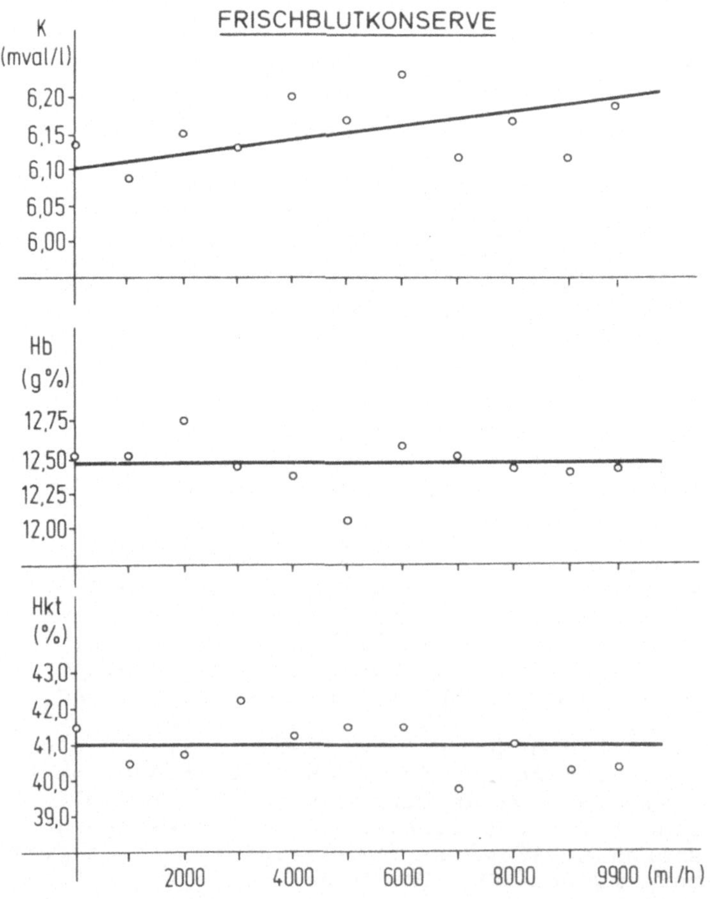

Abb. 9 a. Erste Ergebnisse der blutchemischen Untersuchungen
zur Frage der Hämolyse durch mechanische Zerstörung von Erythrozyten

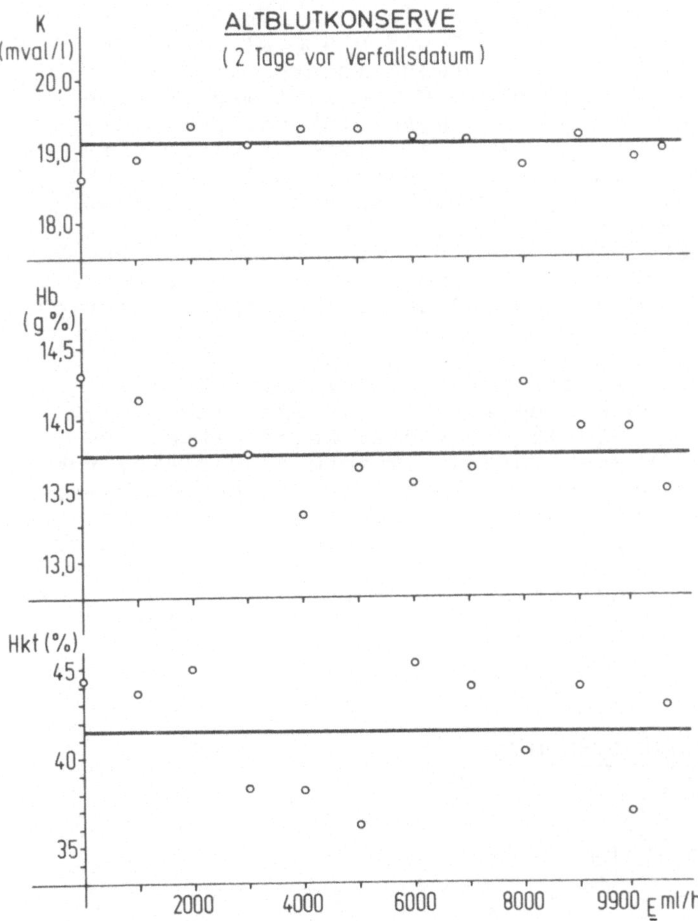

Abb. 9 b. Erste Ergebnisse der blutchemischen Untersuchungen
zur Frage der Hämolyse durch mechanische Zerstörung von Erythrozyten

Es handelt sich um eine universell anwendbare Saug-Druck-Pumpe
mit 2-Rollen-Rotorkopf und Schrittmotorantrieb zum wahlweisen
Einsatz zur Infusion oder Transfusion. Zwei getrennt geschaltete Arbeitsbereiche ermöglichen einen Förderumfang von 3 - 9.900
ml/h bei Verwendung eines genormten (handelsüblichen) Weich-
PVC-Schlauches mit den Abmessungen: lichte Weite 3 mm, Außendurchmesser 4 mm. Ein Spezialbesteck ist nicht erforderlich,
weder zur Druckinfusion noch zur -transfusion. Für den geregelten Bereich Tropfen/min ergibt die digitale Vorwahl eine Ein-
stellmöglichkeit von 1 - 99 Tropfen entsprechend 3 - 297 ml/h.
Der statistische Fehler liegt hierbei unter 0,3 %. Soll-Wert-
änderungen werden innerhalb von 10 - 20 s je nach Differenz zum
ursprünglich eingestellten Wert korrigiert. Eine elektronische
Ist-Wertanzeige erlaubt einen schnellen Überblick über die tatsächlichen aktuellen Verhältnisse.

Im zweiten, <u>gesteuerten</u> Arbeitsbereich lassen sich über die
Vorwahlschalter Volumina zwischen 100 und 9.900 ml/h einstellen, wobei der jeweilige Wert der Vorwahl intern mit dem Faktor 100 multipliziert wird. Auf diese Weise kann man z. B. eine Flüssigkeitsmenge von 500 ml in 3 min zuführen. Der mittlere Fehler liegt hier knapp unter ± 10 %. Erste in vitro-Ver-
suche mit Blutkonserven ergaben keinen Hinweis auf eine mechanische Schädigung der Erythrozyten mit konsekutiver Hämolyse.
Allerdings wurden zunächst nur die Parameter pH, Kalium, Hb
und Hämatokrit untersucht (Abb. 9 a, b). Weiterführende Expe-
rimente sind in Vorbereitung, unter anderem zur Frage eines In-
nenwandabriebs des PVC-Schlauches und daraus folgender materieller Kontamination.

Bei hoher Förderleistung ist die Gefahr einer Luftembolie besonders groß. Wir haben daher Überwachungssysteme eingebaut,
die an zwei verschiedenen Stellen im Flüssigkeitsleitungssy-
stem plaziert sind, vollkommen unabhängig voneinander arbeiten
und im Alarmfall den sofortigen Stillstand der Pumpe bewirken.
Die Alarmsysteme wurden unter anderem ergänzt durch eine Vorrichtung, die bei einer partiellen oder totalen Verlegung des
Blutfilters ein Signal abgibt, das die Pumpe ebenfalls stoppt.
Dies ist notwendig, weil andernfalls das Serumkalium rapide ansteigt als deutliches Anzeichen einer beginnenden Hämolyse
(Abb. 10, Tabelle 1).

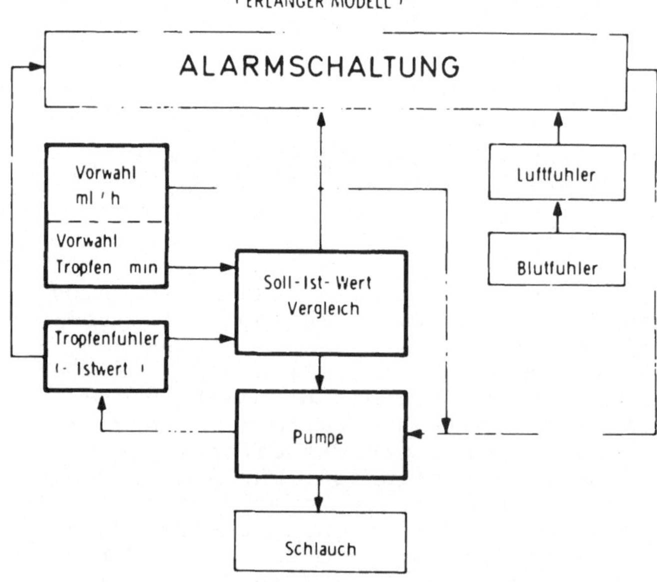

Abb. 10. Funktionsschema der Infusionspumpe

Tabelle 1. Technische Daten der Infusionspumpe, Erlanger Modell

Arbeitsprinzip:	Universelle Zweirollen-Saug-Druck-Pumpe mit Schrittmotorantrieb	
Arbeitsbereiche, Pumpleistung, Fehler:	1. Tropfen/min	- digital wählbar 1 - 99 Tropfen/min, entspricht 3 - 297 ml/h - elektronisch geregelt - elektronische Ist-Wertanzeige in Minutenabständen - statistischer Fehler unter 0,3 %
	2. Milliliter/h	- digital wählbar 100 - 9.900 ml/h - elektronisch gesteuert - mittlerer Fehler unter $\pm$ 10 %
Druckleistung:	1.000 mm Hg	
Alarmanzeigen: (optisch und akustisch)	1. nicht korrigierbarer Fehler 2. Flasche/Beutel leer 3. Luft 4. Infusion paravasal (in Vorbereitung) 5. Transfusionsbesteck wechseln (in Vorbereitung)	
Tropfenfühler:	fotoelektrisch mit Infrarot-Diode und Fototransistor Bereichsanzeige über LED	
Aufbau:	Rotorkopf auf Gehäuseoberseite Gehäuse mit 5beinigem Stativ fest verbunden, höhenverstellbare Aufhängung für Flaschen/Beutel an der Gehäuserückwand höhenverstellbar	
Abmessungen:	Gehäuse 200 x 150 x 180 mm	
Gesamtgewicht:	ca. 10 kg Höhenverstellung von 95 bis 145 cm ab Oberkante Rotorkopf	
Stromversorgung:	Netzspannung 220 V	

Zusammenfassend müssen wir aus anästhesiologischer Sicht feststellen, daß auf dem Felde der Anwendungstechnik noch einiges zu tun ist zur Erhöhung der Sicherheit und zur Verbesserung des Bedienungskomforts. Ansätze zu Lösungsmöglichkeiten haben wir versucht aufzuzeigen.

Literatur

1. DÖLP, R.: Das therapeutische Konzept der Aminosäuren- und
   Eiweißsubstitution. Kongreßbericht Jahrestagung DGAW 1974
   (ed. E. RÜGHEIMER), p. 244. Erlangen: Perimed-Verlag 1975.

2. ROMAHN, A.: Parenterale Ernährung im Kindesalter - Besonderheiten aus pädiatrischer Sicht. Prakt. Anästhesie 11, 121
   (1976).

3. STRACKHARN, K.: Infusionssysteme und Dosiervorrichtungen.
   Mels. Med. Mitt. 48, 189 (1974).

4. STRACKHARN, K.: Technische Probleme der parenteralen Ernährung. Medizinal-Markt, Acta Medica technica 23, 4, 98 (1975).

5. STRIEBEL, J.-P.: Parenterale Ernährung im Kindesalter. Prakt.
   Anästhesie 11, 139 (1976).

Probleme in der Anwendungstechnik von Infusionslösungen in der Inneren Medizin

H. J. Gillfrich und H. P. Schuster

Von dem in den USA bestehenden National Coordinating Committee
of Large Volume Parenterals wurden 150 Probleme der Infusionstherapie aufgelistet, die sich vorwiegend in die Kategorien mikrobielle und Pyrogen-Kontamination, Inkompatibilitäten und Instabilität sowie Partikel- und chemische Kontamination gruppie-
ren ließen (2). In der Inneren Medizin und speziell in der in-
ternen Intensivmedizin ergeben sich darüber hinaus noch zusätzliche Schwierigkeiten durch die häufige Anwendung hochwirksamer
Medikamente, die Anwendung großer Infusionsvolumina zur Therapie exogener Vergiftungen oder den Zwang zu kleinen Infusionsvolumina bei Nierenversagen.

Tabelle 1. Erkrankungen der Intensivtherapiestation der II. Medizinischen Universitätsklinik Mainz 1966 - 1970

Kardiovaskuläre Erkrankungen	n =	281
Exogene Intoxikationen	n =	1.213
Akutes Nierenversagen	n =	109
Respiratorische Insuffizienz	n =	112
Gastroenterologische Erkrankungen	n =	99
Sonstige	n =	217

Eine Übersicht über Art und Häufigkeit der Krankheitsgruppen,
bei denen die Infusionstherapie in der Inneren Medizin eine Rolle spielt, läßt sich am besten aus der Aufgliederung des Patien-
tengutes einer internistischen Intensivtherapiestation gewinnen
(Tabelle 1). Das Überwiegen der exogenen Intoxikationen ist aus
der speziellen Situation dieser Station als Entgiftungszentrale
zu verstehen, kardiovaskuläre Erkrankungen wurden überwiegend
auf einer speziellen Infarktüberwachungsstation behandelt. Tabelle 2 zeigt dann zusätzlich den jeweiligen therapeutischen Ansatz, bei dem spezielle Probleme der Infusionstherapie eine Rolle spielen. Dabei soll dem Problem hochwirksamer Pharmaka bei
Herz-Kreislauf-Erkrankungen besondere Aufmerksamkeit gewidmet
werden, bei Intoxikationen spielt das Problem der forcierten
Diurese sowie in besonderen Fällen die aktive Wiedererwärmung
bei Hypothermie eine Rolle. Bei akutem Nierenversagen treten oft
Probleme durch die dabei notwendige Applikation hochprozentiger
Lösungen auf. Bei allen Erkrankungen können besondere Maßnahmen
bei Einsatz der Antikoagulanzientherapie oder der Lysebehandlung
mit Streptokinase notwendig werden, wobei vor allem der Überwachung eine besondere Bedeutung zukommt. Weitere generelle Probleme wie eventueller Wirkungsverlust von Pharmaka sowie Inkompatibilitäten mit dem Arzneimittelträger, der Infusionslösung.
Es wird geschätzt, daß etwa 50 bis 70 % aller parenteralen In-

Tabelle 2. Therapeutischer Ansatz für die Anwendung von Infusionslösungen

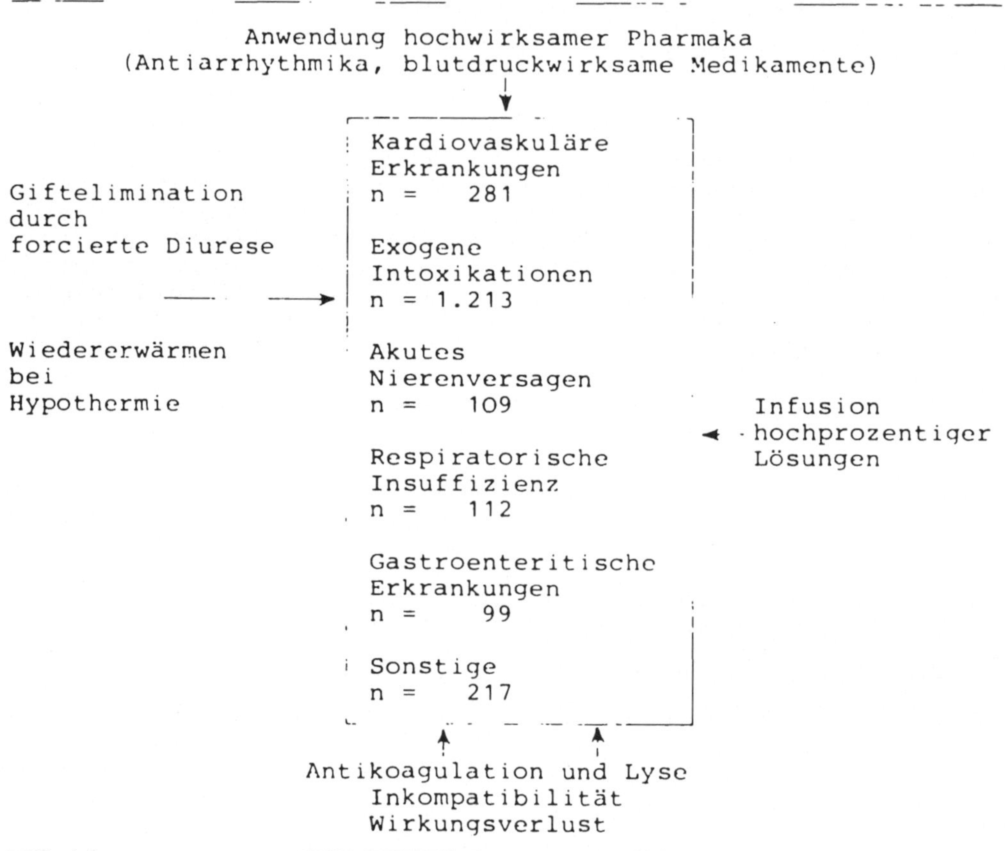

fusionen ein oder mehrere Medikamente als Zumischung enthalten.
Annähernd 30 % der häufig verwandten Pharmaka können inkompatibel sein, wenn sie Infusionslösungen zugesetzt werden. Jegliche
Änderung des Lösungsvermittlers, des pH-Wertes, der Ionenzusammensetzung, der Stabilisatoren kann bei gleichem Wirkstoff zu
einer inkompatiblen Mischung führen. Die Inkompatibilität kann
physikalisch sein und sich in einer Trübung, Ausfällung und Auskristallisation dokumentieren. Es kann neben einem Wirkungsverlust auch Nebenwirkungen etwa im Sinne einer vegetativen Symptomatik zur Folge haben. Um derartige, oft nicht voraussehbare Inkompatibilitäten zu vermeiden, sollten folgende Hinweise Beachtung finden: Empfindliche Zusatzmedikamente sollten Infusionslösungen nicht beigefügt werden. Eine völlig getrennte Applikation durch einen separaten venösen Zugang wäre wünschenswert.
Berücksichtigt man jedoch die durch Venenkatheter verursachten
Komplikationen, so wird vielfach ein Kompromiß gefunden werden
müssen. Die direkte Applikation im distalen Bereich des Infusionsschlauches wird häufig praktiziert. Entschließt man sich
zu einer Mischinfusion, sollte in jedem Fall einige Minuten ge-

wartet und die Mischung visuell auf Trübungen, Ausfällungen und
Verfärbungen geprüft werden. Diese Überprüfung könnte auch mit
einer Fotozelle, an welcher der Infusionsschlauch vorbeiführt,
vervollkommnet werden.

Lidocain, bei Kammertachykardien eingesetzt, wird nach einer
Bolusinjektion wegen des raschen Abfalls der Plasmakonzentration als Infusion verabreicht. Eine nicht vollkommen kontinuierliche Infusion kann wegen der kurzen Plasmahalbwertszeit zu einem deletären Wirkungsverlust führen, so daß der Einsatz eines
stufenlos schaltbaren Perfusors[R] wünschenswert ist. Daß zur Optimierung einer rationalen antiarrhythmischen Behandlung auch
die Überwachung der Plasmakonzentration des Arzneimittels sinnvoll ist, zeigen Befunde, daß bei Patienten mit manifester Herz-
insuffizienz auch bei Normaldosierung rascher toxische Blutspie-
gel erreicht werden, da Verteilungsraum und Clearance bei diesen Patienten abnehmen (8). Fertige Infusionslösungen mit einem
derartigen hochwirksamen Medikament mögen vielleicht praktikabel und preiswert sein, erscheinen aber allein schon wegen der
nicht volJ überschaubaren Haltbarkeit problematisch. Dies unter-
streichen auch Untersuchungen mit Phenytoin, die von GREENBLATT
und SHADER (4) durchgeführt wurden. Die Bestimmung der Konzentration dieses vor allem bei Digitalisintoxikationen eingesetzten Antiarrhythmikums in einer 5%igen Glukoselösung ergab, daß
8 h nach Zusatz noch 100 % der Anfangskonzentration, nach 24 h
nur noch 85 % nachweisbar waren und dann eine Kristallschicht
auf dem Boden der Infusionsflasche abgelagert war. Erscheint bei
ventrikulären Rhythmusstörungen eine weitgehende Automatisierung
der Antiarrhythmikatherapie nur schwer vorstellbar, so gibt es
bei bradykarden Rhythmusstörungen erste Versuche, die Atropin-
bzw. Orciprenalinzufuhr durch EKG-gesteuerte Infusionspumpen zu
regulieren. Bei der Applikation pressorisch wirksamer Arzneimittel ist ebenfalls eine direkte Zufuhr mit Hilfe eines stufen-
losen Perfusors[R] mit an Kolben und Konus fixierter Perfusions-
spritze wünschenswert. Der Zwang zur lückenlosen Überwachung
auch der Perfusoren[R] bei Infusionen mit hochwirksamen Medikamenten wird durch einen kürzlich berichteten Zwischenfall demon-
striert, bei dem durch Selbstentleerung einer Perfusor[R]-Spritze,
die Dopamin und Kalium enthielt, Kammerflimmern ausgelöst wurde
(6).

Zumindest mit ebenso großer Sorgfalt ist bei der Blutdrucksenkung bei hypertonen Krisen vorzugehen. Dies gilt insbesondere
für Natriumnitroprussid, wobei der rasche Wirkungseintritt und
die verhältnismäßig steile Dosis-Wirkungs-Kurve besondere Vorsichtsmaßnahmen erfordert. Es ist unbedingt darauf zu achten,
daß diese Substanz durch einen zentralen Venenkatheter verabreicht wird, da eine vorübergehende Abknickung einer Vene zu einer nachfolgenden Entleerung einer größeren Dosis in die allgemeine Zirkulation führen kann. Nicht exakt funktionierende Perfusoren[R] oder klemmende Perfusor[R]-Spritzen können einen inter-
mittierenden Blutdruckanstieg nach sich ziehen, wie er in Abb. 1
dargestellt ist. Ein Fernziel könnte die direkte Steuerung der
Infusionsrate pressorisch wirksamer Pharmaka durch eine kontinuierliche blutige Blutdruckmessung sein, analog der oben erwähnten Steuerung der Zufuhr von Atropin durch ein kontinuier-

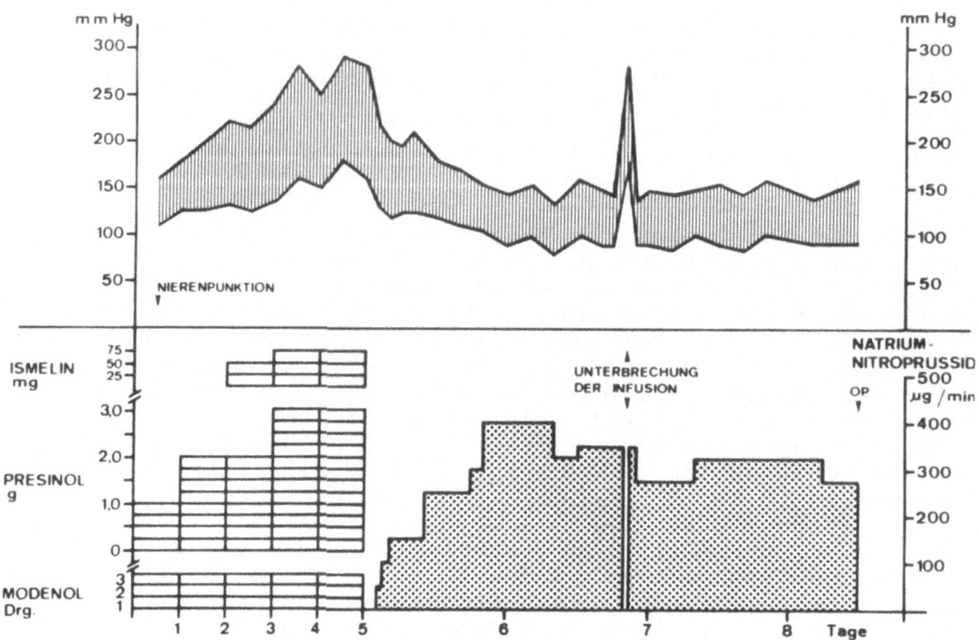

Abb. 1. Einfluß einer Nitroprussidinfusion auf systolischen,
diastolischen und arteriellen Blutdruck. Die Unterbrechung der
Infusion führt zu einem sofortigen Wiederanstieg der Blutdruck-
werte

lich registriertes EKG. Bei Intoxikationen spielt die Infusionstherapie zur Giftelimination vor allem im Rahmen der forcierten
Diurese eine bedeutende Rolle. Für die Durchführung wurden verschiedene mehr oder weniger komplizierte Infusionsprogramme ent-
worfen, wobei die Überwachung der Serumelektrolyte und der Elek-
trolytausscheidung ein ständig einsatzfähiges Notlabor erfordert.
Zur Vereinfachung wurde von KLEINBERGER et al. (5) eine sogenannte standardisierte forcierte Diurese entwickelt, wobei mit Furo-
semid ein konstanter Harnfluß von 2 l/h induziert wurde. Im Harn
stellte sich dabei eine Elektrolytkonzentration ein, welche der
der Infusionslösungen entsprach, so daß keine Entgleisung des
Elektrolythaushaltes erfolgte. Der Preis für dieses Verfahren,
das Konstanz des Elektrolythaushaltes garantiert, ist die hohe
Durchflußrate, die über das für die Giftelimination Sinnvolle
hinausgeht.

Die Kombination einer Intoxikation durch Hypnotika mit einer
leichten Unterkühlung ist relativ häufig, ohne daß sie ein we-
sentliches therapeutisches Problem darstellt. Bei den seltenen
Fällen von Schlafmittelintoxikationen mit schwerer Hypothermie
ist die Art des Aufwärmens entscheidend für die Prognose des
Patienten. Erwärmen von außen führt zu einer vermehrten Blutzir-
kulation in der Körperschale und damit zu einer Vasodilatation
mit Zunahme von Schock und Azidose. Die effektivste aktive Erwärmung des Körperkerns gelingt durch Hämodialyse mit etwa auf

Tabelle 3. Überprüfung der Gerinnungsparameter, Thromboplastinzeit nach Quick (%) und Thrombinzeit (s) bei Entnahme aus dem Katheter, in den die Streptokinase appliziert wurde.
I.   Nach Spülen mit 10 ml physiologischer Kochsalzlösung und Verwerfen von 2 ml Blut.
II. Nach I.
III. Nach II.
IV. Nach III.
N = nach Venenpunktion.
Die Befunde zeigen, daß bei Entnahme aus dem Gummikatheter die Werte nach einmaligem Spülen bereits der Kontrolle durch Venenpunktion entsprechen

		Quick (%)	Thrombinzeit (s)
Gefäßkatheter	I.	33	39
	II.	44,9	41,3
	III.	44,9	41,6
	IV.	41,5	43,6
	N	41,5	43
Stericath[R]	I.	<10	103
	II.	15,5	90,5
	III.	17,5	82
	IV.	22,5	73
	N	38	58

40 $^\circ$C erwärmtem Dialysat. Wo diese Möglichkeit aber nicht besteht, kann dies durch vorgewärmte Infusionen (3) oder besser noch mit Hilfe eines Durchlauferwärmers mit Wärmeaustauschspule, die als steriler Einmalartikel zur Verfügung steht, geschehen. Hier sollte auf eine automatische Temperaturregelung durch einen Thermostaten mit Alarmvorrichtung besonderer Wert gelegt werden.

Die Notwendigkeit, bei akutem Nierenversagen hochprozentige Lösungen zuführen zu müssen, bringt einige Probleme mit sich. Einmal bedürfen die oft erheblich ansteigenden Blutzuckerspiegel einer gut überwachten Altinsulinzufuhr, um ein hyperglykämisches hyperosmolares Koma zu verhindern. Eine weitere Gefährdung des Patienten bleibt jedoch oft unberücksichtigt, nämlich eine oft schwere Hypoglykämie durch plötzliches Sistieren der Hyperalimentation, verursacht durch eine noch überhängend erhöhte endogene Insulin-Plasmakonzentration (7). Vor besondere Überwachungsprobleme wird man auch bei der Lysetherapie mit Streptokinase gestellt. Als Voraussetzung gilt die Applikation durch einen zentralvenösen Katheter mit Hilfe eines stufenlos schaltbaren Perfusors[R]. Die engmaschige Kontrolle von Thrombinzeit und Quick-Wert läßt sich am besten über einen Venenkatheter bewerkstelligen, da eine häufige Venenpunktion nicht nur eine zusätzliche Belästigung des Patienten darstellt, sondern auch zu oft beträchtlichen Blutungen führt, und die Blutentnahme aus dem Katheter, durch den das Medikament zugeführt wird, zu einer Verfälschung der Befunde führt. Um die Bedingungen, unter denen Therapie und Therapiekontrolle durch denselben Katheter durchgeführt werden könnten, zu prüfen, wurden die Gerinnungsparameter nach vorheriger Spülung mit Kochsalzlösung aus einem Polyäthylen- und einem Gummikatheter, durch die die Streptase appliziert wurde, stufenweise entnommen (Tabelle 3). Es ergab sich, daß die aus dem Gummikatheter entnommenen Werte schon sehr bald den durch Venenpunktion gewonnenen entsprachen, während im Polyäthylenkatheter das Medikament sehr lange zu haften scheint. Bei der intravenösen Heparintherapie wird vor allem der Wirkungsverlust dieser Substanz in sauren Lösungen, wie etwa in 5%iger Glukoselösung, diskutiert. Dies wurde jedoch ohne experimentelle Überprüfung behauptet. In einer vergleichenden Studie von CHESSELS und Mitarb. (1) konnte geklärt werden, daß zumindest über 12 h kein Wirkungsverlust eintritt.

Zusammenfassung

1. Probleme, die eine ständige Beachtung verlangen, aber ausreichend gelöst sind:
   - Elektrolytbalance bei forcierter Diurese,
   - erwärmte Infusionen bei Hypothermie.

2. Probleme, deren Lösung eine weitere klinisch-pharmakologische Untersuchung erfordert:
   - Inkompatibilitäten,
   - Wirkungsverlust in Infusionen,
   - Überwachung durch Blutspiegelbestimmungen.

3. Probleme, die eine weitere technische Perfektion erfordern:
   - Computergesteuerte Infusion von Antiarrhythmika,
   - blutdruckwirksame Pharmaka.

Literatur

1. CHESSELS, J. M., BRAITHWAITE, T. A., CHAMBERLAIN, D. A.: Dextrose and Sorbitol as diluents for continuous intravenous heparin infusion. Brit. med. J. 2, 81 (1972).

2. DUMAR, R. J.: Editional: Thomas Latta, what have we done? The hazards of intravenous therapy. New Engl. J. Med. 294, 1178 (1976).

3. GRABENSEE, B., GROSSE-BROCKHOFF, F.: Diagnostik und Therapie bei Patienten mit schweren Schlafmittelintoxikationen und Unterkühlung. Intensivmed. 13, 236 (1976).

4. GREENBLATT, D. J., SHADER, R. I.: Intravenous phenytoin. New Engl. J. Med. 295, 1078 (1976).

5. KLEINBERGER, G., KOTZAUREK, R., PALL, H., PICHLER, M., SZE-LESS, S.: Standardisierte forcierte Diurese (SFD); Elektrolytverhalten im Serum und Harn. Wien. klin. Wschr. 88, 449 (1976).

6. KROIDL, R. F., NERN, R. D., SAYEGH, A., SCHADE, L., SCHERF, H., SCHULZ, F., BUSSMANN, W. D.: Zwischenfall bei der Infusionstherapie mit dem Perfusor^R. Dtsch. med. Wschr. 101, 427 (1976).

7. SANDERSON, I., DEITEL, M.: Insulin response in patients receiving concentrated infusions of glucose and casein hydrolysate for complete parenteral nutrition. Ann. Surg. 179, 387 (1974).

8. THOMSON, P. D., MELMIN, K. L., RICHARDSON, J. A., CIHN, K., STEINBRUNN, W., CUDIHEE, R., ROLAND, M.: Lidocain pharmacokinetics in advances heart failure, liver disease, and renal failure in humans. Ann. intern. Med. 78, 499 (1973).

Technische Probleme bei der Anwendung extrakorporaler Systeme in der Inneren Medizin

H. P. Nast

Entscheidende Fortschritte in der Behandlung verschiedener interner Erkrankungen wurden mit der Entwicklung extrakorporaler Systeme erzielt, die direkt mit dem Kreislauf verbunden wurden. So ist die Hämo- und Peritonealdialyse seit vielen Jahren ein fester Bestandteil der Nephrologie zur Behandlung der terminalen Niereninsuffizienz sowie des akuten Nierenversagens. Weiterentwicklungen führten zum Einsatz der Hämoperfusion sowie der Dia- bzw. Hämofiltration. Die Dialyse des Aszites erfolgt nach dem Prinzip der Peritonealdialyse und verhindert den mit der einfachen Aszitespunktion verbundenen enormen Eiweißverlust. Ein anderes, mit dem Patienten verbundenes extrakorporales System ist das künstliche Pankreas. Als automatisiertes Blutzuckerlabor gestattet es anhand eines kontinuierlich registrierten und gespeicherten Blutzuckertages- und -nachtprofils die optimale Einstellung des Blutzuckers insulinpflichtiger Diabetiker.

Bei der klinischen Anwendung dieser Geräte stößt man jedoch immer wieder auf technische Probleme, die auch bei aller Geringfügigkeit den Gesamtablauf empfindlich stören und den Patienten gefährden können.

In vielen Fällen ist das zwischen den Patienten und den Apparat geschaltete Schlauchsystem sowie die Kontrolle der infundierten Lösungen betroffen. Im folgenden möchte ich anhand einiger Beispiele mögliche Störfaktoren aufzeigen, deren Beseitigung das Risiko für den Patienten verringern und die Betriebssicherheit des Apparates verbessern könnte.

Künstliche Niere

Ein wesentlicher Teil der Überwachung bei der Hämodialyse stellt die Kontrolle der Elektrolytkonzentration der Dialyseflüssigkeit dar, um eine Dialyse gegen Wasser und somit eine Hämolyse zu verhindern. Das gilt bevorzugt für die Tankniere, bei der vor jeder Dialyse die Aufbereitung der Dialyseflüssigkeit im bestimmten Mischungsverhältnis von Elektrolytkonzentrat und Wasser erfolgt. Voraussetzung der exakten Mischung ist die Kenntnis der Elektrolytkonzentration, die der jeweiligen klinischen Situation angepaßt werden muß. Fehlt die automatische Aufbereitungsanlage für die Dialyseflüssigkeit sowie eine kontinuierliche Messung ihrer Leitfähigkeit, können deletäre Folgen für den Patienten im Sinne einer akuten Hämolyse dann eintreten, wenn bei der Zubereitung der Dialyselösung eine falsche Salzkonzentration verwendet wird, die entweder zu hoch oder zu niedrig gewählt wurde. Da dieser Fehler aus menschlichem Versagen leider nicht allzu selten auftritt, erfolgte eine weitgehende Umstellung auf automatische Aufbereitungsanlagen der Dialyselösungen. Aber auch bei automatischer Aufbereitung mit kontinuierlicher Leitfähigkeits- messung, die eine exakte Mischung der Dialyseflüssigkeit aus entionisiertem Wasser und Elektrolytkonzentrat gestattet, sind Risiken vorhanden. Werden vor Beginn der Behandlung die Alarm- grenzen des Leitfähigkeitsmessers nicht kontrolliert und nicht jeweils neu eingestellt, kann es zur Dialyse gegen elektrolyt- freies bzw. elektrolytarmes Wasser und damit zur akuten Hämo- lyse kommen. Trotz scheinbar automatisiertem Monitoring ist so- mit ein erhebliches Risiko für den Dialysepatienten nicht aus- geschlossen.

Sowohl bei der Peritonealdialyse als auch bei der Dia- bzw. Hä- mofiltration muß die zugeführte Elektrolytlösung in Wärmeschlan- gen temperiert werden. Bei der Peritonealdialyse wird die Elek- trolytlösung intraabdominell als Spülflüssigkeit instilliert, bei der Dia- bzw. Hämofiltration wird das abfiltrierte Plasma- wasser - das sind ca. 20 l pro Behandlung - durch eine elektro- lythaltige Lösung quantitativ gleichzeitig ersetzt. Nach Mit- teilung von STREICHER (Katharinen-Hospital in Stuttgart) können in dem im Wärmebad aufgewickelten Schlauchsystem Haarrisse auf- treten, die zur Infektion mit Erregern führen können. Zur Ver- meidung dieser Gefahr, d. h. Entwicklung einer Peritonitis oder Sepsis, ist auf strengste Desinfektion sowohl des Wärmebades als auch des Schlauchsystems zu achten.

In einigen Fällen besteht die Notwendigkeit, während der Hämo- dialyse eine sogenannte regionale Heparinisierung durchzufüh- ren. Das ist der Fall bei erhöhter Blutungsneigung des Patien- ten z. B. nach intrathorakalen oder intraabdominellen Operatio- nen. Das Heparin wird hierbei dem arteriellen Schenkel, das An- tidot Protaminsulfat dem venösen Schenkel des extrakorporalen Schlauchsystems im Verhältnis 1:1,3 zugeführt. Da jedoch der Protamin-Heparin-Komplex eine Neigung zur Instabilität hat, kann bei extrakorporaler Heparinisierung ein Heparin-Rebound- Effekt durch Dissoziation des Heparin-Protamin-Komplexes auf- treten, so daß es im Laufe der Dialyse zu einem Heparinüber- schuß kommen kann. Es müssen also regelmäßige Messungen der Thrombinzeit erfolgen. Die Zufuhr von Heparin und Protaminsul- fat in das Schlauchsystem sollte nur mit Perfusoren[R] erfolgen, die eine kontinuierliche und variable Dosierung erlauben.

Aszitesdialyse

Die Aszitesdialyse wird in der Regel bei therapieresistentem Aszites eingesetzt. Diese Methode folgt dem Prinzip der Peri- tonealdialyse, jedoch mit dem Unterschied, daß 2/3 der abge- preßten Aszitesflüssigkeit dem Körper über die Vene wieder zu- geführt werden. Auf diesem Wege können im Durchschnitt ca. 1.000 ml/h und während der gesamten Dialyse ca. 7 bis 10 l As- zitesflüssigkeit wieder in den Kreislauf gelangen. Das wesent- liche Problem bei diesem Verfahren ist die exakte Überwachung des Kreislaufs, da es durch die große intravasale Volumenbe- lastung zur kardialen Dekompensation kommen kann, d. h. eine kontinuierliche Überwachung mit engmaschiger Messung des zen-

tralen Venendrucks und exakter Flüssigkeitsbilanz ist unbedingt
erforderlich. Ein weiteres Problem bei diesem Verfahren ist das
Auffangen zellulärer Bestandteile, die nicht in den Kreislauf
gelangen sollen. Die bisher verwendeten Bluttransfusionsnetze
sind zu weitmaschig, um eventuell Tumorzellen zurückhalten zu
können. In diesem Fall ist die Zwischenschaltung von Filtersystemen zu empfehlen, bestenfalls Bakterienfilter, die auch zelluläre Bestandteile unter 7 um abfangen.

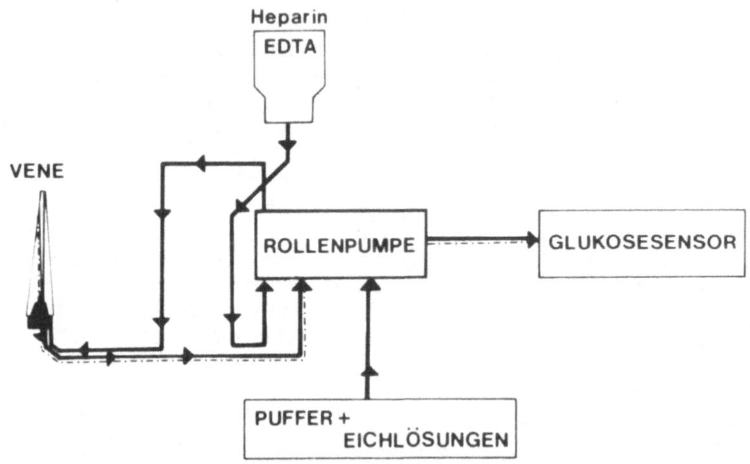

Abb. 1. Schematische Darstellung des Autoanalysers zur konti-
nuierlichen Blutzuckerbestimmung. Das innerhalb der Venüle mit
dem Antikoagulans vermischte Blut wird am distalen Stutzen der
Venüle aspiriert

Künstliches Pankreas

Vor wenigen Monaten wurde in der Endokrinologischen Abteilung
der II. Medizinischen Klinik in Mainz von Prof. Dr. BEYER das
künstliche Pankreas in Betrieb genommen. Dieses Gerät ermöglicht
eine kontinuierliche Blutzuckermessung mit Speicherung der Ein-
zelwerte, wodurch sich bei insulinpflichtigen und schwer einstellbaren Diabetikern aufgrund des ermittelten Blutzuckertages-
und -nachtprofils die benötigte Insulinmenge berechnen läßt. Da
diese Untersuchung mindestens 24 h in Anspruch nimmt, muß zur
Vermeidung großer Blutverluste des Patienten eine Mikromethode
zur Blutzuckerbestimmung sowie ein kleinkalibriges, kleinvolu-
miges Schlauchsystem verwendet werden. Um eine Thrombosierung
des entnommenen Blutes in diesem kleinkalibrigen Schlauchsystem
zu verhindern, werden einem zuführenden Schenkel Antikoagulanzien zugesetzt. Diese gelangen in der plazierten Kanüle vor das
blutansaugende Ansatzstück und werden in einem bestimmten Mischungsverhältnis mit dem Blut angesaugt. Voraussetzung für ein
komplikationsloses Funktionieren dieses Systems ist ein einwandfreier Flow des mit Antikoagulanzien versetzten Blutes. Der Flow

kann gestört sein, wenn das blutführende Schlauchsystem durch
Thrombosierung verstopft ist oder wenn die Kanüle in eine Vene
plaziert wird, die zu englumig ist und kollabieren kann.

Da Störungen dieser Art seit Inbetriebnahme des Gerätes öfters
aufgetreten sind, wurden andere Möglichkeiten der Blutentnahme
diskutiert.

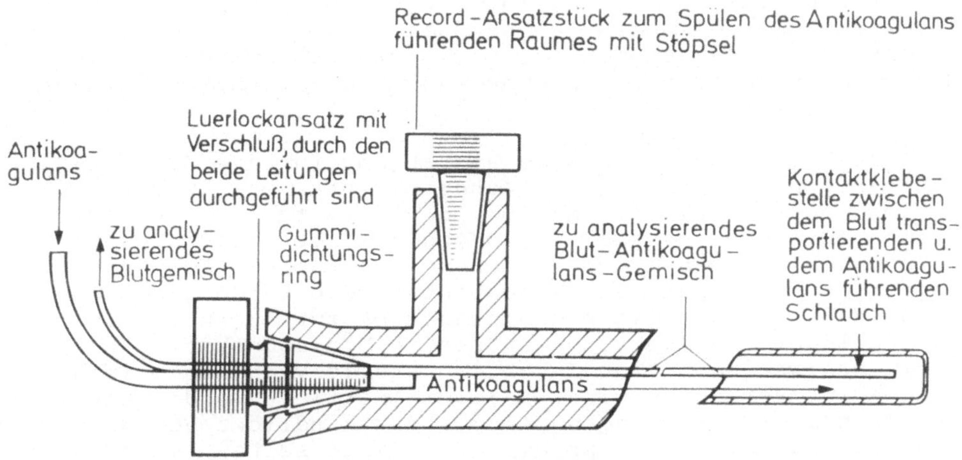

Abb. 2. Zentraler Venenkatheter mit innenliegendem Katheter,
durch den das Antikoagulans-Blut-Gemisch aspiriert wird. Die
Mischung des Blutes mit dem Antikoagulans erfolgt am proxima-
len Ende, aber noch innerhalb des zentralen Venenkatheters. Eine Spülung des antikoagulansführenden Raumes ist über das Re-
kord-Ansatzstück möglich

Von Dr. E. WOLF, Assistent der Endokrinologischen Abteilung,
wird ein doppelläufiger zentraler Venenkatheter vorgeschlagen,
in dessen Lumen ein kleinkalibriger Schlauch plaziert ist und
dessen Spitze kurz vor dem zentralen Ende des Venenkatheters
fixiert worden ist. Das extrakorporale Ende beider Katheter
wird an ein Zweiwegesystem angeschlossen. Über den einen Zugang erfolgt mit einem kurzen Ansatzstück die Zugabe der Antikoagulanzien, die dann durch den großen Venenkatheter an das
zentral liegende Ende gelangen und sich in einer sogenannten
offenen Mischkammer mit dem Blut vermischen. Über den kleinkalibrigen Schlauch wird dann das mit Antikoagulanzien versetzte
Blut abgezogen. Durch den zweiten Zugang des Zweiwegesystems
kann bei Thrombosierung der Katheterspitze beliebig oft mit
Kochsalz gespült werden. Mit diesem System wird durch die zentrale Lage in der V. subclavia bzw. V. cava superior ein einwandfreier Flow garantiert. Der errechnete Blutverlust beträgt
ca. 100 ml/24 h.

Probleme der Anwendungstechnik in der Pädiatrie

B. Kornhuber

Das in der Pädiatrie verwendete technische Gerät für Infusionen
und Transfusionen besteht heute ausschließlich aus Einmalarti-
keln. Die Besonderheiten der Pädiatrie liegen in den geringen
Infusionsvolumina und in den Venenverhältnissen begründet. Eingehen möchte ich auch auf die Austauschtransfusion, da sie vorwiegend in der Neonatologie (zur Abwendung des Kernikterus) verwandt wird.

Für die <u>Austauschtransfusion</u> wird als Zugang für die Blutentnahme und -zufuhr die Nabelvene katheterisiert, was in den meisten Fällen möglich ist. Die angebotenen Sets für die Austauschtransfusion bestehen aus zwei verschieden kalibrigen Nabelkathe-
tern, einem Dreiwegehahn, der in den verschiedenen Stellungen
die Aspiration des kindlichen Venenblutes, die Verwerfung des
Blutes und das Ansaugen des Konservenblutes zur Injektion in die
Nabelvene erlaubt, und dem dazugehörenden Schlauchsystem. Ferner ist am Dreiwegehahn eine Injektionsstelle vorhanden, in die,
soweit ACD-Blut verwendet wird, Kalzium injiziert werden kann.
Hinzu kommt noch ein Auffangbeutel für das kindliche Venenblut.
Die Handhabung der Sets ist problemlos. Nicht selten ist es wäh-
rend einer Austauschtransfusion notwendig, den Nabelvenenkathe-
ter zu wechseln. Die angebotenen Packungen enthalten keinen
Zweitkatheter gleicher Größe, so daß weitere einzelverpackte
Katheter vorhanden sein müssen.

<u>Nabelvenenkatheter</u> müssen biegsam sein, damit sie dem Gefäßver-
lauf folgen ohne zu perforieren, andererseits darf der Katheter
in der Vene nicht abknicken. Der Katheter soll Markierungen aufweisen, die über die Länge des eingeführten Anteils informieren.

Zur Lagebestimmung im Röntgenbild muß der Katheter kontrastdicht
sein oder einen Kontraststreifen besitzen. Die Katheteröffnung
soll seitlich angebracht sein, da bei endständiger Öffnung die
Perforationsgefahr größer ist.

Bei <u>Transfusionen</u> sind die benötigten Blutvolumina vor allem
bei Neugeborenen und Säuglingen klein. Das Angebot von 500 ml-
Konserven ist darum nicht ausreichend, wenn das Verwerfen des
größten Teils der Konserve nicht in Kauf genommen werden soll.
Transfusionsmengen unter 100 ml sind nicht selten. Daher ist
das Teilen einer Konserve in einem geschlossenen System, etwa
in 5 x 100 ml Portionen wünschenswert. Sechsfachbeutel sind jedoch nicht gebräuchlich. Der Preis eines derartigen Beutelsy-
stems müßte deutlich unter dem einer 500 ml-Konserve liegen.

<u>Perfusionsbestecke</u>, bestehend aus einer Kanüle mit angeschweiß-
tem weichem Katheter und einem Konus, werden für i.v. Injektionen, Infusionen und Transfusionen bei Säuglingen und Kleinkin-

dern verwandt. Die unkontrollierten Bewegungen von Säuglingen
gestalten ein Fixieren der Extremitäten schwierig, so daß für
Infusionen in der Regel eine Schädelvene punktiert wird. Die
Handhabung der Kanüle muß durch eine Führung (Flügel) ermöglicht werden, die auch die spätere Fixation, z. B. mit kleinen
Abschnitten einer Gipsbinde, ermöglicht. Der dünne, flexible
Schlauch ermöglicht, auf eine Ruhigstellung des Kindes zu verzichten. Wegen der kleinen Lumina der zur Verfügung stehenden
Venen müssen an die Kanülen besondere Anforderungen gestellt
werden: Ihr Außendurchmesser soll möglichst klein, die lichte
Weite groß sein. Die Nadel muß scharf sein, der Anschliff aber
nicht zu flach, damit die Vene nicht perforiert wird, bevor die
ganze Nadelöffnung im Venenlumen liegt.

Die Nadel soll im Gewebe gut gleiten, damit das Gefühl für die
Lage der Kanülenspitze bei der Venenpunktion nicht gestört ist.
Dies stellt hohe Anforderungen an Material und Verarbeitung. Erfüllt werden sie, wenn auch der Preis berücksichtigt wird, von
kaum einem Fabrikat auf dem deutschen Markt.

Zentrale Venenkatheter werden über die V. subclavia oder V. ju-
gularis externa nach perkutaner Venenpunktion eingeführt. Die
hierfür verwendeten Einmalbestecke sind die gleichen wie in der
Erwacnsenenmedizin.

Die vorhandenen Infusions- und Transfusionsgeräte sind für Neu-
geborene und Säuglinge unbrauchbar. Geräte mit normaler Tropfengröße, d. h. 20 Tropfen Aqua dest. = 1 g $\pm$ 0,1 g, erlauben das
Einstellen einer gleichmäßigen Einlaufgeschwindigkeit bei Trop-
fenzahlen unter 7/min nicht mehr.

Mikrotropfgeräte mit etwa 60 Tropfen pro 1 g Aqua dest. verein-
fachen die Tropfenzahlkontrolle, machen die Durchflußraten aber
nicht konstanter. Die Genauigkeit des Einlaufens der pro Zeiteinheit vorgesehenen Flüssigkeitsmenge wird durch die Tropfklemme
und das Material des Schlauches limitiert. Die gebräuchlichen
Rollenklemmen erlauben ein zuverlässiges Einstellen kleiner Trop-
fenzahlen nicht. Hinzu kommt, daß die Tropfgeschwindigkeit auch
stark variieren kann, wenn ein Mißverhältnis zwischen Lumen der
Vene und der Kanülen- bzw. Katheterstärke besteht. Das Risiko
des Einlaufens zu großer Volumina in kurzer Zeit ist zu vermeiden, wenn Transfusionsdosiergeräte verwendet werden, die zwischen Konserve oder Infusionsflasche und Tropfglas einen Behälter besitzen, der Volumina von etwa 50 ml aufnehmen kann. Tropf-
klemmen befinden sich oberhalb und unterhalb dieser Füllkammer.

Das jeweils vorzufüllende Sichtgefäß macht die Einlaufgeschwindigkeit nicht konstanter und hat den Nachteil, daß die Infusion
(Transfusion) sehr kurzfristig überwacht werden muß. Dem geringen Vorteil stehen hohe Kosten gegenüber.

Nur Infusionspumpen bieten eine ausreichende Sicherheit, daß
die vorgesehenen Infusions- oder Transfusionsvolumina zeitge-
recht zugeführt werden. Besondere Probleme werfen Infusionspumpen bei Verwendung für Bluttransfusionen auf. Tropfinfusionen
sind bei den meist notwendigen englumigen Kanülen wegen der ho-

hen Blutviskosität nicht möglich. Aufblasbare Manschettengerä-
te für Transfusionsbeutel sind unzuverlässig, da sie ständig
reguliert werden müssen. Pumpen, die Spritzen betätigen mit einem Volumen bis zu 50 ml, bedingen einen hohen Verbrauch der
teueren Spritzen und ein Liegenlassen der angebrochenen Konserve über Stunden hin, soweit nicht ein Dreiwegehahn zwischen
Spritze und zur Vene führendem Katheter eingeschaltet wird,
über den die Füllung der Spritze aus der Konserve und die Entleerung in die Vene erfolgt. Dieses Verfahren erlaubt auch die
Verwendung von Mikrofiltern. Mikrofilter mit Konus zum direkten
Ansatz einer Spritze sind meines Wissens nicht erhältlich. Sie
werden aber benötigt, wenn - vor allem in der Neonatologie -
kleine Blutvolumina injiziert werden, die direkt aus der Kon-

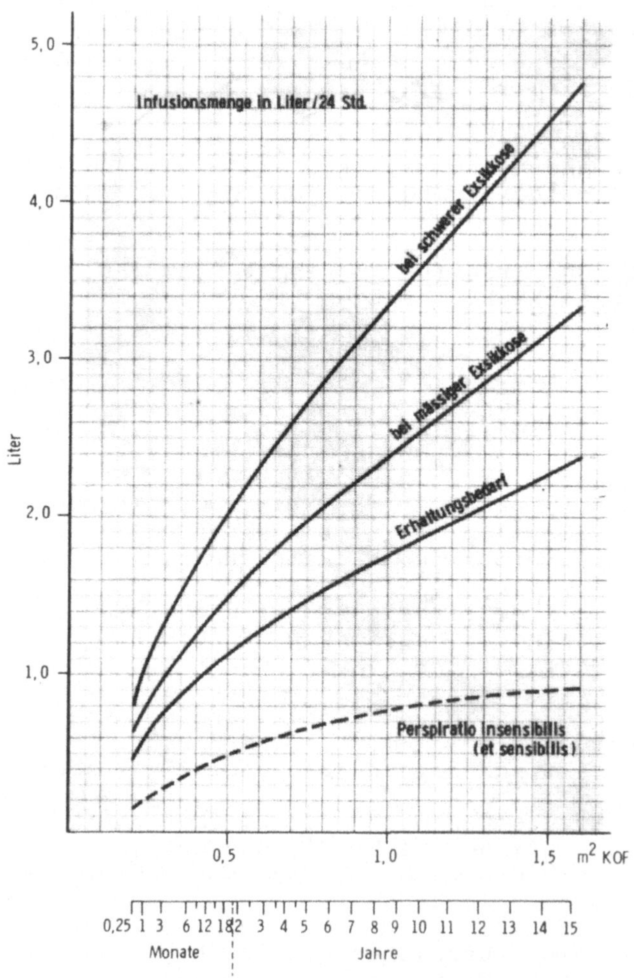

Abb. 1. Diagramm zur Berechnung des Flüssigkeitsbedarfes

serve entnommen werden. Rollerpumpen lassen dieses Problem umgehen; die Schädigung der Erythrozyten scheint bei einigen Fa-
brikaten nicht wesentlich.

Fertiginfusionslösungen spielen in der Pädiatrie keine große
Rolle. Meist ist es nötig, Infusionslösungen individuell zuzu-
bereiten. Als Basislösung dient 5,4%ige (gelegentlich 10%ige)
Glukoselösung mit Elektrolytzusätzen von Natrium, Chlor und Kalium sowie bei Azidosen Bikarbonat und Alkalosen Argininhydrochlorid. Für die Berechnung der Infusionsmenge je nach Ausmaß
einer eventuell vorhandenen Exsikkose (Abb. 1) und für die Berechnung der Elektrolytzusätze (Abb. 2 und 3) verwenden wir die
von SCHALL (1) angefertigten Diagramme. Der Ausgleich eines Ba-
sendefizits oder Überschusses geschieht nach folgender Formel:
0,3 x kg Körpergewicht x mval Basendefizit = Bedarf an mval HCO_3^-.

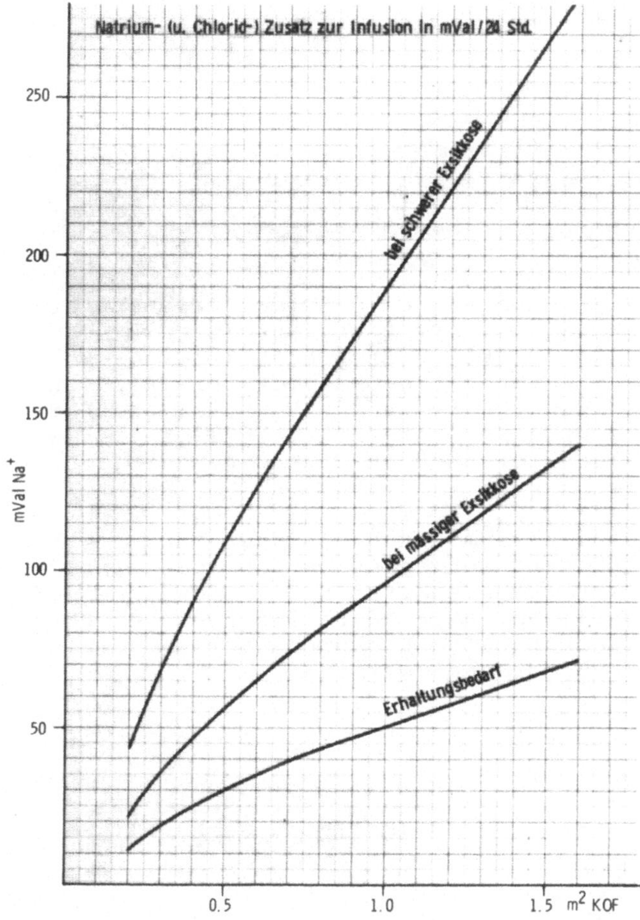

Abb. 2. Diagramm zur Berechnung des Natrium- und Chloridzusatzes

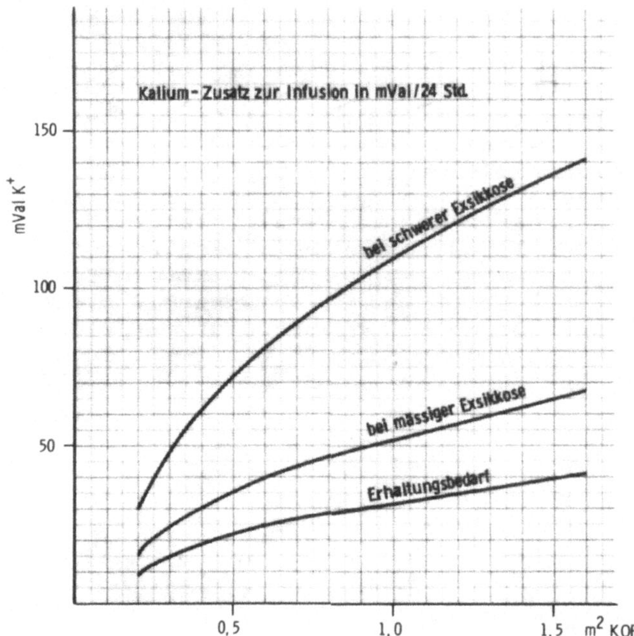

Abb. 3. Diagramm zur Berechnung des Kaliumzusatzes

Zur Mischung der Infusionslösungen stehen 1-normale Konzentrate von NaCl, KCl, K-Laktat, $NaHCO_3$ und Argininhydrochlorid zur Verfügung. Wichtig ist, daß alle Zusätze erst unmittelbar vor Beginn einer Infusion zugefügt werden. Die Qualität der Infusionslösung hängt wesentlich von dem zubereitenden Personal ab. Für diese Aufgabe sind qualifizierte Schwestern erforderlich. Entscheidend ist ebenso, daß kein personeller Engpaß besteht, der ruhiges Arbeiten verhindert.

Fertiginfusionen für die Pädiatrie mit Kohlenhydrat- und Elektrolytzusätzen können bei Kindern verwendet werden, die hinsichtlich ihres Wasser- und Elektrolythaushaltes keine Störungen aufweisen, so z. B. nach Operationen. Aminosäurenlösungen und Fettemulsionen werden nur zur parenteralen Ernährung verwandt. Dieses Problem soll hier nicht besprochen werden.

<u>Literatur</u>

1. SCHALL, H.: Infusionstherapie im Kindesalter. Mschr. Kinderheilk. <u>122</u>, 571 (1974).

Probleme der Anwendungstechnik bei Infusionen in der Intensivmedizin

F. Brost, M. Halmágyi, P. Sporn und K. Steinbereithner

Grundsätzlich kann man feststellen, daß die Intensivbehandlung keine eigenen, d. h. intensivbehandlungsspezifischen Techniken für die Durchführung der Infusionstherapie anwendet. Es sind äußere Umstände bzw. Bedingungen, die spezielle Anforderungen an Infusionstechniken und Geräte stellen. Diese Geräte und Techniken müssen die Durchführung der Infusionstherapie über eine lange Zeit, kontinuierlich über 24 h mit einer genauen Dosierung ermöglichen. In Anbetracht der geschwächten Abwehrlage des Patienten und der Länge der erforderlichen Behandlung steht die Möglichkeit einer sterilen Handhabung der Infusionsgeräte im Vordergrund.

Obwohl die Überwachung von Patienten und Geräten auf einer Intensivbehandlungsstation in einem höheren Ausmaß gewährleistet ist als in einer Normalstation, liegt die Überwachungsintensität bezüglich der Infusionsgeräte dennoch unterhalb der in einem Operationsraum. Die Länge der Behandlung, die hohe Anzahl der durchzuführenden diagnostischen und therapeutischen Maßnahmen, die der Geräte und die der für die Durchführung der Therapie erforderlichen Handgriffe erhöhen das Sicherheitsrisiko sehr stark. Daher sind neben Sterilität besonders hohe Ansprüche an die Gewährleistung der Sicherheit bezüglich der Zuverlässigkeit der Infusionssysteme und der Zuverlässigkeit der Dosierung von Infusionslösungen und sonstigen Medikamenten zu stellen.

Mit Hilfe von Infusionstechniken und -geräten werden
a) Infusionslösungen und
b) Medikamente verabreicht,
c) Blutentnahmen vorgenommen und
d) der zentrale Venendruck gemessen,
wenn man von der Messung des Herzzeitvolumens oder einer extrakorporalen Oxygenisation zuerst einmal absieht.

Bei der Verabreichung von Infusionslösungen muß man von vornherein davon ausgehen, daß Aminosäurenlösungen und Kohlenhydratlösungen bei der industriellen Herstellung getrennt sterilisiert werden. Ihre Zufuhr soll jedoch unter Beachtung ökonomischer Gesichtspunkte nach Möglichkeit gleichzeitig erfolgen. Im Falle der Gabe von Fettemulsionen sind dann oft Dreifachinfusionen erforderlich. Ferner werden für die zusätzliche Verabreichung von Elektrolytlösungen als Konzentrate Zuflußwege benötigt. Die Wahrnehmung der Aufgaben wird noch dadurch erschwert, daß die Infusion von erythrozyten- und albuminhaltigen Lösungen sowie die Zufuhr von Gerinnungsfaktoren gleichfalls ermöglicht werden muß.

Gleichzeitig mit der Infusionstherapie werden genau zu dosie-
rende Medikamente, wie z. B. Sedativa, Hypnotika, Muskelrelaxanzien, ebenfalls intravenös verabreicht. Diese können entweder ohne oder mit Unterbrechung der Infusionstherapie zugeführt
werden. Die Injektion dieser Mittel erfolgt entweder durch eine behandelnde Person oder mit Hilfe automatischer Spritzen.

Die Messung der Überwachungsgröße zentralvenöser Druck ist unter Anwendung der heute üblichen Katheter ebenfalls mit der Unterbrechung der Infusionstherapie verbunden und erfolgt überwiegend manuell unter Zuhilfenahme von Zusatzgeräten, welche
in die Infusionssysteme eingesetzt werden müssen.

In der überwiegenden Anzahl der Fälle entnimmt man das venöse
Blut für Laboratoriumsuntersuchungen durch denselben Katheter,
durch den die Infusionstherapie durchgeführt wird. Hierbei muß
zwangsläufig die Infusionsleitung auseinandergenommen und nach
Durchführung der Blutentnahme wieder zusammengesetzt werden.
Eine weitere Möglichkeit bietet die Anwendung des Dreiwegehahns
direkt am Ende des liegenden Katheters.

Wenn man die Methoden und Geräte für die Durchführung der hier
skizzierten Aufgaben einer kritischen Betrachtung unterziehen
will, gehört zweifelsohne die Frage, wie genau die einzelnen
Infusionsbehälter in Hinblick auf die Aufstellung und Durchführung eines Therapieplans beschriftet sind, an den Anfang unserer Überlegungen.

Einheitlich wird heute die Meinung vertreten, daß die Konzentration von Elektrolyten in mval/l und nicht mehr in mg% angegeben werden sollte. Bei der Durchführung der Infusionstherapie
gilt es ferner, die stickstoff- und kalorienspendenden Substanzen genau genug zu dosieren, um einerseits den Bedarf decken zu
können, andererseits wiederum einen Overflow zu vermeiden. Hierzu muß sowohl die Konzentration der Aminosäuren als auch der
Stickstoffgehalt in g% angegeben werden. Unterschiedlicher Meinung ist man darüber, wie man den Kalorienwert der Lösungen
ausweisen soll. Bis jetzt wird auf den Infusionsflaschen überwiegend der gesamtkalorische Wert der Lösung genannt und nicht
der stickstofffreie Kalorienwert. Für die zusätzliche Angabe
der stickstofffreien Kalorienzahl spricht die Tatsache, daß in
der Praxis sehr oft fälschlicherweise der Aminosäurengehalt der
Lösung sowohl für die Stickstoffzufuhr als auch für die Kalorienzufuhr berechnet wird. Aus diesen Gründen ist die Zufuhr an kalorienspendenden Substanzen zu niedrig. Dieser Fehler führt dann
wegen der zu niedrigen Kalorienzufuhr zu hohen negativen Stick-
stoffbilanzen.

Mit Sicherheit wird die Umstellung von Kalorie auf Joule zu Un-
sicherheiten führen. Daher sollte man schon jetzt für eine Über-
gangszeit von ein paar Jahren die Kalorienangaben sowohl in kcal
als auch in Joule aufführen. Dafür kann man zum jetzigen Zeitpunkt die Doppelangaben mg% und mval verlassen, da dies heutzu-
tage weniger zur Klärung, sondern eher zu einer Verwirrung führt.

Es wäre ferner sicher vorteilhaft, wenn an allen Infusionsbehältern die Osmolarität der Lösung aufgeführt würde, um einerseits einen Anhaltspunkt für die zu erwartende Venenwandschädigung und andererseits für die osmolare Beladung pro Zeiteinheit für die Berechnung der Infusionsgeschwindigkeit zu geben.

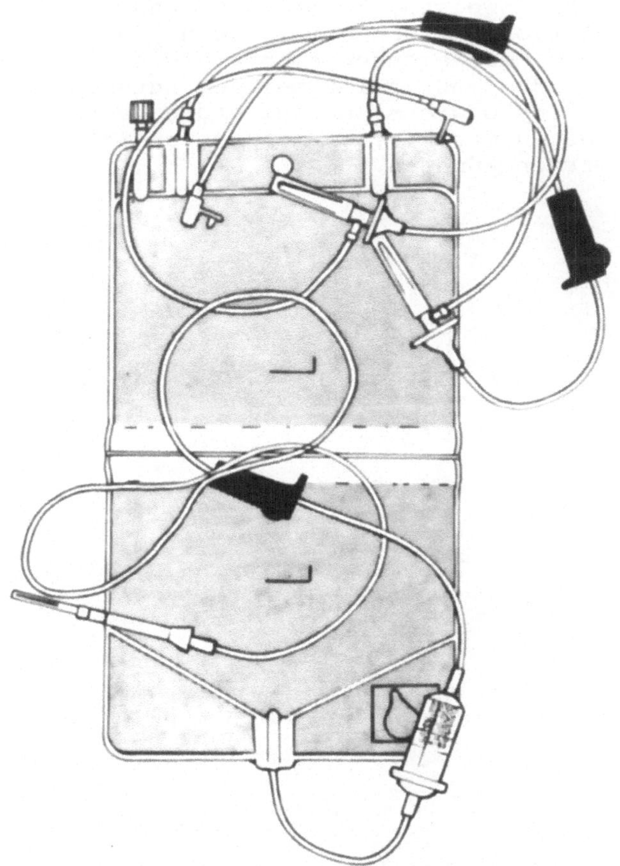

Abb. 1. Mischbeutel mit Zufuhrschläuchen, Einstichdorn und Durchflußregler

Für die gleichzeitige Infusion von verschiedenen Lösungen werden heute mehrere Hilfsgeräte angeboten. Interessanterweise werden Mischbeutel (Abb. 1), die grundsätzlich für die Mischung von Aminosäuren und Kohlenhydratlösungen gedacht sind, vom Krankenpflegepersonal ungern angenommen. Es ist offensichtlich, daß das Hantieren mit mehreren Schläuchen und das Nebeneinanderhängen von Infusionsflaschen und Infusionsbeuteln - wofür die einzelnen Infusionsständer überhaupt nicht ausgerichtet sind - die praktische Anwendung dieses Hilfsmittels erschweren. Darüber hinaus müssen auch Bedenken bezüglich der Vermischung, insbesondere von Zusatzinjektionen, angemeldet werden. Eine in der Österreichischen Apotheker-Zeitung referierte Mitteilung berichtet über schwere Komplikationen, die dadurch aufgetreten sind, daß man in Plastikbeutel, die in Infusionsstellung hingen, KCl zusätzlich injiziert hat. Eine Überprüfung der Frage ergab, daß in Infusionsflaschen wahrscheinlich wegen der Wirbelbildung eine komplettere Vermischung entsteht als in Plastikbeuteln. Obwohl die einzelnen Firmen auf die Notwendigkeit einer Durchmischung ausdrücklich hinweisen, kommt es offensichtlich in der Praxis zu Komplikationen. Auch die Tatsache, daß bei Ausfällen von zugespritzten Medikamenten eine größere Menge an Flüssigkeit verworfen werden muß, fällt bei der Entscheidung, Mischbeutel anzuwenden, ins Gewicht, obwohl große Verluste durch eventuelles Vortesten mit kleinen Mengen von Infusionsflüssigkeit vermieden werden könnten.

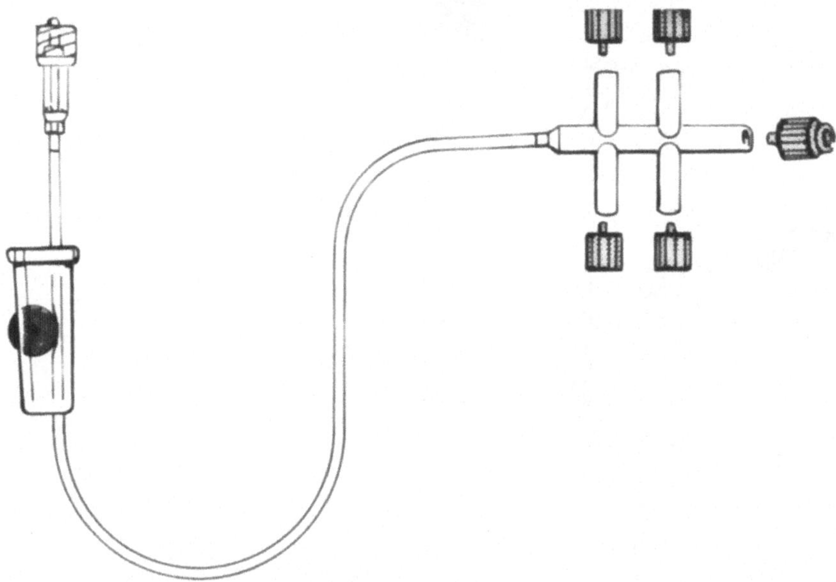

Abb. 2. Mehrfachverbindungsstück mit paarweise rechtwinklig angeordneten Anschlußstutzen

Die Mehrfachverbindungsstücke haben sich in der Praxis trotz anderweitiger Gefahren gut bewährt, wobei Geräte mit V-förmiger Anordnung der einzelnen Leitungen viel hygienischer gehandhabt werden können als Verbindungsstücke, bei denen die Zuleitungsstutzen paarweise angeordnet sind (Abb. 2). Bei den V-förmig angeordneten Mehrfachverbindungsstücken ist aber zu bemängeln, daß die Endstrecke zu kurz ist und daher die Kontrolle bei Ausfällen von Medikamenten und Infusionslösungen schwer möglich ist (Abb. 3). Eine längere Endstrecke mit einer Verlängerung der Kontrollstrecke wäre sicher bei diesem Hilfsmittel wünschenswert.

An dieser Stelle muß ferner festgehalten werden, daß Mehrfachverbindungsstücke, deren Enden zugeschweißt sind und für den

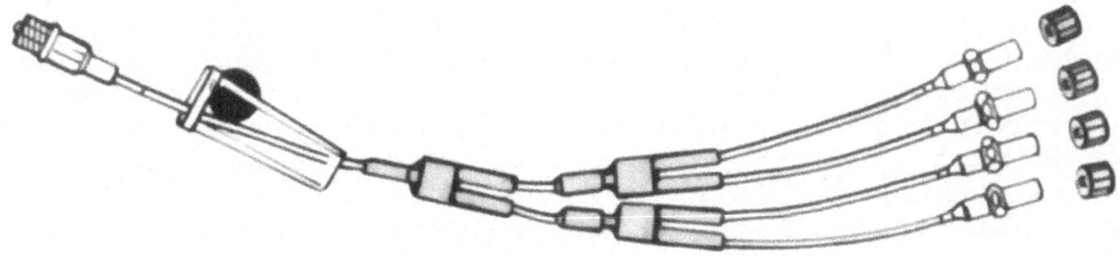

Abb. 3. Mehrfachverbindungsstück mit V-förmig angeordneten Anschlußstutzen

Anschluß von Infusionslösungen abgeschnitten werden müssen,
nicht empfohlen werden können, weil das Auseinandernehmen des
einmal zusammengesetzten Infusionssystems mit größeren Schwierigkeiten verbunden ist und bei der Handhabung die Hygiene
nicht in erforderlichem Ausmaß gewährleistet werden kann.

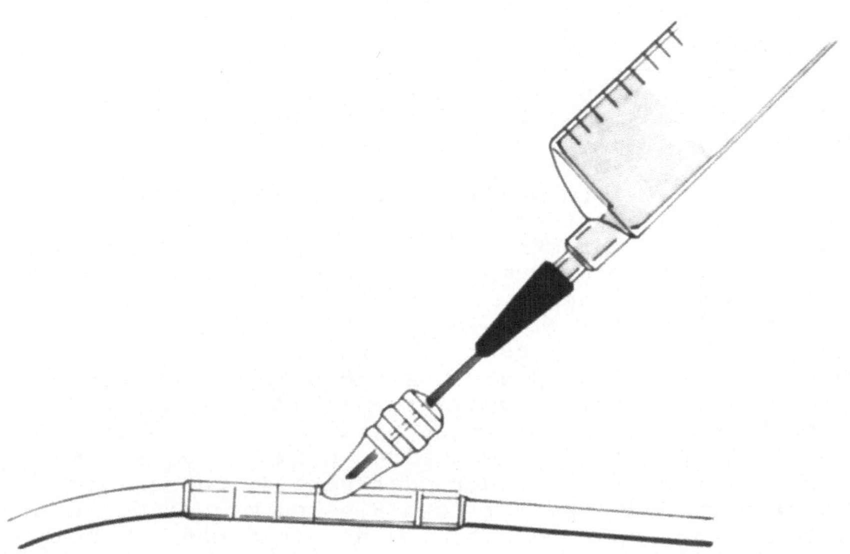

Abb. 4. Infusionsleitung mit Einstichkappe für Zusatzinjektionen

Zusätze wie Elektrolytkonzentrate oder Medikamente werden entweder direkt in die Infusionsbehälter oder in den Mischbeutel
bzw. in die Infusionsleitungen gespritzt (Abb. 4). Die wieder-
holte Perforation von Verschlußkappen oder Infusionsflaschen
oder von Latexkappen sowie Steckkappen für die Injektion von
Zusätzen ist in der Intensivtherapie wegen der Gefahr der In-

okulation abzulehnen. Hierfür scheint die Zwischenschaltung eines Dreiwegehahns noch am geeignetsten. Ein wesentlicher Nachteil dieses Zusatzgerätes besteht jedoch darin, daß der Dreiwegehahn sehr schwer steril zu halten ist. Darüber hinaus ermöglicht diese Methode das Zuspritzen von Zusätzen nur bei gleichzeitiger Unterbrechung der Infusion. Bekannterweise werden dann
hochprozentige Elektrolytlösungen oder potente Medikamente nach
Wiederfreigabe der Infusionslösung ohne vorherige Verdünnung
bei Anwendung des Kavakatheters herznah in den Kreislauf ge-
schwemmt, wodurch schwere Komplikationen auftreten können. Aus
diesen Gründen haben sich T-förmige Zwischenstücke mit einem
Absperrhahn am freien Ende, der die Zuführung von Medikamenten
ohne Unterbrechung der Infusion ermöglicht, besser bewährt.

Von der unmittelbaren Applikation von Medikamenten durch einen
Kavakatheter nach Abklemmung und Trennung des Infusionsschlauches muß aus denselben Gründen ebenfalls abgeraten werden. Insbesondere bei Gabe von Muskelrelaxantien sind schwere Komplikationen beobachtet worden. In diesem Zusammenhang soll erwähnt
werden, daß von den Abklemmvorrichtungen wie Abklemmschlauch,
Rollenklemme und Schraubklemme sich nur die Rollenklemme bewährt
hat. Im ersten Augenblick mag die Erwähnung dieses Problems als
eine Bagatelle erscheinen. Die umständlichere Handhabung der
Schraubklemme und die Unzuverlässigkeit des Abklemmschlauches
verursachen aber bei der praktischen Durchführung der Infusionstherapie sehr viel Ärger. Durchnäßte Verbände sind sehr oft die
Folge, die dann im Interesse der Wahrung der Sterilität und
Hygiene sofort erneuert werden müssen. Betonen möchten wir jedoch, daß auch die Rollenklemme für eine Regelung der Infusionsgeschwindigkeit nicht geeignet ist.

Durch die Anwendung von T-förmigen Verbindungsstücken oder Drei-
wegehähnen, sei es für die Zuführung von Zusätzen oder für die
Messung des zentralen Venendrucks mit Hilfe des Infusionssystems,
rückt das Problem der Sicherung von Verbindungsstellen in den
Vordergrund. Einen wesentlichen Fortschritt sehen wir in dem
Lock-Sicherheitsprogramm, das eine versehentliche Trennung von
Verbindungsstellen mit hinlänglicher Sicherheit vermeiden läßt.
Unseres Erachtens ist heute noch die Unsitte sehr weit verbrei-
tet, daß fast jede Infusionslösungen herstellende Firma ihre
eigenen Infusionsbestecke und Verbindungsstücke mit unterschiedlicher Genauigkeit herstellt. Die einzelnen Geräte, selbst innerhalb desselben Systems, d. h. Luer oder Rekord, passen nicht
zueinander und bringen daher zusätzliche Risiken mit sich. In
jedem Fall würden wir es sehr begrüßen, wenn ein einheitliches
System mit genormten Gerätekonen für die Klinik zur Verfügung
stehen würde.

An dieser Stelle möchten wir die Frage der Sterilität bei dem
Überträgersystem Einmalspritzen kurz erwähnen. In der Praxis
werden diese Spritzen mehrmals verwendet bzw. mehrmals Medikamente aufgezogen. Die Führungsschienen für den Kolben der Einmalspritzen werden beim Aufziehen von Medikamenten unsteril.
Damit kommen Lösungen bei zweimaligem Aufziehen von Medikamenten mit der unsteril gewordenen Zylinderwand in Berührung. Diese Gefahrenquelle könnte zweifellos ausgeräumt werden, wenn

statt Führungsschienen ein Führungsstab - wie bei den früheren
Glasspritzen - auch bei den Einmalspritzen verwendet würde.

Wie wir alle wissen, ist die genaue Dosierung von Infusionen
und Medikamenten, insbesondere bei Intensivtherapiepatienten,
noch ein ungelöstes Problem. In Anbetracht der Notwendigkeit,
mehrere Infusionslösungen gleichzeitig zu applizieren und eine
genaue Dosierung zu gewährleisten, müßten mehrere genau einstellbare Infusionspumpen verwendet werden. Die Einstellung
der Infusionsgeschwindigkeit mit Hilfe dieser Pumpen bereitet
in der Intensivtherapie im wahrsten Sinne des Wortes Kopfzer-
brechen. Wir sind der Meinung, daß die Einstellbarkeit nach
ml/h der einzig richtige Weg ist. Neben der Luftemboliesiche-
rung wünschen wir uns sicher noch eine Drucksicherung, die aber
variabel einstellbar sein sollte, da vorgegebene feste Druck-
grenzen die Breite der Anwendung sehr einengen.

Die Benutzung von automatischen Spritzen, obwohl man sich hier-
von eine genauere Dosierung von Medikamenten und eine wesentliche Entlastung des Pflegepersonals erhoffte, ist in der Tat
sehr kritisch zu betrachten. Die klinischen Erfahrungen zeigen,
daß die kontinuierliche Zufuhr von Medikamenten, insbesondere
die von sedierenden Gemischen und Muskelrelaxanzien, unter Einhaltung der üblichen Dosierung offensichtlich zu unterschwelli-
gen Konzentrationen bei den Patienten führt, d. h. daß die er-
wünschte therapeutische Wirkung nur durch die Verabreichung wesentlich höherer Gesamtdosen erreicht werden kann als dies z.
B. bei intramuskulärer Applikation der Fall ist. Für die Mobi-
lisierung von Patienten am Ende der Behandlung und auch aus
vielerlei anderen Gründen ist es jedoch wichtig, nach Möglichkeit auf die Anwendung intramuskulärer Injektionen zu verzichten. Bei der Lösung dieser Frage hat sich bei uns der Gebrauch
von Unterbrecherkontakten bzw. elektrischen Uhren bewährt, die
einerseits die intermittierende Zufuhr von Medikamenten und andererseits eine Entlastung des Pflegepersonals ermöglichen
(Abb. 5). Wir sind der Meinung, daß - selbst wenn es auf den
ersten Blick so aussieht, als würde dieses Hilfsgerät die Therapie weiter verteuern - es sich doch lohnt darüber nachzuden-
ken, inwieweit einstellbare elektrische Unterbrecherkontakte in
Verbindung mit Infusionspumpen und Perfusoren hinsichtlich Fragen der Sicherheit, der genauen Dosierung und der Entlastung
des Pflegepersonals von Nutzen wären.

Neben den bis jetzt besprochenen Techniken und Hilfsmitteln ist
die Durchführung der Infusionstherapie auf einer Intensivbehandlungsstation grundsätzlich daran gebunden, daß diese mit Hilfe
von Kavakathetern durchgeführt wird. Die heutigen Kavakatheter,
gleichgültig welchen Zugangsweg man wählt, sind offensichtlich
so gut wie möglich entwickelt. Allen ist jedoch ein Merkmal gemeinsam, nämlich, daß sie einlumige Leitungssysteme sind. Aus
den dargestellten vielseitigen Aufgaben und den möglichen Komplikationen geht eindeutig hervor, daß mit Hilfe eines einlumigen Kavakatheters die Probleme nie zufriedenstellend zu lösen
sein werden. Es ist ebenfalls erwiesen, daß für die erforderliche Reproduzierbarkeit von Laboratoriumsuntersuchungen vor
der eigentlichen Blutentnahme mindestens 250 ml Blut durch die

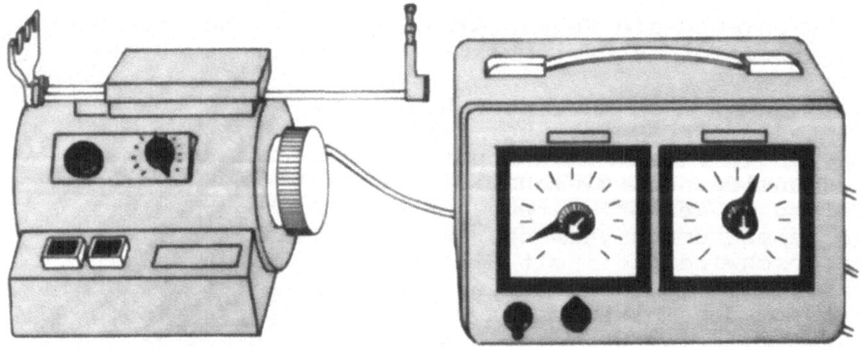

Abb. 5. Automatische Spritze, angeschlossen an eine elektrische Schaltuhr

Leitung zurückfließen müßten, durch die vorher eine Lösung infundiert wurde.

Alle diese Gesichtspunkte stellen die Brauchbarkeit des einlumigen Kavakatheters in der Intensivtherapie für die Zukunft in Frage. Es fehlen sicherlich noch experimentelle Untersuchungen und klinische Erfahrungen, um zu entscheiden, ob für die Zuführung von Infusionslösungen oder für die Blutentnahme oder aber für beides die Anwendung eines arteriovenösen Shunt eine bessere Lösung darstellen würde als die Anwendung des einlumigen Ka-

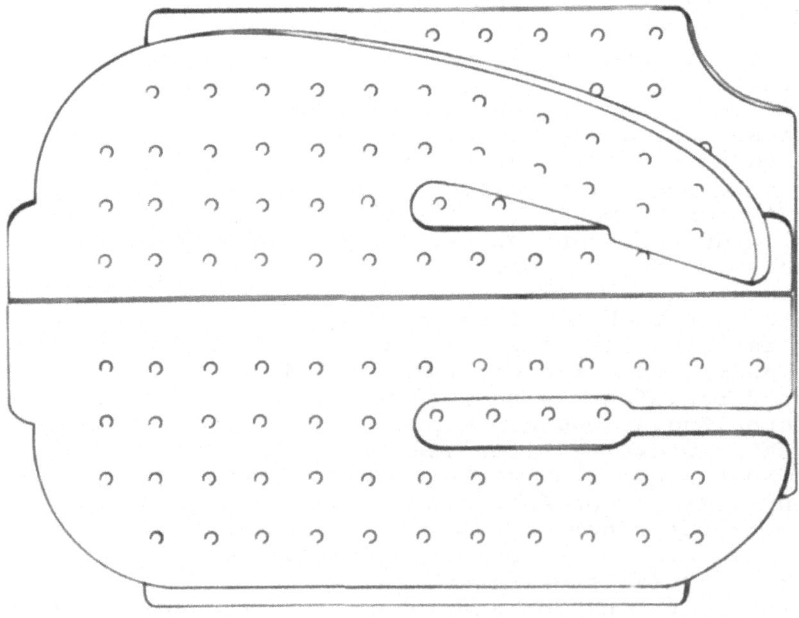

Abb. 6. Fixierplatte für Gefäßkatheter

vakatheters. Zweifellos könnte man die Probleme besser lösen, wenn Kavakatheter mit isolierten Mehrfachleitungen zur Verfügung stünden.

Zum Schluß möchte ich noch erwähnen, daß das Fixieren von Kavakathetern ein völlig ungelöstes Problem darstellt. Die von der Industrie angebotenen Fixierplatten, die an der Haut festgeklebt werden, führen zur Aufweichung der Haut und somit zur Erhöhung der Infektionsrate (Abb. 6). Vielleicht wäre das Anbringen einer Außenmanschette an den Kathetern, die man an der Haut annähen kann, ein guter Ausweg. Das Verhindern des Verrutschens des Kavakatheters würde sicher in vielen Fällen helfen, ausgedehnte Thrombosierungen zu vermeiden.

Zusammenfassung der Diskussion zum Thema:
„Probleme der Anwendungstechnik in der Klinik"

FRAGE:
Welcher Krankheitswert ist den Partikeln, die durch Infusionen
in den Patienten gelangen, zuzumessen?

ANTWORT:
Aus der Literatur sind bisher nur wenige klinische Berichte
dazu bekannt. Sehr viel umfangreicher sind dagegen die experi-
mentellen Darstellungen (siehe Literaturverzeichnis Beitrag
KLAUS). Die tierexperimentellen Untersuchungsergebnisse können
aus verschiedenen Gründen jedoch nicht ohne weiteres auf den
Menschen übertragen werden. Nach dem gegenwärtigen Stand der
Forschung können folgende Feststellungen getroffen werden:

1. Bei der klinischen Anwendung von Infusionslösungen gelangen
   beträchtliche Mengen von Partikeln unterschiedlicher Größe
   in den Patienten.

2. Sie sind mit großer Sicherheit zu einem zur Zeit noch nicht
   abschätzbaren Teil als klinisch relevant pathogen anzusehen.

3. Auch kleinere Partikel (unter 5 um) sind möglicherweise in
   Abhängigkeit von der Anzahl bedeutungsvoll.

4. Zur Abklärung des Problems der Pathogenität sind umfangreiche weitere Forschungen notwendig, die zunächst zu einer genauen Differenzierung und Identifikation der einzelnen Partikel führen müssen.

FRAGE:
Wie sind die sehr divergierenden Partikelzahlen der verschiedenen Untersuchergruppen zu erklären?

ANTWORT:
Unterschiedliche Versuchsanordnungen und -methodiken der einzelnen Untersucher haben zu nicht vergleichbaren Untersuchungsergebnissen geführt. Aufgrund der technischen Entwicklung der
letzten Jahre lassen sich diese Schwierigkeiten sicher in kurzer Zeit überwinden. Im Handel stehen Geräte zur Verfügung, mit
denen standardisierte Versuchsbedingungen und reproduzierbare
Werte zu erreichen sind. Die Tatsache der relativ großen Streuung, die in den einzelnen Untersuchungsergebnissen zu erkennen
sind, darf nicht darüber hinwegtäuschen, daß es sich hier um
ein bedeutsames Problem handelt, das nicht zuletzt deswegen
schwerwiegend erscheint, weil im Rahmen der Intensivtherapie
ein Patient heute nicht selten 100 l und mehr Infusionslösun-

gen erhält. Dies in einem Zustand, in dem Mikrozirkulations-
störungen mit Veränderungen der Fließeigenschaften und der Perfusion sowie fast immer mehr oder weniger ausgeprägte Lungen-
veränderungen bestehen. Eine wissenschaftliche Bearbeitung dieses Problems erscheint daher vorrangig, wobei sowohl die Fragen der Filtration als auch der Auswirkungen im menschlichen
Organismus bearbeitet werden müssen.

FRAGE:
Zur sicheren Aufbewahrung zu injizierender Medikamente stehen
uns zur Zeit nur Glasampullen zur Verfügung. Gerade im Hinblick
auf Partikel müssen sie als besonders ungünstig angesehen werden. Gibt es Möglichkeiten, die Zahl der beim Aufsägen bzw. Auf-
brechen der Glasampullen anfallenden Partikel zu reduzieren?

ANTWORT:
Von technischer Seite bietet sich derzeit keine Lösung dieses
speziellen Problems an. Sie kann nur im patientennahen Mikrofilter des Infusionsbesteckes gesehen werden.

FRAGE:
Was ist aus heutiger Sicht grundsätzlich zum Problem der Interaktion von Medikamenten zu sagen?

ANTWORT:
Inkompatibilitätsreaktionen können durch chemische und pharmazeutische Untersuchungsmethoden erfaßt und damit vermieden werden; dagegen können über mögliche Wechselwirkungen im Organismus (angefangen von der Plasmaeiweißbindung bis zur Wirkung am
Rezeptor) nach heutigem Wissensstand noch keinerlei verbindliche Aussagen gemacht werden.

FRAGE:
In Amerika wird in den zuständigen Gremien für die Zulassung
von Infusionslösungen eine Kompatibilitätsliste diskutiert, die
die wichtigsten in der Infusionstherapie üblichen Zusatzmedika-
tionen enthält, z. B. Antibiotika, Elektrolytkonzentrate, Vitamine (2). Ist diese Forderung aus unserer Sicht realistisch?

ANTWORT:
Ja, da sie die am häufigsten verwendeten Medikamentengruppen
umfaßt. Es würde jedoch ins Uferlose führen, darüber hinaus jedes nur denkbare Einzelmedikament zu erwähnen. In Deutschland
gibt es bisher keine entsprechende Vorschrift. Hier liegt die
Verantwortung beim Anwender in der Klinik; es hat allerdings
den Anschein, als ob auf diesem Gebiet ein relativ großes Maß
an Unkenntnis existiert. Grundsätzlich ist festzustellen, daß
es keine Infusionslösung gibt, der ausnahmslos jede beliebige
Substanz zugemischt werden kann. Die einzig mögliche Alternative stellt die separate intravenöse Gabe der zu verabfolgen-

den Medikamente dar, was jedoch aus klinischer Sicht z. B. in
der Intensivtherapie mit einer Reihe von Schwierigkeiten verbunden ist und deshalb als unrealistisch angesehen werden muß.

Die besonderen Schwierigkeiten bestehen außerdem darin, daß
bisher nur Kompatibilitätslisten mit Angaben darüber bestehen,
welche Lösung mit welchem Einzelmedikament kompatibel ist. In
der Intensivtherapie werden häufig Kombinationen mehrerer Medikamente sowohl in die Flaschen als auch in den Schlauchan-
satz zugespritzt. Unter diesen Gesichtspunkten werden Untersuchungen und Angaben über Kompatibilitäten praktisch unmöglich.
Gerade in der Intensivtherapie werden aber einige Medikamente
sehr häufig angewandt, die praktisch in jeder Lösung ausfallen.
Die vom Hersteller gemachten Auflagen, die eine Ausfällung verhindern sollen, sind in der klinischen Praxis nicht einzuhalten. Niemand weiß unter diesen Bedingungen, ob die Ausfällungen zu einer Minderung der Wirksamkeit oder zu anderen Veränderungen des Wirkstoffes führen. Auf diesem Gebiet bedarf es
noch einer intensiven Zusammenarbeit zwischen Klinik und Industrie, darüber hinaus aber auch einer besseren Information
der Ärzte.

FRAGE:
Welche Angaben können über die Mischbarkeit von Infusionslösungen gemacht werden?

ANTWORT:
Fettemulsionen sollten stets separat infundiert werden. Der
gleiche Grundsatz gilt für Natriumbikarbonat- und Trislösun-
gen. Wegen Ausfällungsreaktionen dürfen kalziumhaltige Lösungen nicht mit phosphat- oder karbonathaltigen gemischt werden
(ein entsprechender Vermerk wird zukünftig auf den Infusionsflaschen erscheinen). Kohlenhydrat- und Aminosäurenlösungen
können über ein Y-Stück oder mittels eines Mischbeutels gleichzeitig infundiert werden.

FRAGE:
Welche Auflagen sind für die Einhaltung der Asepsis bei der Vorbereitung und Anwendung von Infusionslösungen zu machen?

ANTWORT:
Analog zur "Good Manufacturing Practice" der Industrie muß es
hier ein "Good Hospital Practice" geben. Notwendig sind ständige kritische Selbstkontrolle sowie immer wieder durchzuführ-
rende Anleitungen und Unterweisungen der Ärzte und des Hilfs-
personals. Der heute allgemein geforderte "Hygienebeauftragte"
wird nur dann sinnvoll und hilfreich sein können, wenn durch
ihn die Verpflichtung zur Eigenverantwortlichkeit des einzelnen nicht abgeschwächt, sondern gefördert wird.

Die Zeit zwischen Vorbereiten, d. h. Anstechen einer Infusionslösung und tatsächlichem Infusionsbeginn sollte möglichst kurz

gehalten werden. Infusionslösungen sind aufgrund ihrer Zusammensetzung ideale Nährböden für Keime. Bei einer bakteriellen Kontamination kann es sehr rasch zu einer massiven Keimvermehrung kommen. Aus bakteriologischer Sicht erscheint eine Infusionslaufzeit von 6 - 8 h noch tolerabel.

Innerhalb der Intensivtherapie werden solche Zeiten alleine aus Dosierungsgründen überschritten. Erhält ein Patient als Tagesdosis z. B. 1 l Aminosäurenlösungen und 2 l Kohlenhydratlösungen, so müssen 500 ml der Aminosäurenlösung jeweils über einen Zeitraum von 12 h infundiert werden.

Bisher liegen keinerlei verläßliche Untersuchungen darüber vor, welche mögliche Kontamination in Abhängigkeit von der Infusionspraxis, d. h. in Abhängigkeit von mehr oder weniger aseptischem Vorgehen, entstehen kann. Die heute angewendeten Infusionstechniken müssen daraufhin überprüft werden. Sollten sich bakterielle Kontaminationen auch bei streng aseptischem Vorgang nicht vermeiden lassen, so wird zumindest im Bereich der Intensivtherapieeinheiten notwendig sein, bakteriendichte Mikrofilter einzusetzen.

Auch diese Probleme bedürfen dringend einer Bearbeitung, da im Augenblick selbst unter der Voraussetzung einer sterilen Anwendung nicht zu übersehen ist, welche Gefahren bei einer Langzeitinfusionstherapie entstehen.

FRAGE:
Welche Kontrollmaßnahmen müssen vom Arzt bzw. von der Schwester
a) aus der Sicht des Klinikers,
b) aus der Sicht des Herstellers
vor Anwendung einer Infusionslösung durchgeführt werden, um sich von der "Qualität" der zu infundierenden Lösung zu überzeugen?

ANTWORT:
Entsprechend dem Herstellerhinweis müssen vor der Anwendung lediglich die Unversehrtheit des Verschlusses und des Behälters und die Klarheit der Lösung überprüft werden. Weitergehende Kontrollmaßnahmen sind weder sinnvoll noch praktikabel.

FRAGE:
Wie kam es überhaupt zur Entwicklung von Mikrofiltern, später Inline-Filtrationsgeräten?

ANTWORT:
Im Jahre 1966 berichtete DUDRICK auf dem Symposium der Internationalen Gesellschaft für die Parenterale Ernährung in der Bundesrepublik Deutschland über die Entfernung von Mikroorganismen aus Infusionslösungen bei der künstlichen Ernährung junger Hunde. Zwei Jahre später veröffentlichte derselbe Autor Ergebnisse über den Einsatz von zerlegbaren Filterhaltern mit eingelegten

0,2 um-Membranfiltern im Rahmen der Routineinfusionstherapie
(3, 8). In der Folge wurden bis heute die Anstrengungen erheblich verstärkt, um eine optimale Lösung für die Entfernung aller Bakterien und aller Teilchen größer als 0,2 um (bei Erzielung vernünftiger Durchflußraten) aus Infusionslösungen - möglichst patientennah - zu finden.

FRAGE:
Welche Überlegungen führten zur Anwendung des 0,2 um-Filters
anstatt der 0,45 um-Membranfilter?

ANTWORT:
Im Produktions- wie im Labormaßstab, in der Pharmaindustrie
oder im bakteriologischen Institut, praktisch weltweit hat
sich die mittlere Porenweite von 0,2 um bei Membranfiltern für
die Sterilfiltration eingebürgert. Die Inline-Filter wurden in
der Vergangenheit aus Praktikabilitätsgründen hinsichtlich der
Fließrate und ungenügender Kenntnis potentiellen Durchwachsens
bei 0,45 um-Membranen mit dieser Porenweite ausgerüstet. Unter
anderem haben Arbeiten von BOWMAN et al. (1) und RUSMIN et al.
(4) gezeigt, daß 0,45 um-Membranen nur etwa 6 h lang alle Bakterien zurückhalten, danach aber Passage von Escherichia coli
und Pseudomonas aeruginosa zu beobachten ist. Nach WALLHÄUSER
passieren bei hoher Ausgangskeimzahl Pseudomonaden bereits nach
wenigen Minuten Durchlauf ein 0,45 um-Filter und ebenso, wenn
auch in geringerem Umfange, ein 0,2 um-Membranfilter (Ausgangskeimzahl 10^4 - 10^5) (6, 7). Die Verwendung von Mikrofiltern bei
Langzeitinfusionen drängt sich nach den Untersuchungen von KLAUS
und anderen auf. Allerdings bedarf es auch auf diesem Gebiet
weiter abklärender Untersuchungen. Es ist nicht bekannt, wie
das Problem des Zuspritzens von Medikamenten bei Verwendung
der Mikrofilter zu lösen ist. Es wäre möglich, daß manche Medikamente nicht oder nicht vollständig passieren, daß es in den
Mikrofiltern zu Ausfällungen kommen kann etc.. Unabhängig davon steht fest, daß die im Beitrag von AHNEFELD und DICK genannten Problemlösungen nicht über Mikrofilter infundiert werden können. Es ist daher bei der jetzigen Entwicklung festzustellen: Es gibt wirkungsvolle bakteriendichte Mikrofilter, die
eine absolute Sicherheit für mindestens 24 h garantieren. Es
sind aber noch zahlreiche technische Probleme zu lösen, die
sich aus der Anwendungspraxis ergeben, auf die in den Beiträgen ebenfalls hingewiesen wurde.

FRAGE:
Sollen diese Mikrofilter auch bei der Kurzzeitinfusion eingesetzt werden? Welche Porenweite sollen sie haben und an welcher
Stelle des Infusionsbesteckes (Tropfkammer oder patientennah)
sollen sie angebracht werden?

ANTWORT:
Bei der Kurzzeitinfusion, z. B. während einer Operation oder
in einer relativ kurzen postoperativen Periode, scheint die An-

wendung von Mikrofiltern nicht indiziert zu sein. Mit den Mikrofiltern sollen ja zwei grundsätzlich unterschiedliche Probleme gelöst werden:
1. Der Partikel und
2. der Bakterien.
Die DIN 58 362 hat die Verwendung von 15 um-Filtern ausschließlich zur Abfiltrierung der durch Gummiabrieb entstehenden Partikel vorgesehen. Auch bei Kurzzeitinfusionen sollten die nach
DIN vorgesehenen Filter verwendet werden. Diese Filter wurden
jedoch bisher ausschließlich innerhalb der Tropfkammer vorgesehen. Die hier vorgetragenen Untersuchungsergebnisse zeigen
jedoch, daß durch Zusatzinjektionen in vermehrtem Umfange Partikel in den Patienten eingeschwemmt werden. Es wären daher auch
für Kurzzeitinfusionen zwei Untersuchungsprogramme notwendig:

1. Welches ist die ideale Filtergröße, um alle in den Lösungen
   und durch Zuspritzen nachzuweisenden Partikel abzufangen.
   Hierbei darf die in der Klinik notwendige Infusionsgeschwindigkeit keine wesentliche Einschränkung erleiden. Das Optimum dürfte zwischen 15 und 3 um liegen. In diesem Bereich
   darf nur ein vertretbarer Aufwand entstehen. Aus diesem Grunde muß man sich mit einer Filtergröße begnügen, die nicht
   Partikelfreiheit, wohl aber partikelarme Lösungen garantiert.

2. Es muß versucht werden, ein endständiges Filter zu konstruieren, um die durch Zusatzinjektionen eingebrachten Partikel
   in gleicher Weise abzufangen.

FRAGE:
Ist bei routinemäßiger Verwendung von Mikrofiltern nicht mit
einer wesentlichen Verteuerung der Infusionsbestecke zu rechnen? Kann man Anhaltszahlen geben, um wieviel sich ein Infusionssystem bei Einbau eines Partikelfilters (15 um) oder eines Bakterienfilters (0,45 - 0,2 um) verteuern würde?

ANTWORT:
Ein herkömmliches Infusionsbesteck kostet zur Zeit etwa 1,10 DM.
Ein Infusionsbesteck mit eingebautem Partikelfilter in der Tropfkammer kostet ca. 0,20 DM bis 0,30 DM mehr, ein patientennah angebrachtes Partikelfilter würde etwa 1.-- DM bis 1,50 DM an Mehrkosten verursachen. Ein Bakterienfilter dürfte ca. 7.-- DM kosten.

FRAGE:
Welche Filter werden für die Intensivtherapie empfohlen?

ANTWORT:
Wie bereits dargestellt, müssen zunächst weitere Untersuchungen
Ergebnisse dafür liefern, mit welcher bakteriellen Kontamination im Rahmen einer üblichen Intensivtherapie zu rechnen ist.
Es müssen darüber hinaus zahlreiche andere, ebenfalls angesprochene technische Probleme gelöst werden, und es müssen Entschei-

dungen aufgrund von Untersuchungsergebnissen gefällt werden,
wie und an welcher Stelle bzw. unter welchen Bedingungen die
Problemlösungen zu verabreichen sind.

Nach allem, was heute aufgrund der bereits vorliegenden Untersuchungsergebnisse zu erkennen ist, wäre für den kleinen Bereich der Intensivtherapie ein Besteck anzustreben, das sowohl
ein Partikelfilter (zwischen 15 und 3 um) und ein Bakterienfilter mit O,2 um enthält. Es ist sicher, daß man die eben genannten Preisangaben nicht als definitiv ansehen darf, da bisher
ein Einsatz dieser Filter auf breiter Basis fehlt.

Im Augenblick darf man nur feststellen, daß die Problematik hinsichtlich der Partikel und der bakteriellen Kontamination er-
kannt ist und daß es dringend notwendig erscheint, die ausste-
henden Untersuchungen baldmöglichst im Zusammenwirken zwischen
Klinik und Industrie durchzuführen. Allgemein gültige Empfehlungen können allerdings erst nach Abschluß der hier skizzierten
Untersuchungen erfolgen.

Losgelöst von dieser Aussage muß man das Problem der Partikel
sehen. Hier ließen sich Entscheidungen durch wesentlich weniger aufwendige Untersuchungen in relativ kurzer Zeit fällen.

FRAGE:
Muß es Mehrfach-Infusionssysteme (mit mehreren Zweigen zu einer gemeinsamen Einmündung) geben? Wie sind dann die entsprechenden Filterungen zu gestalten?

ANTWORT:
Diese Frage wurde unterschiedlich beantwortet. Besteht die Notwendigkeit zur Simultaninfusion verschiedener Lösungen, so ist
zur exakten Dosierung ein separater Infusionsregler (z. B. Infusionspumpe) für jede einzelne Lösung notwendig. Als Alternativlösung bietet sich unter anderem der Einsatz von Mischbeu-
teln an, in dem z. B. kohlenhydrat- und Aminosäurenlösungen
nach dem individuellen Bedarf des Patienten gemischt werden
können. Eine weitere Möglichkeit bietet der Einsatz von sogenannten Y- bzw. Mehrfach-Y-Stücken, die aber zu Lasten einer
genauen Dosierbarkeit der einzelnen Lösungen gehen. Darüber
hinaus werden zum Teil erhebliche Bedenken gegen das Zuspritzen
von Medikamenten in die Infusionsleitung geäußert und in diesem Zusammenhang der Vorschlag für einen zwei getrennte Kanäle
führenden Venenkatheter gemacht.

Die Vielschichtigkeit der Auffassungen zu dieser Frage zeigt,
daß die gesamte Infusionstechnik dringend einer Überarbeitung
bedarf. Die technischen Voraussetzungen, über die wir heute verfügen, erfüllen nicht mehr die Forderungen der Anwendung, z. B.
im Rahmen einer parenteralen Ernährung während der Intensivtherapie. Hier müssen nicht selten zusätzlich noch weitere korri-
gierende Lösungen oder Medikamente, gelöst in Infusionslösungen, im Bypass verabreicht werden. Die jetzigen Verfahren beinhalten insbesondere die Gefahr einer vermehrten bakteriellen
Kontamination oder einer ungenauen Dosierung.

FRAGE:
Können von den Herstellern komplette Infusionsgeräte mit 0,2 um-
Filtern entwickelt werden?

ANTWORT:
Ja, sobald die exakten Forderungen der Klinik vorliegen.

FRAGE:
Gibt es Aussagen über die Empfehlungen zur Verwendung von Mikrofiltern in anderen Ländern?

ANTWORT:
Diese Frage bedarf einer ausführlichen Beantwortung, da eine
umfangreiche Stellungnahme bzw. Empfehlungen der Gruppe um RAPP
an die United States Pharmacopeial Convention vorliegen (5). Die
hohe Rate von Phlebitiden bei Patienten, die ungefilterte Infusionslösungen bekommen, und die Isolierung von amorphen und
kristallinen Bestandteilen aus routinemäßig verabreichten An-
tibiotikalösungen weist auf die Notwendigkeit einer Inline-Fil-
tration von Infusionslösungen hin. Deshalb besagt die erste
Empfehlung, daß ein Inline-Endfilter bei Routineinfusionen in
das Infusionsbesteck integriert werden soll. Zu dem Zeitpunkt,
da RAPP die Untersuchungen durchführte und seine Empfehlungen
formulierte, waren die heutigen Filter noch nicht verfügbar.
Von dem damaligen Endfilter mit 0,45 um Porenweite und einer
4,6%igen Häufigkeit mikrobieller Kontamination von Infusionslösungen ausgehend, wurde empfohlen, ein 0,2 um-Inline-Filter
mit genügend großen Filterflächen und Entlüftungsmöglichkeit
zu entwickeln.

Die dritte Empfehlung behandelt hauptsächlich die in Antibiotika vorhandenen amorphen und mikrokristallinen Rückstände, wobei die Forderung nach Untersuchung der klinischen Bedeutung
dieser Rückstände erhoben wird.

Schließlich wird empfohlen, Additiva, die einer Infusionslösung
beigefügt werden, wenigstens durch ein partikelabhaltendes Filter zu filtrieren.

FRAGE:
Wie hoch liegt in den USA der Anteil der Mikrofilter in bezug
auf die Gesamtzahl benötigter Infusionsgeräte?

ANTWORT:
Wir können davon ausgehen, daß in den USA 1975 etwa 66 Millionen Bestecke eingesetzt wurden, davon etwa 3,5 % mit einem Endfilter. Der Besteckverbrauch im Jahre 1976 wird sich in den USA
um mehr als 20 % erhöhen, von dieser absolut höheren Zahl werden etwa 7 % mit Filtern versehen eingesetzt werden.

Nach unseren Kenntnissen ist die Tendenz zum Mikrofilter im Be-

steck zunehmend, so daß davon ausgegangen werden kann, daß 1977
in den USA etwa 15 % aller Infusionen über ein Endfilter laufen
werden.

FRAGE:
Von amerikanischer Seite werden für die einstellbaren Infusions-
raten eine untere Grenze von 0,1 ml/min sowie eine obere Grenze
von 20 ml/min gefordert. Reicht diese Dosierungsmöglichkeit auch
in der Pädiatrie aus, wenn man berücksichtigt, daß der Perfusor[R]
eine minimale Zufuhrdosis von 0,6 ml/h gewährleistet?

ANTWORT:
Diese Grenzdosis reicht mit 0,01 ml/min für die Pädiatrie aus.

FRAGE:
Ist ein netzunabhängiger Betrieb einer Infusionspumpe in der
Klinik unabdingbar?

ANTWORT:
Die häufige Verwendung hochpotenter Medikamente in kleinen Infusionsmengen erfordert nicht nur eine genaue Dosierung, sondern auch eine ununterbrochene Zufuhr. Aus Sicherheitsgründen,
aber auch um einen Transport mit weiter exakt dosierter Medikation zu ermöglichen, muß ein netzunabhängiger Betrieb der Infusionspumpe gewährleistet sein.

FRAGE:
Ergeben sich aus dem Bereich der Pädiatrie noch Forderungen an
Infusionspumpen, die über die bereits genannten hinausgehen?

ANTWORT:
Ganz allgemein sollte der Arbeitsdruck der Infusionspumpen variabel wählbar und kontrollierbar sein. In der Pädiatrie kommen in erster Linie Kolbenspritzen als Infusionspumpen zum Einsatz, da hiermit eine größere Dosierungsgenauigkeit gewährleistet ist und die Volumina der Spritzen ausreichen. Rollerpumpen werden dagegen bei der Verabfolgung größerer Infusionsmengen für sinnvoll gehalten. Tropfenzähler haben sich in der Pädiatrie nicht bewährt.

FRAGE:
Die Vorteile der Infusionspumpe, die über die Tropfenzahl sich
selbst regelt, können bisher nicht genutzt werden, da die Tropfengröße in nicht tolerierbarem Maß variiert. Einer der Gründe
dafür liegt in der von Modell zu Modell, aber auch innerhalb
einer Serie nicht identischen Tropfenbildung am Einlaufstutzen
in der Tropfenzählkammer des Infusionsbesteckes. Ist eine Normierung des Einlaufstutzens möglich und kann sie das Problem
der konstanten Tropfengröße lösen?

ANTWORT:
Technisch ist dies durchaus möglich. Eine Verwirklichung in der
Praxis wird in der Zwischenzeit realisiert. Außerdem muß bedacht werden, daß die Tropfengröße darüber hinaus noch wesentlich von anderen Faktoren bestimmt wird. So geht hier die Qualität der Lösung (Oberflächenspannung, Viskosität usw.), die
Infusionsgeschwindigkeit, aber auch das Material und die Ge-
staltung des Einlaufstutzens mit ein.

FRAGE:
Erscheint es für die Zukunft möglich,
1. eine Pumpe für mehrere Infusionslösungen zur Verfügung zu
   stellen und
2. ein einheitliches System für die verschiedenen Infusionspumpen zu verwenden?

ANTWORT:
Zu 1.:
Technisch ist es ohne weiteres möglich, über eine Pumpe mehrere Infusionslösungen gleichzeitig mit identischer Infusionsgeschwindigkeit laufen zu lassen. Mit einem erheblichen technischen und finanziellen Mehraufwand ist dagegen die Applikation
mehrerer Lösungen mit verschiedenen Infusionsgeschwindigkeiten
verbunden.

Zu 2.:
Aufgrund der unterschiedlichen Konstruktionsmerkmale der derzeitigen Geräte erscheint es auf absehbare Zeit kaum realisier-
bar, ein für alle Infusionspumpen zu verwendendes Infusionssystem auf den Markt zu bringen.

FRAGE:
Unter den möglichen Komplikationen bei der Verwendung von Rollerpumpen mit Silikonschläuchen wurde auch die Gefahr der Luftembolie genannt, die durch die hohe Permeabilität des Silikonschlauches für Sauerstoff und Luft bedingt sei. Besteht diese
Gefahr auch bei Verwendung der speziellen Infusionsbestecke für
den Infusomat[R]?

ANTWORT:
Wegen der relativen Dickwandigkeit (2 mm) des Infusomat[R]-Sili-
konschlauches ist mit einem nennenswerten Gasdurchtritt nicht
zu rechnen. Diese Gasansammlung in den Silikonschläuchen wurde
außerdem bei den Holterpumpen beobachtet, bei denen - technisch
bedingt - im Silikonschlauch über größere Abschnitte ein Unterdruck entsteht, der die Gaspermeation fördert.

FRAGE:
Von den Infusionspumpenherstellern werden zum Teil sehr hohe
Arbeitsdrucke ihrer Geräte angegeben. Sind die Infusionssyste-
me eigentlich auf diese hohen Druckbelastungen hin überprüft?

ANTWORT:
Die Infusionsschläuche halten auch extreme Druckbelastungen bis
zu 800 mm Hg aus; die Schwierigkeiten treten an den Übergängen
vom Schlauch zum Latexansatz auf, hier sind Diskonnektionen beobachtet worden.

FRAGE:
Bei Verwendung von peristaltischen Pumpsystemen wird der Infusionsschlauch kontinuierlich be- und entlastet. Muß mit Wand-
schäden des Infusionsschlauches durch den ständigen Druck gerechnet werden?

ANTWORT:
1. Es muß streng darauf geachtet werden, daß der Infusionsschlauch beim Einlegen nicht torquiert wird.

2. Bei schnellen Infusionsgeschwindigkeiten spielt die Druckbe-
   lastung nur eine ganz unwesentliche Rolle.

3. Bei sehr langsamen Infusionsgeschwindigkeiten muß dagegen
   damit gerechnet werden, daß der PVC-Schlauch eines Infusionsgerätes nur für ca. 4 h einer solchen Belastung standhält.

4. Diese Möglichkeit erfordert unbedingt eine Alarmanlage nach
   der Peristaltikpumpe.

5. Für solche extremen Belastungen kann die Industrie ein spe-
   zielles PVC zur Verfügung stellen, das z. B. bei der Hämodialyse, für Infusionssysteme aber noch nicht verwendet wird.

6. Sollte sich der genannte 4-Stunden-Wert bei weiteren Untersuchungen bestätigen, so muß unter solchen Bedingungen frag-
   los auch mit einem noch nicht überschaubaren Materialabrieb
   in die durchströmende Infusionslösung gerechnet werden.

FRAGE:
Wie wird der Einsatz von Dosierbehältern in der Pädiatrie beurteilt?

ANTWORT:
Derartige Vorfüllbehälter (z. B. 50 ml) bieten zwar eine gewisse Sicherheit gegen Überinfusionen, bringen aber sonst hinsichtlich der Dosierungsgenauigkeit über einen längeren Zeitraum keine entscheidenden Vorteile.

FRAGE:
Gibt es Sicherheitsvorschriften für den Einsatz von Infusionspumpen?

ANTWORT:
Es besteht eine gesetzliche Auflage, daß die Geräte gemäß den
VDE-Vorschriften hergestellt sein müssen. Es besteht jedoch
keine Pflicht, daß sie daraufhin auch geprüft sein müssen. Da
die Herstellungsvorschriften sehr komplex sind, sollte von den
Verwendern eine Prüfung durch den Technischen Überwachungsver-
ein gefordert werden.

FRAGE:
Wird nach dieser Prüfung durch den TÜV auch eine regelmäßige
Überprüfung bzw. Wartung der Geräte gefordert?

ANTWORT:
Ja, es ergibt sich dann für den Verwender die Auflage, die Geräte weiterhin in Abständen auf ihre sicherheitstechnischen
Funktionen selbst zu überprüfen. Die Wartung und Reparatur darf
nur durch den Hersteller erfolgen.

Literatur

1. BOWMAN, F. W., CALHOUN, M. P., WHITE, M.: Microbiological
   methods for quality control of membrane filters. J. Pharm.
   Sci. 56, 222 (1967).

2. Dep. of Health, Education and Welfare, Food and Drug Administration. Fed. Reg. 39, Nr. 216, Nov. 1974.

3. DUDRICK, S. J., WILMORE, D. W., VARS, H. M., RHOADS, J. E.:
   Long-term total parenteral nutrition with growth, development, and positive nitrogen balance. Surgery 64, 134 (1968).

4. RUSMIN, S., ALTHAUSER, M. B., De LUCA, P. P.: Consequences
   of microbial contamination during extended intravenous therapy using inline filters. Amer. J. Hosp. Pharm. 32, 373 (1975).

5. U.S.P. contract Nr. 00003, 7.4.1975.

6. WALLHÄUSER, K. H.: Pharm. Ind. 36, 931 (1974).

7. WALLHÄUSER, K. H.: Pharm. Ind. 38, 107 (1976).

8. WILMORE, D. W., DUDRICK, S. J.: Growth and development of
   an infant receiving all nutrients exclusively by vein. JAMA
   203, 860 (1968).

Mikrofiltration von Blutkonserven

H. Bergmann

Konservenblut zu filtern, ist jedem transfundierenden Arzt von
jeher so selbstverständlich, daß einer Diskussion über ein solches Thema noch vor kurzer Zeit wenig Bedeutung zugemessen worden wäre. MAYCOCK und MOLLISON (25) haben allerdings schon vor
16 Jahren darauf hingewiesen, daß eine umgekehrte Beziehung zwischen der Porenweite von Transfusionsfiltern und dem Gewicht
der darin zurückgehaltenen Teilchen bestehe. Sie stellen aber
gleichzeitig fest, daß selbst eine Vergrößerung der Porenweite
vom ISO-Standard O,2 mm^2 auf O,4 mm^2 nur wenig praktisch-klinische Bedeutung haben könne, da ein so weites Filter seit mehr
als 20 Jahren in England ohne nachweisliche Nachteile in Verwendung stehe.

Dieses Bild der scheinbaren Sicherheit von Standardtransfusions-
filtern mit einer Porengröße von etwa 170 um hat sich nun durch
zwischenzeitlich neu gewonnene, auch quantitative Erkenntnisse
über die Bildung von Aggregaten im gelagerten Blut, über deren
Mikroembolisierung und über die Auswirkungen dieser Embolien
auf die Funktion der Lunge - beim extrakorporalen Kreislauf auch
auf das Gehirn - ganz wesentlich verändert. Die Einführung und
klinische Verwendung von Mikrofiltern war daher eine selbstver-
ständliche Konsequenz.

Aufgabe der folgenden Ausführungen soll es nun sein:

I.   Die Pathogenese einer solchen Mikroembolisierung zu bespre-
      chen und dabei auf die Aggregatbildung im gelagerten Blut,
      auf das Schicksal der Aggregate im Empfängerorganismus und
      auf die funktionellen Folgen vor allem in der Mikrozirku-
      lation der Lunge einzugehen,

II.   die Grundlagen der eigentlichen Mikrofilterung zu erörtern,
      technische Details verfügbarer Mikrofilter zu beschreiben
      und deren komplexe Effektivität unter Zugrundelegung von
      Vergleichsuntersuchungen in der Literatur darzulegen,

III. in jüngster Zeit erhobene Einwände gegen die Mikrofiltra-
      tion zu diskutieren und

IV.   praktisch-klinische Konsequenzen aus all diesen Erkennt-
      nissen zu ziehen, Vor- und auch etwaige Nachteile einer
      solchen Mikrofiltration aufzuzeigen und daraus abgeleitet
      klare Aussagen zur Indikation und zur Verwendung von Mikro-
      filtern zu machen.

I. Pathogenese der Mikroembolisierung

1. Aggregatbildung im gelagerten Blut

Im Verlauf der üblichen 21-Tage-Lagerung von ACD-Konservenblut tritt eine Reihe von biochemischen und physikalischen Veränderungen des Blutes ein (9). Im Zusammenhang mit unserer Fragestellung sind dabei die Erhöhung des Filtrationsdruckes sowie das Auftreten und die zahlenmäßige Zunahme von Mikropartikeln von besonderer Bedeutung.

Die in Frage stehenden Mikroaggregate bestehen aus gealterten, zerfallenden und degenerierten Thrombo- und Leukozyten, aus dazwischen eingebetteten Erythrozyten und deren Membranen, aus Zellfragmenten, Fibrin, Lipiden und Lipoproteiden sowie denaturiertem und präzipitiertem Protein.

Im ACD-Blut beginnt ihre Entstehung durch zunächst erhöhte Plättchenaggregation nach etwa zwei Tagen, im Heparinblut schon nach wenigen Stunden. Zahl und Größe der Partikel nehmen von da ab kontinuierlich zu, nach dem zehnten Lagerungstag sind daran vor allem Fibrineinlagerungen beteiligt.

Eine Reihe von Faktoren, wie z. B. Geschlecht (Männer sind mehr betroffen als Frauen) und Alter der Blutspender (Blut von über 35jährigen bildet mehr Aggregate als solches von unter 35jährigen), technische Details der Blutabnahme (ein schlechter Venenzustand, eine Vakuumabnahme und eine schlechte Mischung des Blutes mit dem Stabilisator prädisponieren zur Aggregatbildung) und die Art des Stabilisators selbst (im Heparinblut beginnt die Partikelbildung viel früher, zwischen ACD und CPD finden sich zwar keine zahlenmäßigen Unterschiede, ACD enthält jedoch mehr kleinere, CPD-Blut mehr größere Mikroaggregate (13)) sind ebenso wie die Lagerungszeit (Vermehrung der Partikel mit längerer Lagerung) imstande, das Ausmaß dieser Aggregatbildung mit zu beeinflussen (2, 18, 24, 27, 32, 41).

Die Quantifizierung der Mikroaggregate ist durch verschiedene Untersuchungsmethoden möglich geworden:

- Die Bestimmung des Filtrationsdruckes (SFP = Screen Filtration Pressure) (41) gibt diejenige Kraft an, die benötigt wird, um Blut mit einer konstanten Geschwindigkeit durch eine bestimmte Fläche eines standardisierten Maschennetzfilters mit einer Porengröße von 20 um hindurchzupressen. Der SFP wird in Torr angegeben.

- Das Wiegen der im Filter zurückgehaltenen amorphen und partikulären Substanzen (in mg/ml Blut) (8, 28, 38) gibt Anhaltspunkte über die Gesamtmenge des Filterrückstandes, ohne näher differenzieren zu können.

- Die eigentliche Bestimmung der Teilchengröße und -zahl mittels Coulter Counter (39) schafft schließlich die Möglichkeit, bis zu 15 verschiedene Teilchengrößen zwischen 10 und 164 um Durchmesser gleichzeitig auszählen oder die Gesamtvolumina der Teilchen verschiedener Größen bestimmen zu können (13, 14). Ein Optimum an Quantifizierung ist damit erreicht.

Mit Hilfe dieser Methoden ermittelte Zahlenangaben belaufen sich nun z. B. für den Filtrationsdruck frisch abgenommenen ACD-Blutes auf 40 bis 70 Torr; am Ende der ersten Lagerungswoche werden 350 bis 400 Torr, nach Ablauf der dreiwöchigen Lagerung bis zu 1.640 Torr angegeben. Das Gewicht des Filterrückstandes nimmt insbesondere in der dritten Lagerungswoche stark zu und wurde für abgelaufene Konserven mit 0,4 bis 0,8 bis 2,2 mg/ml Blut gemessen. Die Gesamtzahl der in einer drei Wochen alten ACD-Konserve enthaltenen, über 10 um im Durchmesser messenden Teilchen kann nach den Zählungen von SOLIS und GIBBS (39) mit etwa 70 Millionen angenommen werden, GERVIN und Mitarb. (13) geben schließlich das Volumen aller Mikroaggregate, vom Meßgerät als um^3 pro mm^3 Blut bestimmt, mit 0,5 bis 0,75 cm^3 pro 500 ml 14 Tage gelagerten Blutes an.

2. Schicksal der Aggregate im Empfängerorganismus

Hält man sich nun diese Tatsache und Zahlenangaben vor Augen, so ist es zunächst einmal verwunderlich, daß man jahre- und jahrzehntelang das Bild verstopfter Standardtransfusionsfilter akzeptierte und von deren scheinbarer Filtereffektivität überzeugt sein konnte und daß eine Änderung der so eingefahrenen und zufriedenstellenden Transfusionstechnik niemals zwingend erforderlich erschien.

Erst die Hinweise von MOORE und Mitarb. (31) auf die posttraumatische Lungeninsuffizienz und die Erkenntnis, daß bei polytraumatisierten Kriegs- und Zivilverletzten (5, 26, 34, 35) nicht so sehr das Ausmaß des Traumas als vielmehr die Zahl der verabreichten Blutkonserven für den Grad und das Ausmaß des akuten Lungenversagens ausschlaggebend war, lenkte die Aufmerksamkeit auf den Zusammenhang Mikroaggregate - Lungenstrombahn.

Der pathologisch-anatomische Nachweis von durch solche Mikroemboli verstopften Lungenarteriolen und Kapillaren (23) und die feingewebliche Identität dieser Emboli mit den in der Blutkonserve enthaltenen Mikroaggregaten brachte schließlich die Bestätigung dieser Annahme. Durch den Begriff "Transfusionslunge" wurden diese Vorstellungen gedanklich untermauert (30, 40).

Mikroaggregate, nach der ersten Lagerungswoche also in einer Größenordnung von etwa 140.000/ml ACD-Blut in der Konserve enthalten, werden bei der Transfusion venös eingeschwemmt, gelangen über das rechte Herz in den Lungenkreislauf und werden dort arteriolär bzw. kapillär zum ersten Mal gefiltert. Der weitere Weg führt über das linke Herz in den großen Kreislauf, wo es im peripheren Kapillargebiet zur nochmaligen Filterung kommt. Entsprechende Serienuntersuchungen des Filtrationsdruckes in diesen Abschnitten des Kreislaufes waren imstande, diesen Weg der Mikroaggregate zu bestätigen. Der SFP war in der Vena cava superior größer als in der A. femoralis und dort wieder größer als in der Vena femoralis (28).

Die Größenordnung der terminalen Strombahn (19) mit parakapil-
lären Durchmessern bis zu 350 um und einem Arteriolenquerschnitt
von 20 bis 25 um läßt erkennen, daß eine mechanische Verstopfung
der Lungenstrombahn, wie dies von ROBB (37) cinefotomikrogra-
fisch für Teilchen mit einem Durchmesser von 50 um beschrieben
worden ist, wohl vorstellbar ist. Eine Obstruktion von Lungengefäßen durch Mikroemboli (21) im Ausmaß von mindestens 65 %
führt auch zur Erhöhung des pulmonalen Gefäßwiderstandes (22),
das komplexe Bild der Mikrozirkulationsstörung der Lunge ist
aber dennoch nicht vordergründig mechanisch zu erklären.

3. Funktionelle Folgen der Mikroembolisierung

Im Gefolge dieser durch eine mechanische Verstopfung von Lungengefäßen hervorgerufenen Initialzündung kommt es nämlich zum
Auftreten humoraler Mechanismen, also zur Freisetzung von vaso-
aktiven Substanzen vornehmlich aus Thrombozyten, Leukozyten und
Mastzellen. Im Rahmen dieses "Release-Syndroms" werden Serotonin, ATP-ADP, Histamin, Bradykinin, die Slow reacting substance
und der Pulmonary lesion factor wirksam. Rückkoppelungsmechanis-
men zur disseminierten intravaskulären Gerinnung können sich
damit einstellen.

Die freigesetzten Substanzen führen nun erst recht zur Widerstandserhöhung im Lungenkreislauf, Pulmonalarteriendruck, der
pulmonale Kapillardruck (Wedge pressure) und der linke Vorhof-
druck steigen an. An der Widerstandserhöhung scheint sowohl arteriolär als auch venös Prostaglandin, das in großen Mengen im
Lungengewebe selbst und auch in den Thrombozyten gebildet wird,
eine gewisse Rolle als Mittlersubstanz zu spielen.

Der zweite Haupteffekt des "Release-Syndroms" zeigt sich in einer Schädigung des Kapillarendothels und einer daraus resultierenden Permeabilitätssteigerung, die durch Hypoxie und Azidose
noch verschlechtert wird (6, 29, 30).

Die durch diese Widerstandserhöhung im Lungenkreislauf zustan-
dekommende Vergrößerung der hydrostatischen Druckdifferenz zwischen Kapillare und Interstitium führt nun zusammen mit der Vergrößerung des Filtrationskoeffizienten infolge Endothelschadens
zum interstitiellen und zum alveolären Ödem. Diese Entwicklung
wird durch degenerative Veränderungen und Zerstörungen auch von
Alveolarepithelien nur noch begünstigt.

Funktionell führt schließlich ein Circulus vitiosus über Atelek-
tasen und Hypoperfusion zur Erhöhung des Shuntvolumens ($\dot{Q}_S/\dot{Q}_T$)
und der Totraumventilation (Totraumquotient V_D/V_T); Verteilungs-
störungen 1. Art zwischen Ventilation und Perfusion ($\dot{V}_A/\dot{Q}_C$) und
2. Art zwischen Diffusion und Perfusion ($D_L/\dot{Q}_C$) sind letztlich
gemeinsam für die Verschlechterung der Oxygenierung verantwortlich zu machen (3).

II. Grundlagen der Mikrofiltration

1. Technische Details verfügbarer Mikrofilter

Die Erkenntnis, daß Mikroaggregate aus gelagerten Blutkonserven solchen Schaden anzurichten imstande sind und daß gerade diejenigen Patienten, die einer Massivtransfusion bedürfen, besonders empfindlich auf jede weitere auch nur geringgradige Schädigung reagieren werden, hat nun zur Entwicklung einer Anzahl von Mikrofiltern geführt, deren Hauptanliegen es ist, Teilchen bis zur Größenordnung von 40 bis 10 um herunter bei der Transfusion zurückzuhalten und sie nicht in die Blutbahn des Empfängers eindringen zu lassen.

Eine kurze technische Beschreibung der Konstruktionsprinzipien von fünf gebräuchlichen Mikrofiltern sei zunächst vorangestellt. Besprochen werden sollen (in alphabetischer Reihenfolge):
- das Bentley-Polyfilter PF 127 (Infusion Blood Filter),
- das Biotest-Mikrofiltrationsgerät MF 10 B (neue Form),
- das Fenwal-Mikroaggregat-Blutfilter,
- das Pall-Ultipor-Bluttransfusionsfilter,
- das Swank-Transfusionsfilter IL 200.
Das jüngst bei uns erschienene Intersept-Transfusionsfilter (Johnson - Johnson) ist in die Besprechung nicht mit einbezogen.

Bentley-Polyfilter PF 127 (Infusion Blood Filter)
Beim Bentley-Polyfilter PF 127 handelt es sich um eine in einer durchsichtigen Polycarbonatumhüllung untergebrachte Kombination eines großen Polyester-Netzfilters mit einer Porenweite von 236 um, an deren Basis sich ein dreischichtiges schwammähnliches Filterelement aus Polyesterurethanschaum befindet, welches graduelle Filterschritte von 150, 73 und schließlich 27 um hervorruft. Das Filter ist 15,5 cm lang und wiegt 29,38 g (7, 8).

Biotest-Mikrofiltrationsgerät MF 10 B
Im Biotest-Mikrofiltrationsgerät MF 10 B sind aus den ehedem sechs Polyamid-Maschennetzfilterschichten eines Kaskadenfilters mit aufeinanderfolgenden Porenweiten von 200, 100, 50, 20 und zweimal je 10 um der alten Form (A) nunmehr vier Nylon-Siebfilter mit Porengrößen von 200, 50, 20 und 10 um zur neuen Form (MF 10 B) geworden (44). Die Kaskadenanordnung mit Filtersieben dieser Maschenweite wird in den gewählten Oberflächendimensionen als optimale Kombination angegeben.

Fenwal-Mikroaggregat-Blutfilter
Das Fenwal-Mikroaggregat-Blutfilter ist als Dreiphasenfilter konstruiert. Phase 1 besteht aus einem konischen Nylon-Siebfilter mit einer Porengröße von 250 um, Phase 2 aus einem 150 um Netzporenfilter aus Polyurethanschaum und Phase 3 aus einer kompakten 20 um Dacronwollfaserschicht. Das Filter ist 18 cm lang und wiegt 40,34 g.

Pall-Ultipor-Bluttransfusionsfilter
Das Pall-Ultipor-Bluttransfusionsfilter ist in einer flachzylindrischen Polypropylenkammer untergebracht. Das Filter selbst

besteht aus einem Polyesternetz mit gefalteter, 186 cm^2 großer
Oberfläche und konstanter Porengröße von 40 um und ist von einem Gerinnselgitter schützend umgeben. Das Gesamtgebilde ist
8,5 cm lang und wiegt 25,20 g.

Swank-Transfusionsfilter IL 200
Das Swank-Transfusionsfilter IL 200 umschließt mit einer Poly-
carbonathülle ein Nylon-Netzfilter mit einer Porengröße von
170 um. Darunter befinden sich zunächst 1,0 g lose gepackte und
schließlich 3,0 g fest gepackte Dacronwollfasern mit einem
Durchmesser von 17 um. Das Gesamtfilter ist 18 cm lang und
wiegt 45,85 g. Die Angaben zur Porengröße dieses Tiefenfilters
liegen zwischen 73 und 20 um (8, 10), die Gesamtfilterfläche
beträgt etwa 7.000 cm^2. Der Filterungsprozeß selbst hängt bei
diesem Modell nicht von der Porengröße ab, sondern beruht auf
adhäsivitätsbedingten Adsorptionsvorgängen zwischen dem zu fil-
ternden Material und der Oberfläche der Dacronwollfasern. Es
können damit Partikel bis zu 10 um Größe aus dem durchströmen-
den Blut entfernt werden.

2. Effektivität der Mikrofilter

Man muß also bei der technischen Beschreibung der einzelnen Mikrofilter ganz allgemein zur Kenntnis nehmen, daß die Konstruktionsprinzipien üblicherweise eine grobmaschige Plastikaußenhülle vorsehen, die große Gerinnsel abhalten soll, und daß das
eigentliche Mikrofilter entweder als Plastikoberflächensieb-
bzw. -netzfilter oder als Tiefenfilter aus Polyurethanschaum
bzw. Dacronwolle, oft mehrschichtig kombiniert mit verschiedenen Porengrößen nach unten abnehmend im Sinne einer fraktionier-
ten Filterung, ausgestattet ist.

Zwangsläufig erhebt sich als nächstes die Frage nach der Effektivität dieser Mikrofilter und davon abhängig auch nach der Definition dieses komplexen Begriffes "Effektivität".

Die Erfordernisse, welche an ein optimales Bluttransfusions-
mikrofilter ganz allgemein zu stellen sind, können folgendermaßen zusammengefaßt werden:

- Eine ausreichende Mikroaggregatfilterung entspricht der eigentlichen Filtereffektivität ohne Filterung auch normaler
  Blutzellen,

- eine ausreichende Filtergeschwindigkeit sowohl bei Schwer-
  kraft- als auch bei Drucktransfusion mit möglichst geringer
  Beeinträchtigung der Durchlaufgeschwindigkeit sowohl bei Vollblut als auch bei Erythrozytenkonzentraten,

- eine ausreichende Filterkapazität mit praktischer Möglichkeit, bis zu fünf und mehr Bluteinheiten ohne Verstopfung
  oder sonstige technische Schwierigkeiten transfundieren zu
  können und

- das Fehlen von <u>Bluttraumatisierung</u> durch den Kontakt mit dem
  Filter oder Filtermaterial, wobei der Kontaktzeit eine gewisse Rolle zugemessen wird. Dazu gehören Schädigungen von
  Blutzellen (Thrombozyten, Granulozyten, Erythrozyten) im Sinne zahlenmäßiger Verringerungen oder zusätzlicher Aggregatbildung und die Beeinflussung plasmatischer Faktoren etwa bei
  Gerinnung.

Es soll nun versucht werden, die genannten und beschriebenen
fünf Mikrofilter hinsichtlich dieser vier Erfordernisgruppen
einzuschätzen und anhand bisher vorliegender Literaturangaben
vergleichende Betrachtungen anzustellen:

a) <u>Mikroaggregatfilterung</u>
Dem dreischichtigen Tiefenfilter des Bentley-Gerätes wird zusammen mit der großen effektiven Filterfläche eine adsorptive
Filterwirkung und damit eine selektive Entfernung von adhäsiv
überalterten Thrombo- und Leukozyten in einem Ausmaß von 50 %
und mehr und von Aggregaten auch unter 20 um nachgesagt. Beim
standardisierten klinischen Vergleichsversuch kann die zu erwartende Filtereffektivität durch Abnahme von Filtrationsdruck
und verringertem Detritusgewicht des filtrierten Blutes zwar
unter Beweis gestellt werden (<u>38</u>), gleichzeitig fehlen aber
auch nicht Hinweise, daß sich dieses Filter schon nach einer
Bluteinheit, also relativ frühzeitig, verstopfe (<u>7</u>, <u>8</u>, <u>10</u>).

Die Frage der Filtereffektivität des <u>Biotest</u>-Filters mit bis
zu 10 um Porengröße kann noch nicht endgültig beantwortet werden. Untersuchungen zur Quantifizierung der filtrierten Teilchen mit Hilfe der angegebenen Methoden liegen bisher nicht vor.

Das <u>Fenwal</u>-Filter nimmt für sich die positive Tiefenwirkung einer Kombination von Polyurethanschaum und Dacronwolle in Anspruch. Beim praktisch-klinischen Vergleich läßt sich diese Annahme sowohl mit als auch ohne Drucktransfusion bestätigen.

Beim <u>Pall</u>-Filter wird hinsichtlich der Konstruktion auf die Vorteile eines durch Druck nicht kompressiblen Oberflächennetzfil-
ters hingewiesen. Eine Freigabe von schon im Netz gefilterten
Aggregaten bei Transfusionsdruckschwankungen sei daher nicht
zu erwarten. Bei der klinischen Prüfung kam ein solcher Effekt
aber doch zustande (<u>7</u>).

Im Vergleich zum <u>Bentley</u>- und <u>Fenwal</u>-Filter zeigt das <u>Pall</u>-Ge-
rät insbesondere bei Drucktransfusion eine geringere Filtereffektivität (<u>38</u>), die sich zwar beim Erythrozytenkonzentrat bes-
sert (<u>8</u>), bei der Aufschlüsselung in Teilchengrößen jedoch vor
allem in Bereichen unter 40 um deutlich zutage tritt (<u>39</u>).

Das <u>Swank</u>-Filter schließlich schneidet hinsichtlich Filtereffektivität sehr gut ab. Selbst bis zu 10 um herunter werden Aggregate in signifikant größerem Ausmaß zurückgehalten als bei
anderen Filtern (<u>41</u>). Diese Überlegenheit wird auch durch Ma-
ximalgewichte des Filterrückstandes (<u>8</u>) und durch eine optimale Verringerung des Filtrationsdruckes sowohl bei Schwerkraft-
als auch bei Drucktransfusion (<u>38</u>) bestätigt.

Diese statische Einschätzung nach Transfusion von 1 x 500 ml
Konservenblut muß im Lichte jüngster dynamischer Effektivitäts-
untersuchungen über das volle Spektrum von 2.000 ml (14) für
das Pall- und das Swank-Gerät etwas korrigiert werden: Das Pall-
Filter wird ab der zweiten Bluteinheit durch partikulär beding-
te Verengung der Poren zwar besser, ein "unloading" Effekt bleibt
jedoch nachgewiesen (7). Das Swank-Filter wird ab 700 ml Blut
schlechter, was sich nur durch "channelling" und ebenfalls "unloading" erklären läßt.

b) Filtergeschwindigkeit
Und nun zur Durchlaufgeschwindigkeit, also zur Frage einer et-
waigen Einschränkung der Flußrate des durch das Mikrofilter
hindurchströmenden oder mit Druck hindurchgepreßten Blutes infolge Filterwiderstand und etwaiger Filterverlegung:

Die Transfusionsgeschwindigkeit bei Verwendung des Bentley-
Filters nimmt, wie bei der Besprechung der Filtereffektivität
schon angedeutet, sowohl ohne als auch mit Überdruck frühzeitig
ab. In der Praxis kann man damit rechnen, daß nach maximal zwei
bis drei Einheiten älteren Blutes eine höhergradige Beeinträchtigung des Flow zu erwarten sein wird (8, 38).

Beim Biotest-Gerät MF 10 B werden die Durchlaufzeiten von fünf
Einheiten einer Erythrozyten-Kochsalz-Aufschwemmung unter Verwendung von Überdruck mit 10 min angegeben. Fünf Erythrozytenkonzentrate lassen sich in 30 min durchpumpen (44).

Die Filtergeschwindigkeit des Fenwal-Gerätes nimmt mit zunehmender Zahl von Bluteinheiten etwas langsamer als beim Bentley-
Filter, aber doch sehr deutlich ab (8, 38). Dies gilt bereits
für Vollblut, bei Erythrozytenkonzentraten muß sich naturgemäß
die Situation verschlechtern, unter Überdruck läßt sich die Einschränkung der Flußrate ein wenig hinausschieben (38).

Die Flußrate beim Pall-Filter wird auch nach vier bis fünf Bluteinheiten nicht wesentlich vermindert und hält einem Vergleich
mit einem normalen 170 um messenden Transfusionsfilter durchaus
stand (8, 38).

Das Swank-Filter schließlich zeigt etwas weniger gute Flow-Be-
dingungen, ist jedoch dem Bentley- und Fenwal-Gerät noch überlegen (8, 38).

c) Filterkapazität
Der Begriff der Filterkapazität bezieht sich nun weiter auf die
Zahl der Bluteinheiten, die mittels eines einzigen Mikrofilters
transfundiert werden können. Zusammenhänge mit den auch die Filtergeschwindigkeit bestimmenden Einflußgrößen ergeben sich zwang-
los.

Für das Bentley-Gerät werden vom Hersteller drei bis fünf Konserven angegeben, die klinische Praxis weist jedoch ohne Überdruck eher auf niedrigere Werte, also etwa zwei bis drei Einheiten hin (8, 38), bei Drucktransfusion lassen sich allerdings unter Berücksichtigung einer ausgeprägten Flow-Verlangsamung auch
bis zu vier Konserven durch ein Filter verabreichen.

Die Kapazität des Biotest-Filters ist ohne Schwierigkeiten für
sechs Einheiten Vollblut bzw. buffy coat-freies Erythrozytenkonzentrat geeignet, möglicherweise kann über diese Grenze noch
hinausgegangen werden (44).

Die Kapazität des Fenwal-Filters wird vom Erzeuger wieder mit
drei bis fünf Bluteinheiten eingeschätzt (10). Zwei Konserven
lassen sich bei klinischer Anwendung ohne größere Schwierigkeiten transfundieren (8), die stark abnehmende Flußrate während
der Gabe weiterer Blutkonserven schränkt die praktische Brauchbarkeit selbst unter Verwendung von Überdruck bei der dritten
und vierten Bluteinheit bereits deutlich ein.

Das Pall-Ultipor könnte hinsichtlich Filterkapazität etwa dem
Biotest-Gerät gleichgesetzt werden oder sogar noch überlegen
sein. Zehn Bluteinheiten werden vom Produzenten angegeben, in
Größenordnungen bis zu fünf Einheiten liegen bestätigende Ver-
gleichsdaten vor (8, 38).

Das Swank-Filter schließlich ist kapazitätsmäßig dem Pall-Filter unterlegen. Drei bis vier Konserven können ohne Überdruck
ohne größere Schwierigkeiten verabreicht werden, mit Hilfe der
Drucktransfusion läßt sich die Filterkapazität auch noch über
vier Konserven hinaus ausdehnen. Dasselbe gilt auch für Erythrozytenkonzentrate (8, 38).

d) Bluttraumatisierung
Eine Traumatisierung fester und flüssiger Blutbestandteile
schlußendlich ist als unerwünschte Nebenwirkung von Mikrofiltern zu bezeichnen und soll beim Optimalfilter möglichst gering
gehalten werden. Filtermaterial und Filtergeometrie sowie Kontaktzeit mit der Fremdoberfläche des Filters werden hier mit
eine Rolle spielen. Das Auftreten von Turbulenzen, von Schub-
und Schwerkraftwirkungen kann als Störfaktor auf die durchtre-
tenden Blutzellen einwirken und schließlich können gesunde
zelluläre Elemente direkt abgefiltert werden. Die Alteration
von Plasmafaktoren wird beim Mikrotransfusionsfilter weniger
eine Rolle spielen, bei der Langzeitfilterung im Rahmen des
extrakorporalen Kreislaufes wird auch dieser Faktor nicht ganz
unberücksichtigt bleiben dürfen (20).

Adsorptionsfilter vom Typ der Dacronwollfasern (41) halten nun
in der Regel mehr Thrombozyten (ca. 30 %) aus durchströmendem
Frischblut zurück als der Typ des Maschennetzfilters (ca. 10 %)
(1, 8, 10, 12). Thrombozytenreizformen als Vorstufe zur Aggregatbildung sind hingegen beim Netzfilter häufiger nachweisbar.
Erythrozyten- und Leukozytenzahlen nehmen in der Regel durch
den Filtervorgang nicht signifikant ab (8), zahlreiche Untersuchungen über biochemische Blutparameter einschließlich Gerinnung sowie Hb, Hämatokrit, PTT, PTZ, TZ, Fibrinogen und Eu-
globulinlysezeit lassen keine Abweichungen von der Norm erkennen (12, 33).

3. Zusammenfassender Qualitätsvergleich

Versuchen wir nun, einen zusammenfassenden Qualitätsvergleich
der beschriebenen Mikrotransfusionsfilter anzustellen, so ist
zunächst auszusagen, daß die Mikroaggregatfilterung als eigentliche Filtereffektivität gegenüber den anderen Erfordernissen
zwar in den Vordergrund tritt, daß eine Überbetonung dieser
Richtung jedoch die mit dem Begriff Filtergeschwindigkeit und
Filterkapazität korrelierte praktisch-klinische Verwendbarkeit
der Filter einschränken kann. Augenscheinlich ist ein Idealfil-
ter mit optimaler Filtereffektivität, die auch bei Massivtransfusionen unverändert anhält, mit optimaler Filtergeschwindigkeit und -kapazität noch nicht gefunden.

In diesem Sinne kann dem <u>Swank</u>-Gerät als Kurzzeitfilter der
Vorzug gegeben werden. Es verbindet initial beste Filterquali-
täten mit guter praktisch-klinischer Brauchbarkeit, an einen
Filterwechsel pro Konserve wäre jedoch als derzeitiges Optimum
zu denken.

Das <u>Biotest</u>-Filter könnte diese Gesamtqualität etwa noch überbieten, wenn nachgewiesen wird, daß seine letzte 10 um Filter-
schicht tatsächlich Teilchen bis zu dieser Größe in ähnlichem
Ausmaß zurückzuhalten imstande ist, wie dies beim Swank-Filter
initial der Fall ist, und wenn diese Filtereffektivität auch
prolongiert anhielte.

Das <u>Pall</u>-Filter hat neben dem Biotest-Gerät zwar die besten
Flow- und Kapazitätskriterien zu bieten, dies geht aber auf
Kosten seiner eigentlichen Filtereffektivität, die, allerdings
mit der Möglichkeit eines "unloading", ab der zweiten Konserve
deutlich besser wird.

Die <u>Bentley</u>- und <u>Fenwal</u>-Geräte schließlich scheinen in dem Be-
streben, durch mehrschichtig kombinierte Tiefenfilter eine optimale Filtereffektivität erreichen zu wollen, an praktisch-
klinischer Brauchbarkeit in bezug auf Flow und Kapazität echt
verloren zu haben.

III. Einwände gegen die Mikrofiltration

1. Klinische Relevanz der Mikrofiltration

Halten wir uns die bisherigen Überlegungen zur Pathogenese der
aggregatbedingten Mikroembolisierung, das Schicksal der Aggregate im Empfängerorganismus, die funktionellen Folgen der Mi-
kroembolie und die technischen Möglichkeiten der Filter vor Augen, so scheint zunächst für den Kliniker die Notwendigkeit einer Mikrofiltrierung, insbesondere bei der Massivtransfusion
und beim pulmonal vorgeschädigten Patienten, eindeutig zu be-
jahen zu sein. Trotzdem wollen wir uns vor einer endgültigen
Stellungnahme auch mit Einwänden auseinandersetzen, die sich
in jüngster Zeit vor allem aus den Arbeiten von GERVIN und Mit-

arb. (14, 15), von HAGMANN und Mitarb. (16) und von VÖGTLIN und
Mitarb. (43) ergeben haben. Eine allzu großzügige Indikations-
stellung zur Mikrofiltration wird dort kritisch diskutiert.

Die Einwände lassen sich folgendermaßen darstellen:

a) Zweifel an der klinischen Wirksamkeit:
Zunächst taucht die Frage nach der tatsächlichen klinischen Relevanz der Mikrofiltration auf, basierend auf dem Hinweis, daß
kaum prospektive randomisierte Studien beim Menschen vorlägen,
welche die klinische Wirksamkeit einer Mikrofiltration auf die
Frequenz eines akuten Lungenversagens statistisch einwandfrei
unter Beweis zu stellen imstande wären. Die einzigen bisher
hier verfügbaren Ergebnisse von REUL und Mitarb. (36) sprächen
zwar eine eindeutige klinische Sprache, seien aber für eine endgültige mathematische Aussage zahlenmäßig noch nicht geeignet.

b) Speziesunterschiede Tier - Mensch:
Als nächster Einwand werden Speziesunterschiede zwischen Tier
und Mensch angegeben. Beim Pavian träten nach Massivtransfusion
gelagerten Blutes keine pulmonalen Schwierigkeiten auf (4, 11),
beim Hund hingegen können zwar pulmonale Veränderungen nachgewiesen werden (6, 42), eine vorbehaltlose Übernahme tierexperimenteller Ergebnisse auf den Menschen sei aber nicht gerechtfertigt.

c) Andere pathogenetische Faktoren:
Schließlich wird darauf hingewiesen, daß gerade bei den davon
betroffenen Patienten die Massivtransfusion nur einen Faktor
für die komplexe Entwicklung eines akuten Lungenversagens dar-
stelle und daß andere pathogenetische Faktoren für die Entstehung und den Krankheitswert von Mikroaggregaten und Mikroemboli
eine nicht unbedeutende Rolle zu spielen vermögen.

Diese Aussage wird von den zahlreichen "Initialfaktoren" und
Synonyma für den "Respiratory distress", worunter sich auch der
Begriff "Transfusionslunge" befindet (3), von den multiplen
ätiologischen und fördernden Faktoren für intravasale Gerin-
nungsprozesse und vom schon erwähnten komplexen Pathomechanis-
mus der pulmonalen Mirkozirkulationsstörung abgeleitet.

d) Funktionelle Grenzen der Mikrofiltration:
An funktionellen Grenzen der Mikrofiltration sind ferner zu beachten:

a) Eine begrenzte Filterkapazität und -geschwindigkeit: Es entstehen Schwierigkeiten bei der Drucktransfusion, es kann zur
   Verlangsamung des Flow und zur Obstruktion des Filters kommen.

b) Die Veränderung der Filtereffektivität bei Massivtransfusion:
   Es kann zur Kanalbildung ("channelling") und auch zur Entla-
   dung von vorher filtriert angehäuftem Zelldetritus ("unloading") kommen, wenn man mehrere Blutkonserven insbesondere unter wechselnden Druckverhältnissen über ein Filter laufen läßt.

c) Die Beeinträchtigung von Blutzellen: Die Tatsache der Thrombozytenfilterung durch manche Blutfilter ist dabei unseres Erachtens nicht relevant, da Frischblut mit funktionstüchtigen Thrombozyten ohnehin keine Mikroaggregate besitzt und daher auch nicht mikrofiltriert zu werden braucht. Im gelagerten Konservenblut hingegen werden nur mehr funktionsuntüchtige Thrombozyten angetroffen, deren Elimination durch Mikrofiltrierung eher erwünscht sein kann und keine nachteiligen Folgen nach sich ziehen wird. Über die von GERVIN und Mitarb. (15) gemachte Andeutung, daß durch eine Mikrofiltration die Überlebenszeit der Erythrozyten im Empfängerorganismus verkürzt werden könnte, liegen bislang keine harten Daten vor.

d) Die Kosten der Mikrofilter: Als begrenzender Faktor werden schließlich noch die Kosten der Mikrofiltration genannt, die insbesondere bei häufigem Filterwechsel eine gewisse Bedeutung besitzen können.

3. Alternativmethoden zur Mikrofiltration

Unter Berücksichtigung all dieser potentiellen Einwände war es nun auch nicht verwunderlich, daß Alternativmethoden zur Mikrofiltration ins Gespräch gebracht wurden. Als solche werden angegeben (15):

a) Eine Verhütung der Mikroaggregatbildung durch Lagerung der Konserve als primär thrombo- und leukozytenarmes Blut ohne buffy coat. Dies wird durch Differentialzentrifugierung zum plättchenarmen Plasma, durch Entfernung des buffy coat und anschließende Rekonstituierung der Blutkonserve im Mehrfachbeutel erreicht.

Auch ein initialer Zusatz von aggregationshemmenden Stoffen wie Aspirin (15) und auch Aprotinin (17) wird diskutiert.

b) Eine Entfernung bereits gebildeter Mikroaggregate. Dieses Ziel kann etwa durch die Herstellung sekundär thrombo- und leukozytenarmen Blutes unmittelbar vor der Verwendung oder aber durch die Herstellung gewaschenen Vollblutes (Plasma abdrücken, Erythrozyten waschen, Blutkonserve rekonstituieren) erreicht werden.

Auch die Umwandlung der Mikro- in Makroaggregate durch Zentrifugieren der gelagerten Blutkonserve vor ihrer Verwendung und die Verabreichung dieses Blutes über ein 170 um Standardtransfusionsfilter, welches diese Makroaggregate zu eliminieren imstande ist, führt zu einem ähnlichen Ergebnis.

Schließlich wird noch ein Zusatz von Streptokinase (1.000 Einheiten pro ml Blut) oder auch Urokinase zur fibrinolytischen Auflösung der Aggregate als theoretisch denkbar postuliert.

c) Verwendung von Blutbestandteilkonserven ohne Mikroaggregate:
   Als letzte Alternativmethode ist an eine Verwendung von Blut
   oder Blutbestandteilen ohne Mikroaggregate gedacht. Dazu gehören bis zu 24 h altes ACD-Frischblut, Plasma und gewasche-
   nes bzw. tiefkühlkonserviertes und wieder aufgetautes und
   rekonstituiertes Erythrozytenkonzentrat.

4. Gegenargumente zu den Einwänden zur Mikrofilterung

Versucht man nun letztlich vor der Ableitung praktisch-klinischer Schlußfolgerungen diesen kritischen Einwänden ebenso kritisch zu begegnen, so sind folgende Gegenargumente anzuführen:

a) Zu den Zweifeln an der klinischen Wirksamkeit der Mikrofiltration: Den Zweifeln an der klinischen Relevanz der Mikroaggregate beim Menschen kann entgegengehalten werden, daß
   sowohl negative Humaneffekte von Mikroemboli (5, 28) als
   auch eine positive Humanwirkung der Mikrofilterung (36),
   wenn auch nicht statistisch untermauert, so doch bekannt
   sind und nicht ohne weiteres übergangen werden dürfen.

b) Zu den funktionellen Grenzen der Mikrofiltration: Den angegebenen funktionellen Grenzen der Mikrofiltration kann dadurch die Schärfe genommen werden, daß
   - bei genauer Kenntnis der Detailcharakteristika der Mikro-
     filter eine Auswahl nach maximalem Effekt und minimaler
     Schädigung getroffen werden kann,
   - Frischblut mit funktionstüchtigen Thrombozyten nicht mikro-
     gefiltert wird und
   - prinzipiell eine mikrofiltrationsbedingte Kostensteigerung
     der Transfusion um 10 - 15 % kein relevanter Grund sein
     darf, bei nachgewiesenem positivem Effekt auf die Mikro-
     filterung zu verzichten.

c) Zu den Alternativmethoden zur Mikrofiltration kann schließlich gesagt werden, daß sie
   - klinisch gerade im Hinblick auf die Akutsituation einer
     Massivtransfusion schon durch den zur Konservenmanipula-
     tion (Zellentfernung, waschen, zentrifugieren) erforder-
     lichen Zeitaufwand nicht praktikabel sind,
   - durch dabei etwa erforderliche Öffnung des geschlossenen
     Systems oder durch den Zusatz gerinnungshemmender Mittel
     für den Empfänger potentiell auch gefährlich werden,
   - als aggregatfreie gewaschene Erythrozytenkonzentrate oder
     als tiefkühlkonservierte und wieder restituierte Erythro-
     zyten, aber dann als Alternative zur Mikrofiltration, in
     Betracht gezogen werden können, wenn die klinische Situa-
     tion einen solchen Zeitaufwand erlaubt.

IV. Praktisch-klinische Schlußfolgerungen

Ziehen wir nun aus dieser Übersicht Schlüsse für unsere praktisch-klinische Tätigkeit und fragen wir uns dabei vor allem

nach der Indikation zur Mikrofiltration, so darf folgendes zum
Ausdruck gebracht werden:

1. Es besteht kein wie immer gearteter Zweifel, daß Mikroaggregate, die aus gelagertem Konservenblut in den Empfängerkreis-
   lauf eingebracht werden, als Mikroemboli in der Lungenstrombahn gefiltert werden und vor allem bei Massivtransfusionen
   oder bei vorgeschädigten Patienten zumindest zusätzlich
   schwere pulmonale Funktionsschäden begünstigen und damit die
   Ausbildung eines akuten Lungenversagens hervorzurufen imstande sind.

2. Es steht ebenso fest, daß Mikrofilter den iatrogenen Faktor
   der pulmonalen Organschädigung zu verhindern imstande sind.
   Die Auswahl des Mikrofilters soll dabei nach bestimmten Wir-
   kungskriterien, wie eigentliche Filtereffektivität, Filtergeschwindigkeit, Filterkapazität und Bluttraumatisierung,
   getroffen werden, auf die Filterung von Teilchen unter 40 um,
   die 90 % aller Mikroaggregate ausmachen, ist dabei besonders
   Wert zu legen.

3. Die Indikation zur Mikrofilterung scheint bei der eindeuti-
   gen Klarheit zumindest über die mechanische Effektivität dieser Maßnahme und bei praktisch fehlenden Nachteilen eher er-
   weiterungsbedürftig. Eine Beschränkung auf den noch dazu sehr
   unterschiedlich definierten Begriff der "Massivtransfusion"
   halten wir nicht mehr für gerechtfertigt, da die Schadens-
   setzung nach Transfusionen kleineren Ausmaßes sich nur quantitativ, aber nicht qualitativ von der Schädigung nach einer
   eigentlichen Massivtransfusion unterscheidet und auch "laten-
   te" Funktionsstörungen des Filterorgans Lunge gerade bei den
   hier besonders in Frage stehenden pulmonal etwa komplex vorgeschädigten Patienten vermieden werden sollen.

4. Mikrofilter sollen also immer dann von Beginn der Transfusion an eingesetzt werden, wenn man voraussichtlich drei oder
   mehr Blutkonserven verabreichen wird. Das Spezialfilter grundsätzlich erst ab der dritten Bluteinheit zu verwenden, scheint
   uns gedanklich unlogisch zu sein. Potentielle Nachteile einer
   Überdrucktransfusion und der Kosten der Mikrofilter sind in
   Kauf zu nehmen.

5. Das verwendete Konservenblut soll um so frischer sein, je
   mehr Blut man voraussichtlich zuführen muß. Vom praktisch
   gut brauchbaren Begriff der "möglichst frischen" Blutkonserve mit einer Lagerungsdauer von maximal drei bis fünf Tagen
   und auch - dort, wo dies zeitlich vertretbar ist - vom gewaschenen Erythrozytenkonzentrat sollte mehr Gebrauch gemacht
   werden. Die Zahl der zugeführten Aggregate wird sich damit
   signifikant verringern.

6. Frischblut selbst mit einer Lagerungsdauer von nicht mehr
   als 12 h wird nur dann angezeigt sein, wenn die Zufuhr von
   Thrombozyten und/oder thermolabilen plasmatischen Gerinnungsfaktoren angezeigt ist. Bei Gabe von Frischblut sind Standardfilter einzusetzen.

7. Eine konsequente Befolgung dieser Vorstellungen wird Klarheit sowohl im klinischen Operations- oder Intensivbereich
   als auch in der Blutbank schaffen. Gegenseitiges Verständ-
   nis für Optimum, Notwendigkeiten und Möglichkeiten wird die
   Kooperation beider Institutionen fördern, davon profitieren
   wird letztlich der Patient.

Zusammenfassung

In Form einer Übersicht wird zunächst auf die Bildung von Mikroaggregaten in gelagerten Blutkonserven, auf das Schicksal
der Aggregate im Empfängerorganismus und auf die funktionellen
Folgen einer solchen Mikroembolisierung vor allem in der Mikro-
zirkulation der Lunge ("Transfusionslunge") eingegangen.

Zur Vermeidung solcher Mikroembolien werden Mikrofilter eingesetzt; die technischen Details und die komplexe Effektivität
(Filterwirkung, Filtergeschwindigkeit, Filterkapazität, Bluttraumatisierung) gebräuchlicher Filter (Bentley, Biotest, Fen-
wal, Pall, Swank) werden besprochen. In einem zusammenfassenden Qualitätsvergleich wird versucht, den Globaleffekt einzelner Filter bei Applikation auch mehrerer Blutkonserven heraus-
zuarbeiten.

Einwände zur Mikrofiltration (Zweifel an der klinischen Wirksamkeit beim Menschen, funktionelle Grenzen) werden sodann
ebenso wie Alternativmethoden (Verhütung der Bildung bzw. Entfernung bereits gebildeter Mikroaggregate, Verwendung von Blutbestandteilen) diskutiert und Gegenargumente zu diesen Einwänden angeführt.

Als praktisch-klinische Schlußfolgerung wird die Indikation zur
Mikrofiltration schließlich dort zu stellen sein, wo voraussichtlich drei oder mehrere Blutkonserven verabreicht werden.
Je mehr Blut gegeben werden muß, um so frischer soll es sein,
von aggregatfreien gewaschenen Erythrozytenkonzentraten ist bei
fehlendem Zeitdruck Gebrauch zu machen, bei Frischblut (Lagerungszeit bis 12 h) sind Mikrofilter kontraindiziert.

Die im Text aufgeführten Mikrofilter sind teilweise durch Pa-
tente bzw. Gebrauchsmuster geschützt oder als Warenzeichen eingetragen. Ihre Nennung erfolgt in Abstimmung mit dem jeweiligen
Hersteller.

Literatur

1. ARORA, S. N., MORSE, E. E.: Platelet filters - an evaluation.
   Transfusion 12, 208 (1972).

2. ARRINGTON, P., McNAMARA, J. J.: Mechanism of microaggregate
   formation in stored blood. Ann. Surg. 179, 146 (1974).

3. BERGMANN, H.: Die Pathophysiologie der Beatmungslunge. Ein-
   führungsreferat. In: Kongreßbericht Jahrestagung DGAW, 2. -
   5.10.1974 (ed. E. RÜGHEIMER), p. 419. Erlangen: Perimed-Verlag 1975.

4. BENNETT, S. H., GEELHOED, F. W., AARSON, R. K.: Pulmonary
   injury resulting from perfusion with stored blood in the
   baboon and dog. J. Surg. Res. 13, 295 (1972).

5. BERMAN, I. R., GUTIERREZ, V. S., BURRAN, E. L., BOATRIGHT,
   R. D.: Intravascular microaggregation in combat casualties.
   Surg. Forum 20, 14 (1969).

6. CONNELL, R. S., SWANK, R. L.: Pulmonary microembolism after
   blood transfusion. An electron microscopic study. Ann. Surg.
   177, 40 (1973).

7. CONNELL, R. S., WEBB, M. C.: Filtration characteristics of
   3 new in-line blood transfusion filters. Ann. Surg. 181,
   273 (1975).

8. CULLEN, D. J., FERRARA, L.: Comparative evaluation of blood
   filters: a study in vitro. Anesthesiology 41, 568 (1974).

9. CULLEN, D. J.: Problems of massive transfusion, use of
   blood filters. In: Proc. Post-Graduate Course "Intensive
   Care of the Critically Ill", 14. - 17.4.1975 (eds. D. J.
   CULLEN, E. LOWENSTEIN, H. PONTOPPIDAN). Harvard Medical
   School and Massachusetts General Hospital Boston.

10. DUNBAR, R. W., PRICE, K. A., CANNARELLA, Ch. F.: Micro-
    aggregate blood filters: effect on filtration time, plasma
    hemoglobin, and fresh blood platelet counts. Anesth. Analg.
    53, 577 (1974).

11. GEELHOED, G. W., BENNETT, S. H.: Modification in primate
    shock lung resulting from perfusion in the stored blood by
    pretreatment with steroids and Trasylol. 7th Amer. Meet.
    Ass. Acad. Surg., 1. - 3. Nov. 1973, Rochester, N.Y..

12. GERVIN, A. S., LIMBIRD, Th. J., PUCKETT, Ch. L., SILVER, D.:
    Ultrapore hemofiltration. The effects on the coagulation
    and fibrinolytic mechanisms in fresh and stored blood. Arch.
    Surg. 106, 333 (1973).

13. GERVIN, A. S., MASON, K. G., WRIGHT, C. B.: Microaggregate
    volumes in stored human blood. Surg. Gynec. Obstet. 139,
    519 (1974).

14. GERVIN, A. S., MASON, K. G., WRIGHT, C. B.: The filtration limitations of ultrapore filters. Surgery 77, 186 (1975).

15. GERVIN, A. S., MASON, K. G., BUCKMAN, R. F.: The source and removal of microaggregates in aged human blood and human blood components. Surg. Gynec. Obstet. 141, 582 (1975).

16. HAGMANN, W., VÖGTLIN, J., GRUBER, U. F.: Ist die Verwendung von "Micropore-Blutfiltern" indiziert? Anaesthesist 26, 39 (1977).

17. HARKE, H.: Beeinflussung der Mikroaggregation in lagernden Blutkonserven. Anaesthesist 25, 374 (1976).

18. HARP, J. R., WYCHE, M. Q., MARSHALL, B. E., WURZEL, H. A.: Some factors determining rate of microaggregate formation in stored blood. Anesthesiology 40, 398 (1974).

19. HAUCK, G.: Organisation und Funktion der terminalen Strombahn. In: Physiologie des Kreislaufs (ed. E. BAUEREISEN), Bd. 1, p. 99. Berlin-Heidelberg-New York: Springer 1971.

20. HERZER, J. A., KRIAN, A., SCHULTE, H. D., BRÜSTER, H., BIRKS, W.: Extracorporale Blutfilter: Veränderungen der Lactatdehydrogenase-Gesamt- und -isoenzymaktivität und der Gerinnungsfaktoren F I und F VIII unter arteriellen Flußbedingungen. Arch. klin. Chir., Suppl. Chir. Forum, p. 179 (1974).

21. HISSEN, W., SWANK, R. L.: Screen filtration pressure and pulmonary hypertension. Amer. J. Physiol. 209, 715 (1965).

22. HYLAND, J. W., PIEMME, T. E., ALEXANDER, S., HAYNES, F. W., SMITH, G. T., DEXTER, L.: Behaviour of pulmonary hypertension produced by serotonin and emboli. Amer. J. Physiol. 209, 591 (1965).

23. JENEVEIN, E. P., WEISS, D. L.: Platelet microemboli associated with massive blood transfusion. Amer. J. Path. 45, 313 (1964).

24. KÜNZEL, H. P., HIRSCH, H.: Über die Entstehung von Aggregaten in ACD-Blutkonserven. Acta haemat. 32, 89 (1964).

25. MAYCOCK, W. d'A., MOLLISON, P. L.: A note on testing filters in blood transfusion sets. Vox Sang. 5, 157 (1960).

26. McNAMARA, J. J., MOLOT, M. D., STREMPLE, J. F.: Screen filtration pressure in combat casualties. Ann. Surg. 172, 334 (1970).

27. McNAMARA, J. J., BOATRIGHT, D., BURRAN, E. L., MOLOT, M. D., SUMMERS, E., STREMPLE, J. F.: Changes in some physical properties of stored blood. Ann. Surg. 174, 58 (1971).

28. McNAMARA, J. J., BURRAN, E. L., SUEHIRO, G.: Effective filtration of banked blood. Surgery 71, 594 (1972).

29. MITTERMAYER, C., VOGEL, W., BURCHARDI, H., BIRZLE, H.,
    WIEMERS, K., SANDRITTER, W.: Pulmonale Mikrothrombosierung
    als Ursache der respiratorischen Insuffizienz bei Verbrauchs-
    koagulopathie (Schocklunge). Dtsch. med. Wschr. 95, 1999
    (1970).

30. MITTERMAYER, C., PFRIEME, B., VOGEL, W., ZIMMERMANN, W. E.:
    Funktionelle und morphologische Veränderungen der Lunge im
    Schock. Arch. klin. Chir. 329, 664 (1971).

31. MOORE, F. D., LYONS, J. H., PIERCE, E. C., MORGAN, A. P.,
    DRINKER, P. A., MacARTHUR, J. D., DAMMIN, G. J.: Posttrau-
    matic Pulmonary Insufficiency, p. 157. Philadelphia: W. B.
    Saunders 1969.

32. MOSELEY, R. V., DOTY, D. B.: Changes in the filtration
    characteristics of stored blood. Ann. Surg. 171, 329 (1970).

33. PATTERSON, R. H. jr., TWICHELL, J. B.: Disposable filter
    for microemboli. Use in cardiopulmonary bypass and massive
    transfusion. J. Amer. med. Ass. 215, 76 (1971).

34. REUL, G. J., GREENBERG, S. D., LEFRAK, E. A., McCOLLUM, W.
    B., BEALL, A. C., JORDAN, G. L.: Prevention of post-trauma-
    tic pulmonary insufficiency. Arch. Surg. 106, 386 (1973).

35. REUL, G. J., BEALL, A. C., GREENBERG, S. D.: Protection of
    the pulmonary microvasculature by fine screen blood filtra-
    tion. Chest 66, 1 (1974).

36. REUL, G. J., GREENBERG, S. D., LEFRAK, E. A.: Prevention
    of post-traumatic pulmonary insufficiency: fine screen fil-
    tration of blood. Chest 66, 4 (1974).

37. ROBB, H. J.: Microembolism in the pathophysiology of shock.
    Angiology 16, 405 (1965).

38. SOETER, J. R., SUEHIRO, G. T., FERRIN, S., NAKAGAWA, P.,
    McNAMARA, J. J.: Comparison of filtering efficiency of four
    new in-line blood transfusion filters. Ann. Surg. 181, 114
    (1975).

39. SOLIS, R. T., GIBBS, M. B.: Filtration of the microaggre-
    gates in stored blood. Transfusion 12, 245 (1972).

40. STEINBEREITHNER, K., KRENN, J., LECHNER, G.: Zur Problema-
    tik der sogenannten Transfusionslunge. Infusionstherapie 1,
    433 (1973/74).

41. SWANK, R. L.: Alteration of blood on storage: measurement
    of adhesiveness of "aging" platelets and leucocytes and
    their removal by filtration. New Engl. J. Med. 265, 728
    (1961).

42. SWANK, R. L., EDWARDS, M. J.: Microvascular occlusion by
    emboli after transfusion and shock. Microvasc. Res. 1, 15
    (1968).

43. VÖGTLIN, J., HAGMANN, W., GRUBER, U. F.: Die Wirkung verschiedener Micropore-Blutfilter. Anaesthesist $\underline{26}$, 56 (1977).

44. WALKER, W. H., GÄNSHIRT, K. H.: Microfiltration of blood by means of a cascade type filter (MF 10). XIV. Congr. Internat. Soc. Blood Transf., Helsinki 1975.

Darstellung der Mikrokoagel im kleinen Kreislauf

N. Kleine und M. Nauck

Bei der Durchsicht der Literatur findet man außer der Beschreibung von Tierversuchen keinen direkten Hinweis, ob die Mikro-
partikel des Konservenblutes nach der Transfusion Nebenwirkungen zeigen. Lediglich REUL und Mitarbeiter haben eine Vergleichs-
studie an traumatisierten Patienten durchgeführt, die im Durchschnitt 19 Konserven bekommen hatten. Bei der Kontrollgruppe
von 16 Patienten, denen das Vollblut ohne Entfernung der Mikrokoagel transfundiert wurde, zeigten sich verzweigte Emboli in
den präkapillären Arteriolen, wogegen keinerlei Verschlüsse bei
der Mikrofiltergruppe nachweisbar waren. Über die klinischen
Auswirkungen der Mikrokoagel läßt sich aufgrund der Heterogeni-
tät des Krankengutes keine gesicherte Aussage machen. Frühere
Studien weisen eine signifikante Korrelation zwischen Hypoxämie
und der Anzahl der transfundierten Konserven aus. Hieraus wurde
die Vermutung abgeleitet, daß nach der Transfusion gelagerten
Blutes eine massive pulmonale Mikroembolisierung resultieren
müsse, die eine der Hauptursachen in der Entstehung der post-
traumatischen Lungeninsuffizienz sein könne.

Bisher liegt leider noch keine Nachfolgestudie vor, die auf mi-
krogefiltertem Konservenblut basiert. Unsere bisherigen Zahlen
sind zu gering, um statistisch gesicherte Schlüsse ziehen zu
können. Zwischenzeitlich haben wir daher an gesunden Versuchspersonen einige Messungen vorgenommen, um konkrete Aussagen machen zu können, die beim heterogenen Krankengut bisher nicht
möglich sind.

Gesunden Blutspendern wurde vor den Messungen in gleicher Menge
Blut entnommen, wie sie sie anschließend wieder retransfundiert
bekommen sollten.

In der ersten Gruppe wurden jeweils 500 ml gespendet, nachdem
die verschiedenen Katheter gelegt waren. 30 min nach der Abnahme wurden 500 ml autologes Blut innerhalb 10 min transfundiert,
wobei sechs Probanden vier Wochen gelagertes Vollblut und sieben Versuchspersonen Frischblut erhielten. Die Änderung des pulmonalen Widerstandes nach der Transfusion und 10 min später ist
in Abb. 1 dargestellt und zeigt, daß beim gelagerten Blut der
Anstieg gegenüber dem Wert vor der Transfusion ca. 25 % beträgt,
wogegen beim Frischblut praktisch keine Änderung eintritt.

In einer weiteren Gruppe von Blutspendern wurden 1.000 ml Blut
entnommen und 60 min nach der Spende 1.000 ml autologes Konservenblut, das vier Wochen gelagert war, innerhalb von 20 min
transfundiert. Um den Einfluß der Mikrokoagel bzw. der Mikrofiltration festzustellen, bekamen vier Probanden ihr Blut über
ein normales Transfusionsbesteck mit ca. 170 um Maschenweite
und vier weitere Versuchspersonen ihr Blut nach der Passage

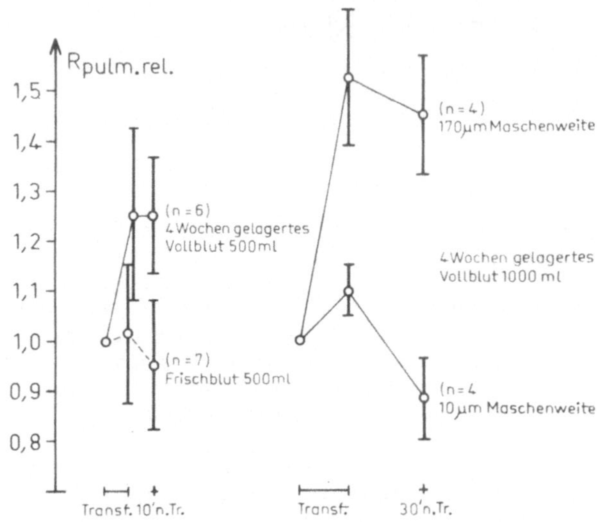

Abb. 1. Änderung des pulmonalen Widerstandes nach der Transfusion von Frischblut und gelagertem Vollblut, wobei letzteres
bei vier Versuchspersonen durch normale Transfusionsgeräte und
bei vier anderen Versuchspersonen durch Mikrofilter appliziert
wurde

durch ein Mikrofilter transfundiert. Auf der rechten Seite der
Abb. 1 sind die Änderungen des pulmonalen Widerstandes in Rela-
tion zum Meßwert vor der Transfusion eingetragen. Bei der normalen Transfusion, d. h. mit Mikrokoageln, steigt der Meßwert
im Mittel über 50 % an, um innerhalb von 30 min nur geringfügig
abzufallen. Hingegen findet sich bei der Transfusion gleich alter Konserven, jedoch nach Mikrofiltration, zunächst ein Anstieg
von etwa 10 %. 30 min nach der Transfusion ist der pulmonale
Widerstand unter den Ausgangswert während der Hypovolämie ab-
gefallen.

Dieser Befund ist recht erfreulich, denn er zeigt gegenüber
Frischblut die gleichen prinzipiellen Änderungen des Lungenstrombahnwiderstandes. Demnach ist auch im gelagerten Blut
nichts vorhanden, das den Widerstand erhöhen würde, wenn die
Mikrokoagel durch ein entsprechendes Filter weitgehend eliminiert werden. Es kann auch geschlossen werden, daß ohne Mikrokoagel die Perfusion der Lunge ungestört ist. Die Erhöhung des
Widerstandes nach der Transfusion mit Mikrokoageln kann daher
nur durch diese Partikel selbst verursacht sein, die bei 500 ml
25 % und bei 1.000 ml 50 % beträgt. Somit ist eine lineare Erhöhung des Strombahnwiderstandes mit der Anzahl der transfundierten Konserven gegeben. Hieraus läßt sich schon jetzt der
große Vorteil der Mikrofiltration ableiten.

Die Erhöhung des Widerstandes sagt jedoch nicht aus, ob Kapillaren zum Teil verstopft sind oder ob sich die Gefäße verengt
haben. Wir haben deshalb versucht, Mikrokoagel in der Lunge

darzustellen. Hierzu müssen die Partikel radioaktiv markiert
werden, damit sie nach der Transfusion mit nuklearmedizinischen
Techniken nachweisbar sind. Vielfältige Untersuchungen zur radioaktiven Markierung von Mikrokoageln im Konservenblut führten immer zu dem Ergebnis, daß vor allem die Erythrozyten die
Radioaktivität aufnahmen. Dadurch konnte im Lungenkreislauf
kein Unterschied zwischen dem zirkulierenden Blut und irgend-
welchen Ablagerungen gemacht werden. In den Darstellungen sind
das Herz und große Gefäße besser abgebildet als die Lunge. Unter Anwendung eines Tricks waren wir dann in der Lage, tatsächlich Mikrokoagel in der Lunge nachzuweisen. Es wurde Urokinase
mit 3 mc radioaktivem Technetium 99 m markiert und diese Lösung
dem Probanden nach Bluttransfusionen infundiert. Wir gingen dabei von der Annahme aus, daß sich die Urokinase an Gerinnseln
anlagern würde, wenn diese in der Lunge Mikroembolien verursacht
hätten.

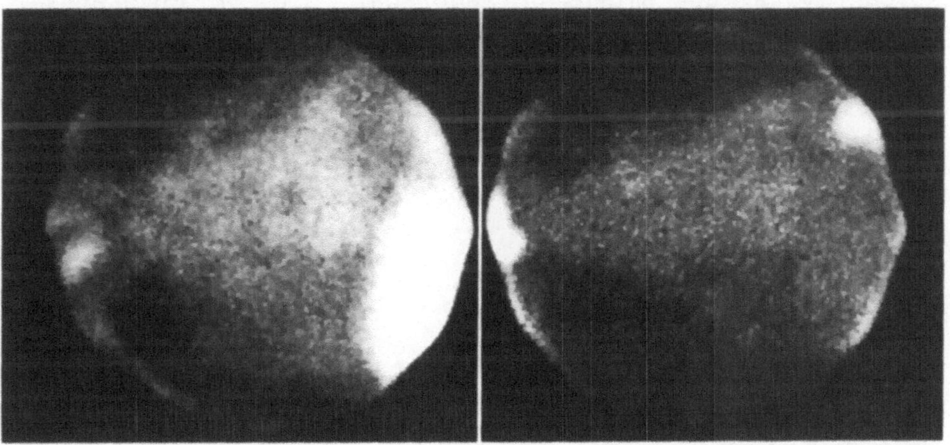

Abb. 2. Darstellung des Thorax mit einer Szintikamera nach Transfusion von 500 ml gelagertem Vollblut und anschließender Injektion 99 m Tc markierter Urokinase.
Links: Transfusion des Blutes durch Mikrofilter;
rechts: Transfusion durch ein Normalfilter

Abb. 2 zeigt die Darstellung der Radioaktivitätsverteilung über
dem Thorax, wenn eine Konserve autologes, mindestens 14 Tage gelagertes Blut über ein optimales Mikrofilter transfundiert wurde (oberer Teil der Abbildung). Man erkennt, daß die Radioaktivität sich hauptsächlich in den großen Blutgefäßen und dem Herzen darstellt. Ein geringer Teil der Radioaktivität ist auch in
der Schilddrüse zu finden, die bei derartigen Aufnahmen in der
Regel mit 300 uc Tc 90 m zur Darstellung kommt. Bei den Markierungen von Substanzen wie Urokinase muß man mit einer Markie-
rungsausbeute von ca. 90 % rechnen, d. h. 10 % der zugegebenen
Radioaktivität ist nicht gebunden und somit frei für die Aufnahme in der Schilddrüse verfügbar.

Wenn unter gleichen Bedingungen die Transfusion des gelagerten
Blutes nicht über ein Mikrofilter, sondern über ein normales

224

Transfusionsbesteck mit einer Maschenweite von 170 um erfolgt,
führt die anschließende Infusion von Urokinase zu einer Akti-
vitätsverteilung, die im unteren Teil der Abb. 2 dargestellt
ist.

Man erkennt eine Verteilung der radioaktiven Substanz, die ho-
mogener ist als im oberen Teil der Abbildung. Die Helligkeit
ist ein Maß für die an dem jeweiligen Ort vorhandene Radioaktivität. Man muß das Verhältnis der Helligkeit von Herz zu Lunge betrachten, um den Unterschied herauslesen zu können.

Im oberen Teil der Abbildung, bei der praktisch keine Mikrokoagel transfundiert wurden, ist der Unterschied zwischen Herz und
Lunge deutlich größer als im unteren Teil. Hier wurden Mikrokoagel transfundiert. Dadurch wurde ein Anteil der Radioaktivität (Urokinase) zusätzlich in der Lunge festgehalten, so daß
die Radioaktivität des Blutes geringer war. Dies veranschaulicht der geringere Kontrast des Herzens.

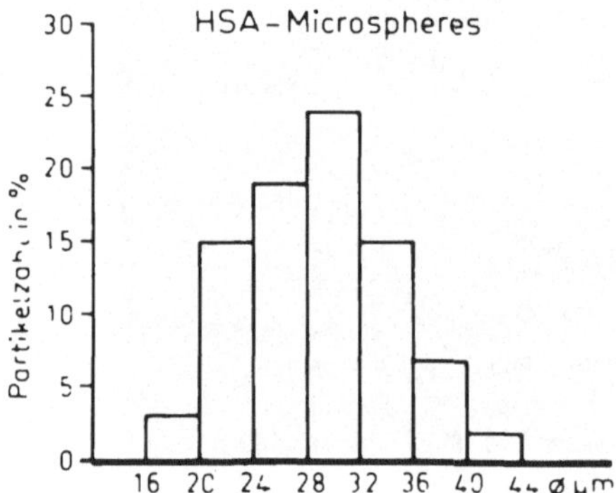

Abb. 3. Größenverteilung von Albuminpartikeln, die in der Nuklearmedizin routinemäßig zur Darstellung der Lunge im Szinti-
gramm verwendet werden

Eine weitere Studie führten wir mit 3 mc Tc 99 m radioaktiv mar-
kierten Humanalbuminpartikeln durch, die zur Darstellung der
Lunge in der Nuklearmedizin angewendet werden. Die Größenverteilung derartiger Partikel zeigt Abb. 3. Der Durchmesser der
Teilchen beträgt 16 bis 44 um. Pro Aufnahme wurden etwa 100.000
Microspheres infundiert, die in 100 ml isotonischer Kochsalzlösung suspendiert waren. Diese Partikel sollten die Mikrokoagel
nachahmen, um die Filterwirkungen verschiedener Fabrikate in
vivo darstellen zu können. Hierzu machten wir unter jeweils
gleichen Bedingungen die Infusion über ein normales Transfusionsbesteck (Abb. 4), ein Porenfilter mit 40 um großen Poren
(Abb. 5) und ein Kaskadenfilter mit 10 um Maschenweite (Abb. 6).
Während in Abb. 4 die Lunge sehr gut zur Darstellung kommt, da
fast alle Partikel das Transfusionsgerät passiert hatten, ist
bei Abb. 5 bereits eine etwas geringere Helligkeit der einzel-

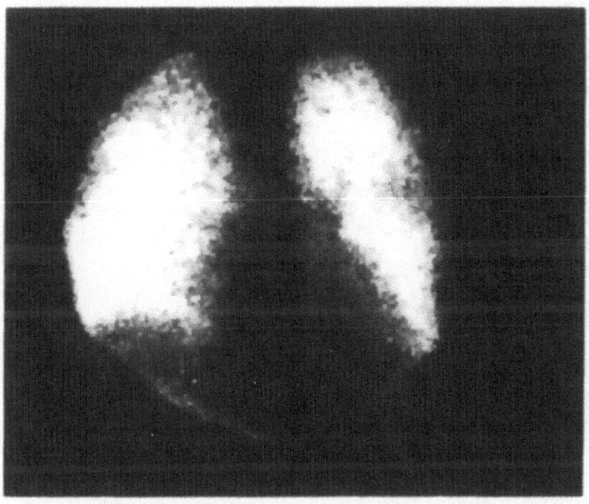

Abb. 4. Darstellung der Lunge nach Passage von Albuminpartikeln
durch ein normales Transfusionsbesteck

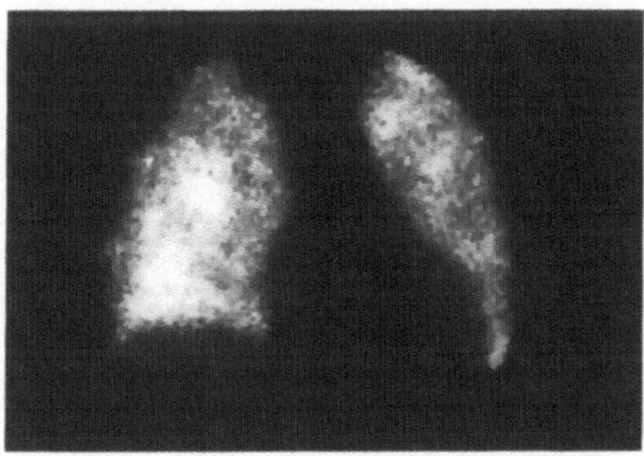

Abb. 5. Lungendarstellung unter gleichen Bedingungen wie in
Abb. 4, jedoch nach Passage von Albuminpartikeln durch ein 40 um
Porenfilter

nen Areale feststellbar. Die Poren des Filters hatten offenbar
einen Teil der Partikel zurückgehalten, oder es wurde ein Teil
an der Oberfläche des Filtermaterials absorbiert. In Abb. 6 hingegen ist keine Radioaktivität mehr nachzuweisen, da alle Microspheres herausgesiebt wurden.

Um die Effektivität der erhältlichen Mikrofilter zu beurteilen,
wurden mit den gleichen für die Lungenszintigraphie verwendeten Humanalbuminpartikeln in vitro Messungen durchgeführt. Die
Partikelsuspensionen passierten die jeweiligen Filter, und die
Radioaktivität wurde vor und nach dem Durchfluß bestimmt. Den
prozentualen Anteil der passierten Teilchen gegenüber dem Ausgangsmaterial zeigt Abb. 7. Eine Durchlässigkeit für die vorgegebenen Partikel von 35 % bis nahezu 0 % ist gegeben.

Abb. 6. Lungendarstellung unter gleichen Bedingungen wie Abb. 4,
jedoch nach Passage von Albuminpartikeln durch ein Kaskadenfilter mit 10 um Maschenweite

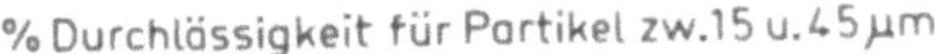

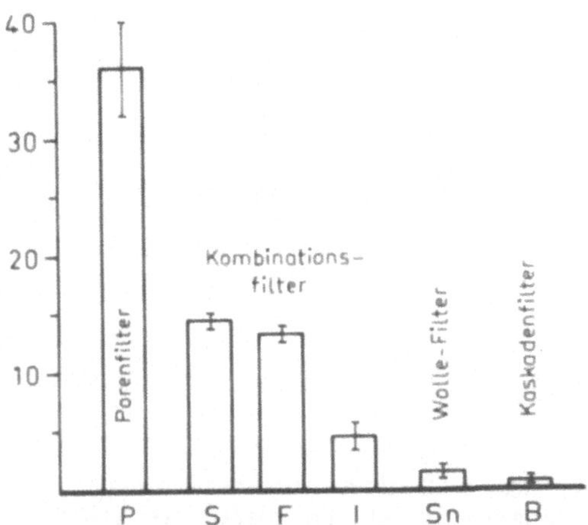

Abb. 7. Durchlässigkeit verschiedener Filtertypen für Albumin-
partikel. Je geringer die Durchlässigkeit, desto wirksamer ist
der Filtereffekt zum Heraussieben von Mikrokoageln

Aus diesen Untersuchungen geht hervor:

1. Man kann tatsächlich Mikrokoagel direkt in der Lunge nachweisen, so daß die Erhöhung des Lungenstrombahnwiderstandes
   auf eine Verlegung von Kapillaren zurückzuführen ist.

2. Auch Partikel, die einen kleineren Durchmesser als 40 um haben, werden in den Lungengefäßen zurückgehalten. Dies ist
   nicht sehr verwunderlich, da die Kapillaren einen kleineren

Durchmesser als 10 um haben. Bei der Anwendung der Mikrofiltration sollte daher möglichst fein gesiebt werden, um auch
die kleinsten Mikrokoagel vom Lungenkreislauf fernzuhalten.

3. Die technischen Voraussetzungen für die möglichst feine Filtration sind durch das Kaskadenfilter gegeben.

Untersuchungen über in vitro-Mischbarkeit von Erythrozytenkonzentrat mit Infusionslösungen

K. H. Gänshirt und W. H. Walker

Im Jahre 1950 wurde von WILSON (4) erstmals über einen hämolytischen Transfusionszwischenfall berichtet, der bei der Mischung
von Blut mit Zuckerlösungen aufgetreten war. Von RYDEN und OBER
MANN (3) wurden Mischversuche von CPD-Blut mit Infusionslösungen
durchgeführt und hierbei Hämolyse und teilweise Aggregatbildung
festgestellt. Bei der Mischung von Elektrolyt- bzw. Kolloidlösungen mit Erythrozytenkonzentraten sind in den letzten Jahren
ebenfalls Unverträglichkeiten beobachtet worden. Diese Mischung
wird oft vorgenommen, um erstens die Viskosität herabzusetzen
und damit die Fließeigenschaften des Erythrozytenkonzentrates
zu verbessern und zweitens, um gleichzeitig eine Volumenauffüllung zu bewirken. Diese Mischungen werden häufig vor der Transfusion auf 37 °C erwärmt.

Wir untersuchten daher die in vitro-Mischbarkeit einer Reihe
verschiedener Infusionslösungen mit Erythrozytenkonzentrat und
bestimmten den hierbei aufgetretenen Hämolysegrad.

Methode

Für die Untersuchungen wurde frisches ACD-Blut verwendet. Nach
Zentrifugation wird das Erythrozytenkonzentrat zusammen mit der
zu untersuchenden Lösung 1 h bei 37 °C im Verhältnis 1:1 inkubiert. Die Hämolyse wird nach der Zentrifugation im Überstand
visuell beurteilt.

Eine Bewertung des Hämolysegrades wurde im Vergleich zur Hämolyse einer Natriumchlorid-Verdünnungsreihe vorgenommen. Hierbei
erfolgte eine Klassifizierung in die mit "negativ" beurteilten
Proben mit einem Hb-Wert unter 50 mg/100 ml, entsprechend 0,9
bis 0,65 % Natriumchlorid-Lösung, in eine zweite mit "schwach"
bezeichnete Gruppe mit einem Hb-Wert von 50 bis 150 mg/100 ml,
entsprechend 0,6 % Natriumchlorid-Lösung, und in eine mit "stark"
bezeichnete Gruppe mit einem Hb-Wert von über 150 mg/100 ml,
entsprechend 0,55 bzw. 0,50 % und kleiner Natriumchlorid-Lösung.

Da diese Klassifizierung vom Alter der Blutkonserven abhängt,
wurde für die Untersuchungen nur Blut eingesetzt, das nicht älter als drei Tage war. Außerdem ist eine Spenderabhängigkeit
aufgrund der verschiedenen osmotischen Resistenzen feststellbar.

Ergebnisse

Bei der Gruppe der Eiweißlösungen wurde von verschiedenen Autoren (1, 2) eine Hämolyse festgestellt, wenn Humanalbumin 5 %
3 bzw. 5 % Glukose enthielt. Wir konnten nachweisen, daß bei

Tabelle 1. Grundlösungen

| Bezeichnung | Konzentration | | | Hämolyse- |
	Elektrolyte mval/l	Zucker %	Sonstige %	grad
NaCl 0,9 %	Na^+ 154			-
	Cl^- 154			
Glukose 5 %		5		++
Glukose 10 %		10		+
Glukose 20 %		20		+
Invertzucker 5 %		G 2,5		-
		L 2,5		
Invertzucker 10 %		G 5		-
		L 5		
Lävulose 5 %		5		++
Lävulose 10 %		10		+

- "negative" Hämolyse
+ "schwache" Hämolyse
++ "starke" Hämolyse

der 5 % Glukose enthaltenden Humanalbuminlösung 5 % diese Hämolyse nicht auftritt, wenn der Gehalt an Natrium weit über 32,5 mval/l liegt.

Diskussion

Die Ursache für die Hämolyse liegt darin, daß verschiedene Lösungen infolge ihres hypo- bzw. hyperosmotischen Zustandes die Erythrozytenmembran durchlässig machen bzw. zerstören. Außerdem tritt bei einigen Lösungen eine starke Quellung der Erythrozyten auf. Hochprozentige Zuckerlösungen zeigen einen Agglomerationseffekt der Erythrozyten, der jedoch mit physiologischen Salzlösungen wieder aufgehoben werden kann. Bei Glukose- und Lävuloselösungen fällt auf, daß annähernd isotonische 5%ige Lösungen stark hämolytisch und hypertone 10%ige Lösungen nur schwach hämolytisch wirken. Dies ist kein rein osmotischer Effekt, vielmehr müssen hier Transportmechanismen der Zucker durch die Membran verantwortlich sein.

Zusammenfassung

Bei den in vitro-Mischversuchen von Erythrozytenkonzentrat mit verschiedenen Infusionslösungen war eine starke Hämolyse mit folgenden Lösungen feststellbar:
Glukose 5 %
Lävulose 5 %
Mannit 20 %
Humanalbumin 20 %.

Tabelle 2. Basis- und Anwässerungslösungen

| Bezeichnung | Konzentration | | Hämolysegrad |
	Elektrolyte mval/l	Zucker/ Polyole (%)	
B	Na^+ 50 K^+ 25 Cl^- 41 HPO_4^{--} 2,4 $H_2PO_4^-$ 0,8 Laktat$^-$ 32	L 2,5	+
BX	Na^+ 50 K^+ 25 Cl^- 41 HPO_4^{--} 2,4 $H_2PO_4^-$ 0,8 Laktat$^-$ 32	X 5	−
HL 5	Na^+ 65 Cl^- 47 Laktat$^-$ 18	L 5	−
HX 5	Na^+ 65 Cl^- 47 Laktat$^-$ 18	X 5	−
HX 10	Na^+ 65 Cl^- 47 Laktat$^-$ 18	X 10	−

Tabelle 3. Vollelektrolytlösungen

| Bezeichnung | Konzentration | | Hämolysegrad |
	Elektrolyte mval/l	Zucker/ Polyole (%)	
(ohne Zucker)	Plasmaadaptiert Laktat$^-$ 48		−
G 5	Plasmaadaptiert Laktat$^-$ 48	G 5	−
G 10	Plasmaadaptiert Laktat$^-$ 48	G 10	−
L 5	Plasmaadaptiert Laktat$^-$ 48	L 5	−
L 10	Plasmaadaptiert Laktat$^-$ 48	L 10	−
X 5	Plasmaadaptiert Laktat$^-$ 48	X 5	−

Tabelle 4. Spezial- und Korrekturlösungen

| Bezeichnung | Konzentration | | | Hämolysegrad |
	Elektrolyte mval/l	Zucker/ Polyole (%)	Sonstige %	
Ringer-Lösung	Na^+ 147,1 K^+ 4,0 Cl^- 155,6 Ca^{++} 4,5			−
Ringer-Laktat	Na^+ 129,8 K^+ 5,4 Cl^- 111,7 $Laktat^-$ 27,2			+
Darrow	Na^+ 120 K^+ 36 Cl^- 156			−
Aspartat	K^+ 55,5 Mg^{++} 55,5	S 2	K-Aspartat 1 Mg-Aspartat 1 Vitamin B_1 0,005	−
Mannit 10		M 10		−
Mannit 20		M 20		++
Omnifundol cum^R	Na^+ 124 K^+ 15 Ca^{++} 2 Mg^{++} 2 Cl^- 80	G 10 L 10	Vitamine Spurenelemente Alkohol 2,5	−
Omnifundol sine^R	HCO_3^- 5 $Laktat^-$ 48		Vitamine Spurenelemente	−

Tabelle 5. L-Aminosäurenlösungen

Bezeichnung	Konzentration			Hämolysegrad
	Elektrolyte mval/l	Zucker/ Polyole (%)	Sonstige %	
AS 2,5 %	Na^+ 37,7 K^+ 25 Mg^{++} 5 Cl^- 49,9 $Laktat^-$ 35	S 10	Vitamine	–
AS 5 %	Na^+ 40,4 K^+ 25 Mg^{++} 5 Cl^- 69,8 $Laktat^-$ 35	S 10	Vitamine	–
AS 5 % + Alkohol	Na^+ 40,4 K^+ 25 Mg^{++} 5 Cl^- 69,8 $Laktat^-$ 35	S 10	Vitamine Alkohol 3	–
AS 10 %	Na^+ 45,8 K^+ 25 Mg^{++} 5 Cl^- 109,5 $Laktat^-$ 35	S 10	Vitamine	–

Tabelle 6. Plasmaersatzlösungen

| Bezeichnung | Konzentration | | | Hämolysegrad |
	Elektrolyte mval/l	Zucker/ Polyole (%)	Sonstige %	
Gelifundol[R]	Na$^+$ 145 Cl$^-$ 100 HCO$_3^-$ 30		OPG 5,5	–
Gelifundol S[R]	Na$^+$ 115 Cl$^-$ 100	S 1,26	OPG 5,5	–
Macrodex[R]	Na$^+$ 154 Cl$^-$ 154		Dextran 60 6	–
Rheomacrodex[R]	Na$^+$ 154 Cl$^-$ 154		Dextran 40 10	–
Plasmasteril[R]	Na$^+$ 154 Cl$^-$ 154		HÄS 6	–

Tabelle 7. Eiweißlösungen

Bezeichnung	Konzentration		Zucker/ Polyole (%)	Sonstige %	Hämolysegrad
	Elektrolyte mval/l				
Serumkonserve 5 %	Na$^+$	157		Protein 5	-
	K$^+$	3,9			
	Mg^{++}	2,0			
	Ca^{++}	4,1			
	Cl$^-$	100			
Serumkonserve 2,5 %	Na$^+$	155		Protein 2,5	-
	K$^+$	3,9			
	Mg^{++}	0,9			
	Ca^{++}	2,2			
	Cl$^-$	109			
Humanalbumin 5 % in Glukose 5 %	Salzarm Na$^+$	$\leq$32,5	G 5	Humanalbumin 5	+
Humanalbumin 5 % in Glukose 3 %	Salzarm Na$^+$	$\leq$32,5	G 3	Humanalbumin 5	+
Humanalbumin 5 % in Elektrolytlösung	Na$^+$ Cl$^-$	155 133		Humanalbumin 5	-
Humanalbumin 20 %	Salzarm Na$^+$	$\leq$130		Humanalbumin 20	++

Eine schwache Hämolyse tritt auf bei:
Glukose 10 %
Glukose 20 %
Lävulose 10 %
B: Basislösung mit 2,5 % Lävulose
Ringer-Laktat
Humanalbumin 5 % in Glukose 5 %
Humanalbumin 5 % in Glukose 3 %.

Da auch mit Komplikationen in vivo - besonders bei Erwärmung
der Mischungen - zu rechnen ist, sollten die Hämolyse verursa-
chenden Mischungen möglichst vermieden werden. Eine Füllung der
Infusions- bzw. Transfusionsgeräte oder ein Nachspülen des Blutes mit diesen Lösungen ist ebenfalls nicht zu empfehlen.

Frau Sommer danken wir für die Durchführung der Untersuchungen.

<u>Literatur</u>

1. GARRITZMANN, H.: Vorsicht bei Drucktransfusionen mit Mikro-
   filtrationsgeräten. Anästh. Inform. <u>16</u>, 347 (1975).

2. LASSEN, E., v. STOCKHAUSEN, H. B.: Transfusionszwischenfall
   bei zwei sehr unreifen Zwillingsfrühgeborenen nach Mischung
   von Erythrozytenkonzentrat mit 5%igem Humanalbumin. Vortrag
   beim IV. Symposium über Pädiatrische Intensivmedizin, Mainz,
   9. bis 11.10.1975.

3. RYDEN, S. E., OBERMANN, H. A.: Compatibility of common intravenous solutions with CPD-blood. Transfusion <u>15</u>, 250 (1975).

4. WILSON, H.: Aqueous dextrose solutions: A hazard in trans-
   fusions. Amer. J. clin. Pathol. <u>20</u>, 667 (1950).

Zusammenfassung der Diskussion zum Thema:
„Verwendung von Mikrofiltern bei Bluttransfusionen"

FRAGE:
Dürfen Werte von 50 mg Hämoglobin/100 ml noch als "negative
Hämolyse" bezeichnet werden?

ANTWORT:
Die Ergebnisse anderer Untersucher zeigen zum Teil annähernd
Werte von 0 mg. Bei einer Lagerungszeit von ca. drei bis vier
Wochen bei üblicher Konservenaufbereitung liegt die Hämolyse-
rate bei ca. 1 %, entsprechend 150 mg Hb/100 ml, was klinisch
als schwache Hämolyse anzusehen ist.

FRAGE:
Sind die Ergebnisse über die Mischbarkeit von Erythrozytenkonzentraten mit anderen Lösungen überhaupt aussagekräftig? Die
Hämolyserate variiert von Konserve zu Konserve bereits sehr
stark.

ANTWORT:
Bei diesen Untersuchungen wurde Blut ein und desselben Spen-
ders verwendet, da Blut verschiedener Spender und verschiedener Lagerungsdauer die unterschiedlichsten Ergebnisse erbrach-
te. Bei einer Mischbarkeitsprüfung fallen viele nicht meßbare
Faktoren zusammen, so daß Blut als Indikator zur Beurteilung
der Hämolyserate z. B. von Saponinen selbst aus der europäischen
Pharmakopoe verschwinden wird.

FRAGE:
Wann ergibt sich die Notwendigkeit, "Mischtransfusionen" aufzu-
bereiten?

ANTWORT:
Um Hämolysezwischenfälle zu vermeiden, ist lediglich die Auf-
schwemmung von Erythrozytenkonzentraten erlaubt. Dies ist vor
allem in der Pädiatrie notwendig, wo das Blut durch enge Kanü-
lenlumina gepreßt werden muß.

FRAGE:
Welche Infusionslösungen können zum Mischen mit Blutkonserven
verwendet werden?

ANTWORT:
Bisher verwendeten wir zum Mischen routinemäßig Humanalbumin
mit 5%iger Glukoselösung. Aufgrund der vorliegenden Untersuchungen bietet es sich an, eine Liste der Infusionslösungen
aufzustellen, die beim Mischen mit Erythrozyten keine Hämolyse
verursachen. Ganz allgemein gelten noch immer die Richtlinien,
wonach Konserven keinerlei Arzneimittel zugeführt werden dürfen, worunter auch Humanalbumin und Glukoselösungen zu zählen
sind. Ist ein Zumischen über ein Y-Stück mit gemeinsamer Endstrecke notwendig, so dürfte wegen der geringen Kontaktzeit eine verstärkte Hämolyse auch bei Vorliegen einer Sphärozytose
auftreten.

ZUSAMMENFASSUNG:
1. Mit Ausnahme der Mischung mit isotonen Kochsalzlösungen zur
   Verdünnung von Erythrozytenkonzentraten sollten ohne zwingende Notwendigkeit Erythrozyten- und Infusionslösungen nicht
   gemischt werden.

2. Bei gleichzeitiger Verabreichung von Erythrozytenkonzentraten und Infusionslösungen sollte eine getrennte Zuführung
   angestrebt werden.

3. Ist ein Y-Stück mit gemeinsamer Endstrecke notwendig (z. B.
   in der Pädiatrie), sollte man die Infusionslösungen vermeiden, die ein Hämolyserisiko in sich bergen.

FRAGE:
Muß bei der Verwendung von Mikrofiltern in jedem Fall noch ein
170 um-Filter vorgeschaltet werden?

ANTWORT:
Nein, da die Konstruktionsprinzipien der Mikrofilter üblicherweise eine grobmaschige (170 - 250 um) Plastikaußenhülle vorsehen, die Zelldetritus und große Gerinnsel schon vor den eigentlichen Mikrofiltern abfängt.

FRAGE:
Welches sind die derzeit besten Filter?

ANTWORT:
Das Swank-Filter kann derzeit als bestes Kurzzeitfilter (pro
Konserve), das Pall-Filter als Gerät mit den besten Flow- und
Kapazitätskriterien bei guter Filtereffektivität (aber erst ab
der zweiten Konserve) angesehen werden. Das Biotest-Filter könnte gesamtqualitativ beide Geräte noch überbieten, wenn noch fehlende Filtereffektivitätsuntersuchungen die physikalischen Er-
wartungen bestätigen sollten. Eine endgültige Aussage über alle auf dem Markt befindlichen Geräte erscheint daher heute noch
nicht möglich.

FRAGE:
Welche Auswirkungen hat eine Überdrucktransfusion auf Mikrofilter?

ANTWORT:
Die wechselnden Druckverhältnisse bei der Überdrucktransfusion
haben verschiedene Auswirkungen, so z. B. eine "Straßenbildung",
dadurch können auch größere Teilchen durch diese Kanalbildung
ungefiltert durchgeschwemmt werden (z. B. bei Filtern mit Dacronwolle).

FRAGE:
Welche Bedeutung kommt den Mikrofiltern im Zusammenhang mit der
Kostenexplosion im Gesundheitswesen zu?

ANTWORT:
Die Entwicklung eines "Idealfilters", das allen Anforderungen
wie Effektivität, niedriger Preis, Verwendbarkeit bei mehreren
Konserven usw. gerecht wird, ist nicht möglich. Obwohl vergleichende Untersuchungen noch ausstehen, bietet sich das Kaskadenfilter eventuell als Lösung an. Besondere Probleme treten in
der Pädiatrie auf, wo kleine Transfusionsmengen bei gleich teu-
rem Filter verwendet werden. Anzustreben wäre ein kleines Gerät für Einmaltransfusionen bzw. für Transfusionen in der Pädiatrie, andererseits die Konstruktion eines aufwendigeren Gerätes für die Verabreichung auch mehrerer Blutkonserven. Bei
den Kosten eines Einzelpatienten in der Intensiveinheit mag den
Kosten für Mikrofilter keine Bedeutung zukommen, im Gesamtetat
fallen sie jedoch sehr wohl ins Gewicht. So verteuert sich eine Blutkonserve etwa in Österreich von 330 Schilling bei Verwendung je eines Mikrofilters für eine Einzelkonserve um ca.
150 Schilling.

FRAGE:
Kann man ein Mikrofilter nach einer Transfusion weiter zur Infusion normaler Lösungen verwenden?

ANTWORT:
Obwohl der abgefilterte Detritus und die Aggregate fest in den
Maschen des Filters sitzen, sollen die Filter nicht weiter ver-
wendet werden.

FRAGE:
Muß damit gerechnet werden, daß aus den Mikrofiltern selbst Partikel freigesetzt werden?

ANTWORT:
Ein Untersucher fand Fasern aus Dacronwolle in der Lunge eines
Patienten, bei dem entsprechende Mikrofilter zur Anwendung ka-

men. Speziell bei Überdrucktransfusionen muß mit dieser Möglichkeit gerechnet werden.

ZUSAMMENFASSUNG:
Ein Mikrofilter sollte für mehrere Konserven verwendbar sein.
Oberflächen- und Kaskadenfilter kommen einem Optimum nahe. Die
klinische Relevanz sowie die Pathogenese der Mikroembolisierung
durch Mikroaggregate sind nicht rein mechanisch zu erklären. Im
Unterschied zu den Partikeln der Infusionslösungen setzen diese
körpereigenen Aggregate beim Eintreten in den Körper vasoaktive
Substanzen frei. Daher besteht die Notwendigkeit, bei Vorhandensein dieser Art von Partikeln im Transfusionsgut Filter zu verwenden, um keine Kettenreaktion auszulösen. Im Gegensatz zum
Langzeitgeschehen bei den mechanischen Partikeln stellen diese
Aggressoren eine aktuelle Problematik zum Zeitpunkt der Transfusion dar.

FRAGE:
Wie soll man sich verhalten, wenn kein Frischblut vorhanden ist?

ANTWORT:
Vor allem bei notwendigen Massentransfusionen, aber auch bei Intensivtherapiepatienten mit eingeschränkten Organfunktionen sollten in diesem Fall ohne Ausnahme Mikrofilter eingesetzt werden.
Beim ACD-Blut bedarf es erst nach zwei Tagen Lagerungszeit einer Mikrofiltration, da bis dahin noch keine Mikroaggregate in
der Konserve vorhanden sind. Dies gilt auch für die Austauschtransfusion bei Neugeborenen. Beim CPD-Blut bilden sich mehr
größere Aggregate, beim ACD-Blut entstehen mehr kleinere Partikel, die Gesamtzahl der Partikel ist im CPD- und ACD-Blut in
etwa gleich. Unabhängig davon sollte jedoch "Frischblut" so definiert werden, daß wir annähernd eine biologisch volle Verfüg-
barkeit von Thrombozyten und plasmatischen Gerinnungsfaktoren
vorfinden (das bedeutet maximal 12 h Lagerungszeit).

FRAGE:
Wird die Funktion der Thrombozyten durch die Mikrofiltration
beeinflußt?

ANTWORT:
Durch ein Tiefenfilter werden ca. 30 % der funktionsfähigen
Thrombozyten herausgefiltert, beim Oberflächenfilter ca. 10 %;
allgemein sollen beim Passieren durch die Filter Thrombozytenreizformen gebildet werden, die Anlaß zu neuen Aggregatbildun-
gen sind. Bei Frischblut (Bedeutung der Thrombozyten!) sollen
daher Standardfilter und keine Mikrofilter Verwendung finden!

FRAGE:
Kann man bereits von einem "Muß" der Anwendung von Mikrofiltern
sprechen?

240

ANTWORT:
Nein, es sollte aber als harte Empfehlung betrachtet werden.

ZUSAMMENFASSUNG:
Unsere Aufgabe ist es, aus den verfügbaren Mikrofiltern in Kenntnis der Detailcharakteristik dasjenige Filter herauszufinden, welches ein Optimum sowohl an Filtereffektivität als auch an Filterkapazität und Filtergeschwindigkeit bietet.

Die Notwendigkeit der Mikrofiltration bei der Massentransfusion ist unbestritten, ist aber auch bei allen Intensivfällen mit respiratorischer Insuffizienz, die einer Bluttransfusion auch kleineren Ausmaßes bedürfen, gegeben.

Als Alternativlösung zur Mikrofiltration scheint dort, wo kein Zeitdruck besteht, die Verwendung von aggregatfreien Erythrozytenkonzentraten erfolgbringend eingesetzt werden zu können.

**Klinische
Anästhesiologie und
Intensivtherapie**

Band 5: Mikrozirkulation

Workshop April 1974
Herausgeber: F.W. Ahnefeld, C. Burri, W. Dick, M. Halmágyi
Unter Mitarbeit zahlreicher Fachwissenschaftler
126 Abb. 8 Tabellen. XI, 207 Seiten. 1974
DM 24,–; US $10.60   ISBN 3-540-06981-X

Band 6: Grundlagen der postoperativen Ernährung

Workshop Mai 1974
Herausgeber: F.W. Ahnefeld, C. Burri, W. Dick, M. Halmágyi,
Unter Mitarbeit zahlreicher Fachwissenschaftler
89 Abb. IX, 128 Seiten. 1975
DM 24,–; US $10.60   ISBN 3-540-07209-8

Band 7: Infusionstherapie II: Parenterale Ernährung

Workshop Dezember 1974
Herausgeber: F.W. Ahnefeld, C. Burri, W. Dick, M. Halmágyi,
Unter Mitarbeit zahlreicher Fachwissenschaftler
103 Abb. X, 214 Seiten. 1975
DM 28,–; US $12.40   ISBN 3-540-07288-8

Band 8: Prophylaxe und Therapie bakterieller Infektionen

Workshop Januar 1975
Herausgeber: F.W. Ahnefeld, C. Burri, W. Dick, M. Halmágyi,
Unter Mitarbeit zahlreicher Mitarbeiter
65 Abb. X, 217 Seiten. 1975
DM 28,–; US $12.40   ISBN 3-540-07429-5

Band 9: Indikation, Wirkung und Nebenwirkung kolloidaler Volumenersatzmittel

Symposium April 1975
Herausgeber: F.W. Ahnefeld, H. Bergmann, C. Burri, W. Dick,
M. Halmágyi, F. Rügheimer
Unter Mitarbeit zahlreicher Fachwissenschaftler
27 Abb. X, 103 Seiten. 1975
DM 24,–; US $10.60   ISBN 3-540-07464-3

Band 10: Notfallmedizin

Workshop April 1975
Herausgeber: F.W. Ahnefeld, H. Bergmann, C. Burri, W. Dick,
M. Halmágyi, F. Rügheimer
Unter Mitarbeit zahlreicher Fachwissenschaftler
109 Abb., 124 Tabellen. XIII, 386 Seiten. 1976
DM 48,–; US $21.20   ISBN 3-540-07581-X

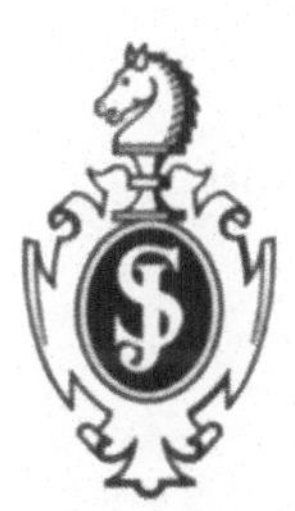

**Springer-Verlag
Berlin
Heidelberg
New York**

Preisänderungen vorbehalten

**Klinische
Anästhesiologie und
Intensivtherapie**

**Band 12: Der Risikopatient in der Anästhesie.
2. Respiratorische Störungen**

Workshop März 1976
Herausgeber: F.W. Ahnefeld, H. Bergmann, C. Burri, W. Dick,
M. Halmágyi, E. Rügheimer
Unter Mitarbeit zahlreicher Fachwissenschaftler
79 Abb., VIII, 240 Seiten. 1976
DM 38,– ; US $16.80   ISBN 3-540-08039-2

Band 13: Fortschritte in der parenteralen Ernährung

Workshop Juni 1976
Herausgegeben von F.W. Ahnefeld, H. Bergmann,
C. Burri, W. Dick, M. Halmágyi, L. Heller, F. Rugheimer
Unter Mitarbeit zahlreicher Fachwissenschaftler
96 Abb., 31 Tab. X, 245 Seiten. (855 in Englisch) 1977
DM 34, ; US $15.00   ISBN 3-540-08262-X

Band 15: Wasser-Elektrolyt-Säure-Basen-Haushalt.

Workshop Februar 1977 in Kassel

Band 16: Grundlagen der Ernährungsbehandlung im Kindesalter.

Workshop Mai 1977 in Reisensburg

Band 17: Lokalanästhesie

**Fachschwester-
Fachpfleger
Anaesthesie-
Intensivmedizin**

**Weiterbildung 1
Richtlinien. Lehrplan. Organisation**

Von F.W. Ahnefeld, W. Dick, M. Halmágyi. Th. Valerius
XIII, 204 Seiten. 1975
DM 24, ; US $10.60   ISBN 3-540-07115-6

**Weiterbildung 2
Praktische Unterweisung.
Intensivbehandlungsstation-Intensivpflege**

Von. M. Halmágyi, Th. Valerius
67 Abb., IX, 120 Seiten. 1975
DM 24, ; US $10.60   ISBN 3-540-07213-6

**Weiterbildung 3
Praktische Unterweisung.
Punktion. Injektion-Infusion-Transfusion. Gefäßkatheter**

Von M. Halmágyi, Th. Valerius
60 Abb., VIII, 120 Seiten. 1976
DM 28, ; US $12.40   ISBN 3-540-07723-5

**In Vorbereitung:
Weiterbildung 4
Sonden, Katheter, Drainage, Endoskopie**

Von M. Halmágyi, Th. Valerius

**Springer-Verlag
Berlin
Heidelberg
New York**

Preisänderungen vorbehalten